極上救急のレシピ集
ERの裏技

福井大学病院 ER
林 寬之

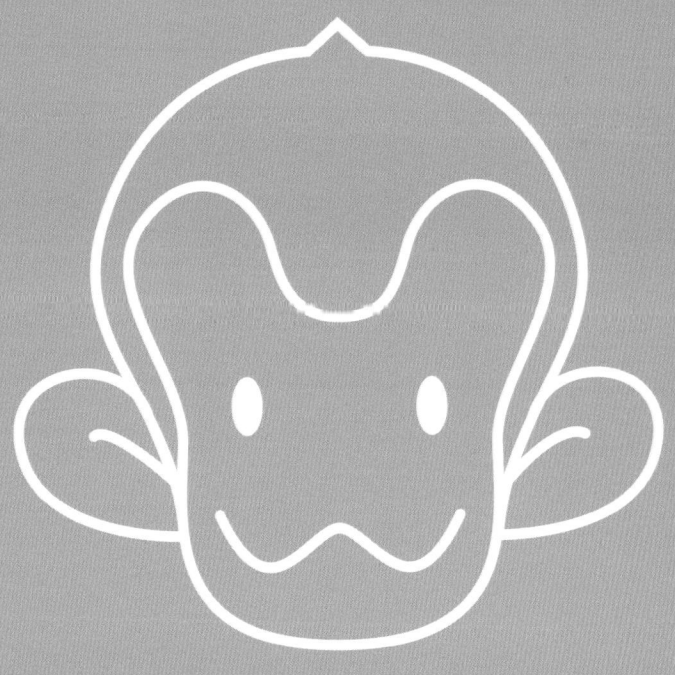

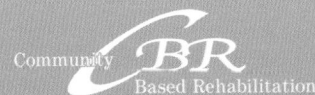

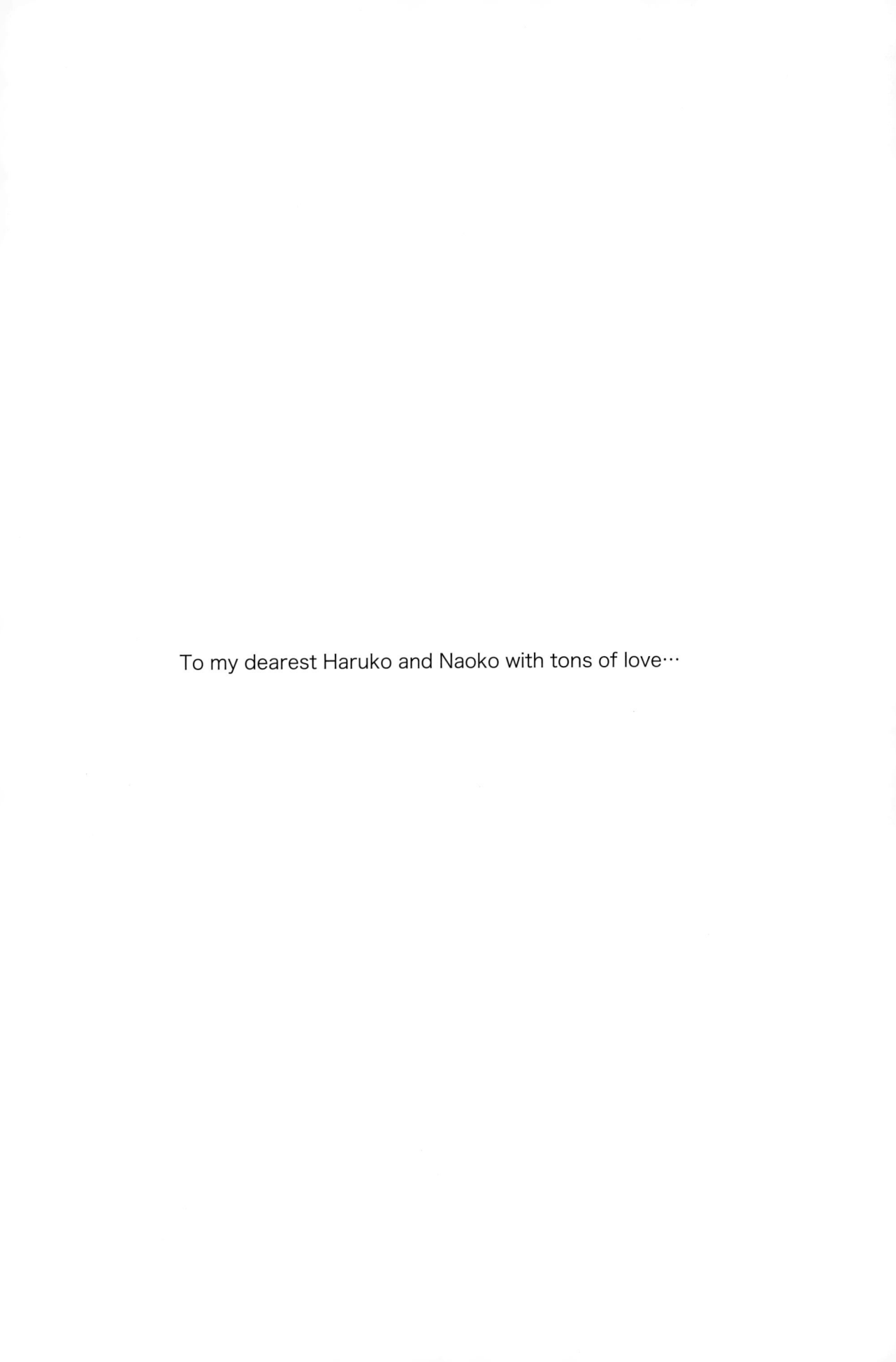

To my dearest Haruko and Naoko with tons of love…

本書で紹介する裏技
イラストメニュー La Carte

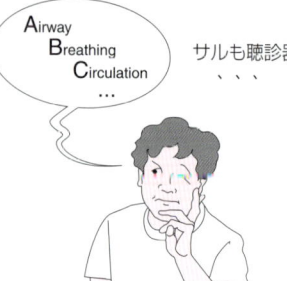

Airway
Breathing
Circulation
...

サルも聴診器
．．．

信頼される医者の条件
- 旅客機などでの医療行為の裏技(p.205)
 「ハァーイ，ここに医者がいます」
 応召義務はないけれど，
 どうせなら名乗れる医者になろう
- 「ヤブ医者」といわれたら(p.110)
- クレバーな研修医になれる裏技(p.180)
 語呂合わせ（ニューモニクス）を使いこなす
 救急の基本4つのABCD，6H&6T，Dr.林の
 「さるも聴診器」，救急から告知までのDr.林
 の29のABCD，ショックをSHOCKと覚え
 よう

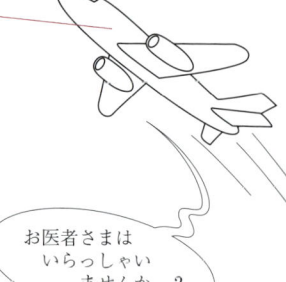

お医者さまは
いらっしゃい
ませんか～？

知って得する救急の裏技
- 致死的気管支喘息をレスキューする(p.12)
- 偏頭痛をレスキューする(p.48)
- しゃっくりを止める(p.32)
- 目を洗いましょ！(p.199)
- 痛くないにこしたことない注射(p.166)
- 脳震盪がやってきた
 ヘルメットをはずす(p.24)

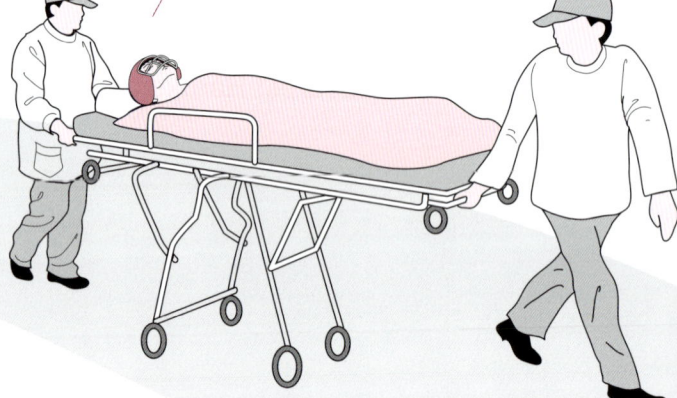

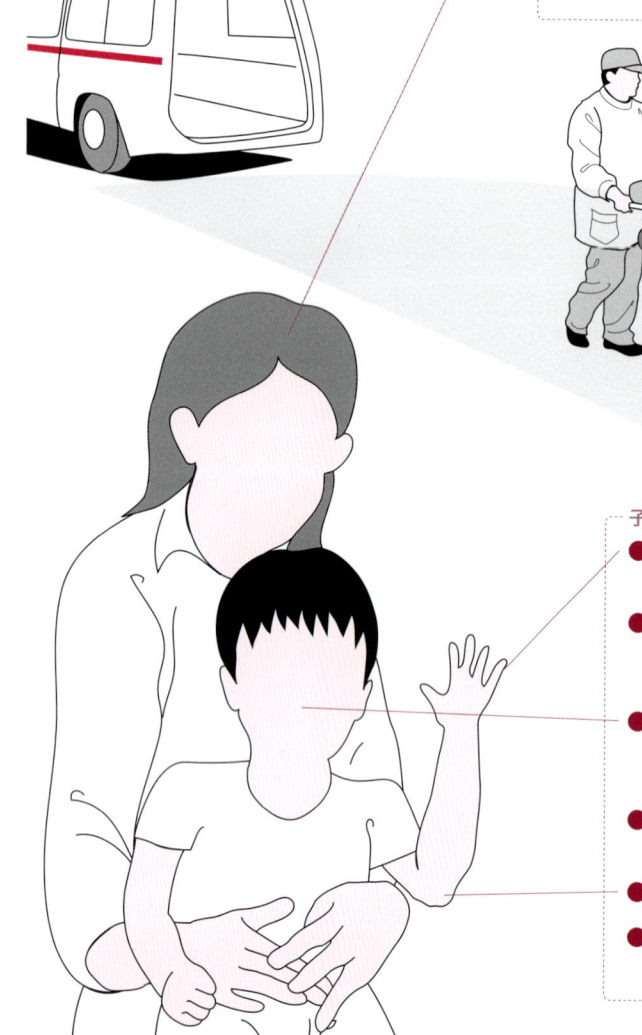

子供の患者に出番の多い裏技
- 指の創傷処置の裏技(p.151)
 指ブロックの裏技
- 創内異物除去の裏技(p.78)
 釣り針抜去の裏技
 創内異物エコーの裏技
- 鼻耳の異物除去の裏技(p.40)
 鼻の異物-マジックキス
 耳の中の虫をとる裏技
- 肘内障の裏技(p.88)
 アイーンのおじさんの裏技
- 痛くないにこしたことない注射(p.166)
- 触っておきたい，見ておきたい裏技(p.172)
 耳の水疱，鼻の膿疱がカギ！

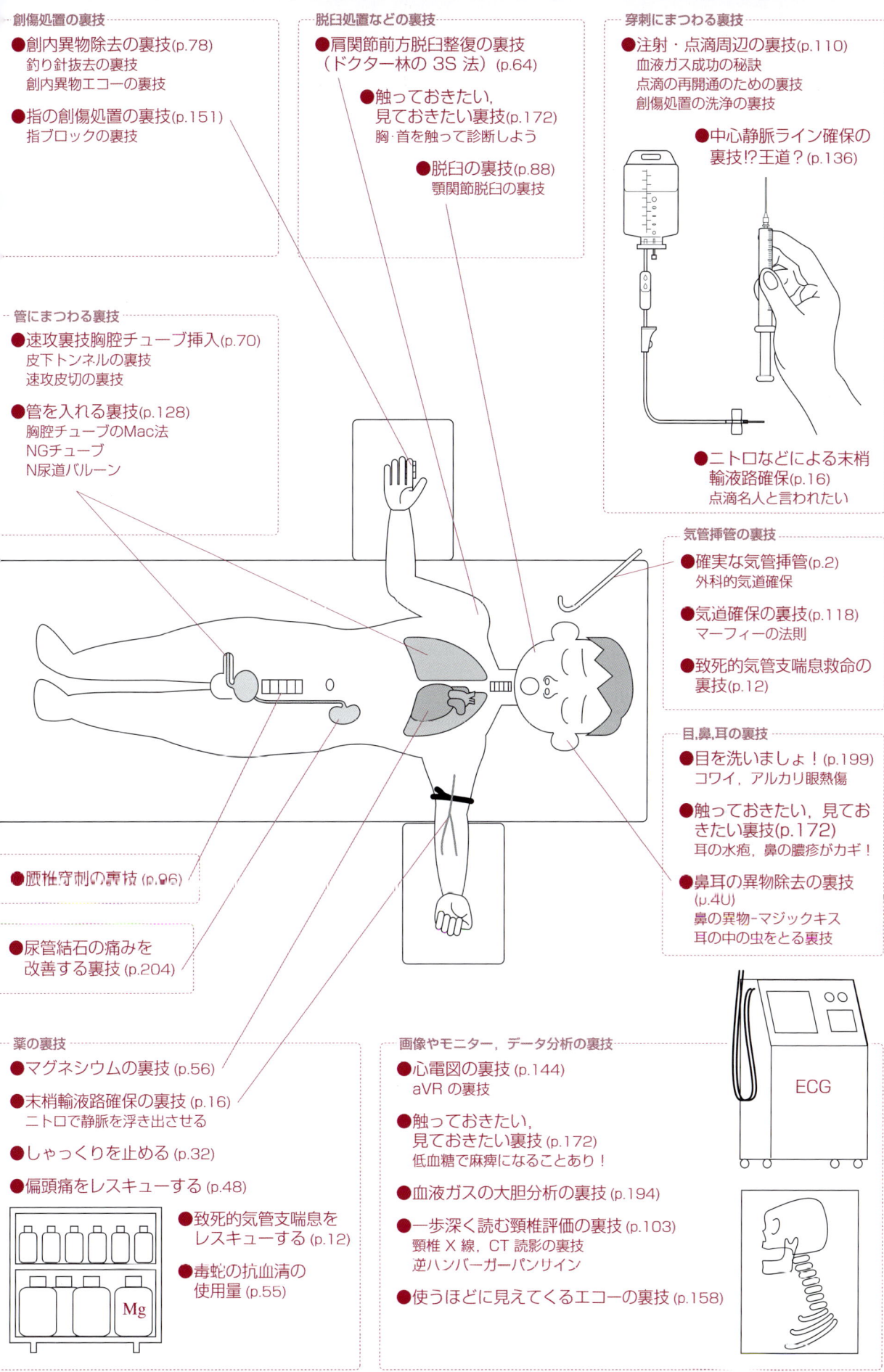

ERの裏技 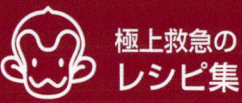 極上救急のレシピ集　　目次

Introduction ……………………………………………………………………… 1

1　確実な気管挿管 ……………………………………………………… 2
　　―声帯さえ見えてしまえばサルでも入る
　　● 挿管困難を克服する　● 見えにくい声帯を見る　● スタイレットを工夫する

2　致死的気管支喘息救命の裏技 ……………………………………… 12
　　● 緊張性気胸の合併を見逃さないで　● ケタミン，エピネフリン，気管支鏡のアルゴリズムを忘れない

3　ニトロなどによる末梢輸液路の確保 ……………………………… 16
　　―点滴名人になるための裏技を伝授しましょう
　　● 点滴名人と言われたい　● 穿刺のコツが知りたい　● 採血のコツが知りたい

4　脳震盪がやってきた ………………………………………………… 24
　　―なめんじゃねえよ脳震盪
　　● 頭部CTをオーダーする場合を確認する　● ヘルメットをはずす　● 脳震盪患者へのアドバイス

5　しゃっくりを止める裏技 …………………………………………… 32
　　―「しょぉ〜もない」というなかれ！
　　● しゃっくりの病因を探る　● しゃっくりの非薬物療法を探る　● しゃっくりの薬物療法を探る

6　鼻耳の異物救出大作戦 ……………………………………………… 40
　　―母の愛情は強い！？
　　● 鼻の異物除去の道具を工夫する　● 耳の中の虫を除去する　● その他、逆発想の裏技を考える

7　なんとしても痛みを止めたい偏頭痛 ……………………………… 48
　　● 偏頭痛をレスキュー治療する　● 神経ブロックを考える　● 偏頭痛の薬を再認識する

8　マグネシウムのこんな使い方知ってる？ ………………………… 56
　　● マグネシウムの意外な使い方を探る　● ACLSでマグネシウムを使う　● 重症喘息でマグネシウムを使う

9　苦痛なく肩関節前方脱臼を整復する裏技 ………………………… 64
　　―整形外科をギャフンと唸らせるDr.林の「3S法」
　　● 肩関節前方脱臼の苦痛のない整復をするなら3S法

10　速攻裏技！胸腔チューブ挿入 ……………………………………… 70
　　―この裏技を知れば，あなたの胸腔チューブ挿入も2倍早くなる！？
　　● 緊張性気胸の胸腔チューブ挿入　● 教科書に書いてある「皮下トンネル」がうまく作れなかったら
　　● 肋骨上の筋肉切りに手間取ったら　● ペアンでの胸腔内臓器損傷が心配なら

11　創内異物除去の裏技 ………………………………………………… 78
　　● 創内異物の見逃しが心配なら
　　● 裏技を紹介する具体的事例／ガラス片・金属片・木片，植物のとげ・足の裏のうにのとげ・釣り針抜去
　　● 創内異物にエコーを使おうと思ったら

12 知ってると便利な脱臼の裏技 …………………………… 88
- 子供が肘を軽度曲げた状態で痛がっていたら　● 実用的な肘内障の整復法をマスターしたいとき
- 顎関節脱臼の患者さんに，「口を大きく開けてください」と言って失敗したとき

13 腰椎穿刺の裏技 ………………………………………………… 96
- 腰椎穿刺に関する次の基本技能、ポジショニング・位置決め・穿刺の深さの予想をマスターしようと思ったら　● 腰椎穿刺後頭痛を予防したいとき

14 一歩深く読む頸椎評価の裏技 ……………………………… 103
―側面だけじゃ物足りない！？
- 頸椎 X 線、CT 読影法を確認する　● 頸椎固定の基準を確認する　● 頸椎X線撮影基準を確認する
- 頸椎 CT 追加のタイミングを確認する

15 ちょっとセコい注射・点滴の裏技 ………………………… 110
- 注射を2〜3回やり直して「ヤブ医者」と言われたら　● 血液ガスがうまく採れなかったら
- 血液ガスと採血を同時にとるには　● 点滴が詰まったかなと思ったら　● 創洗浄に点滴セットを使おう

16 気道確保のマーフィーの法則 ……………………………… 118
- 気管挿管成功を運まかせにしたくなったら　● 挿管困難の基準を確認する
- 1分以内の外科的気道確保のために

17 知って得するマニアな裏技 ………………………………… 128
―管，管，管
- 胸腔チューブの曲がりを確認するには　● NG tube が入りにくいときには
- 尿道バルーンが入りにくいときには

18 どうしてとれない輸液路，なんとかしましょう輸液路 ……… 136
―中心静脈ライン確保の裏技？！王道？！
- 輸液路確保に困ったら　● 輸液路確保にエコーを使う　● 内頸静脈をパンと張らせるには…

19 心電図の裏技 ………………………………………………… 144
―心臓を右側から見てみよう！
- 12 プラスアルファの追加誘導で他の情報を得る　● 右側からの情報にこだわってみる
- 12 誘導すべてをきちんと読む（aVR にも注目する）

20 指の創傷処置の裏技 ………………………………………… 151
- 爪下血腫に裏技を使う　● 指ブロックが効かないと悩んだら WEB ブロック，経腱鞘ブロックを試す

21 使うほどに見えてくるエコーの裏技 ……………………… 158
―使わなければ始まらない
- のどにエコー！挿管チューブをゴニョゴニョ揺らして位置確認
- 胸にエコー！sliding lung sign チェック！　● sliding lung sigh, B line があれば気胸は無し！

22 痛くないにこしたことない注射 ……………………166
　―痛くない注射の裏技
　● 細い針（27G）で痛みを軽減　● 局麻はなるべくゆっくり注射（1ml/30秒）

23 触っておきたい，見ておきたい裏技 ……………………172
　● 低血糖で麻痺になることあり！　● 耳の水疱，鼻の膿疱がカギ！　● 胸・首を触って診断しなせぇ！

24 ニューモニクスで覚える裏技ABCD ……………………180
　● 救急の基本をニューモニクス（ABCD）で覚えよう　● イロハじゃダメよ ABCD
　● ABCD以外の TAF3X，MAP，6H＆6T も有用　● ショックは SHOCK と覚えよう
　● 究極は Dr. 林の「サルも聴診器」

25 血液ガスの大胆分析の裏技 ……………………194
　● 代謝性アシドーシス：マジックナンバー15！　● 代謝性アシドーシス：pHの下2ケタに注目！
　● 静脈血でも大丈夫

26 目を洗いましょ！ ……………………199
　―コワイ，アルカリ眼熱傷
　● アルカリ眼熱傷は心して洗うべし　●生理食塩水の点滴セットを使おう
　● 最低1時間，生食2L以上，pH7.4になるまで

27 「ハァーイ！ここに医者がいます！」 ……………………205
　―あなたは飛行機の中で手を挙げられますか？
　● 応召義務はないけれど，どうせなら名乗り出る医者になりたい
　● あくまでもボランティアであり，サポーター！リーダーは機長
　● Do No Harm の原則は守るべし

コラム

コラム1	喘息って血液ガス要るの？……………………	15
コラム2	職場を明るくする3ヶ条　―笑顔，忍耐，褒める……………………	31
コラム3	風邪（？）診察の裏技……………………	39
コラム4	毒蛇の抗血清の使用量　―裏技の誕生にはファンタジスタが求められる！？……………………	55
コラム5	声かけの裏技　―患者さんへ，看護師へ……………………	95
コラム6	腹膜刺激症状のうまい出し方……………………	127
コラム7	電話相談の落とし穴……「病院に行ったほうがいいですか？」……………………	179
コラム8	今の世の中「3低」が最高！……………………	198
コラム9	温かいことは良き事なり…尿管結石……………………	204

Introduction

Wellcome to ER

　「裏技」ってうさん臭い，邪道と思いこむのは間違いだ．同じ手技をしたとしても，裏技を知っているかどうかでその成功率や楽さが断然違ってくるものであり，便利，楽しい，お得，ラッキー，そしてみんなハッピーになるものが真の裏技だ．『一子相伝の裏技』となるとそれを身につけるのは至難の業だが，ここに紹介する裏技は決して危険でも難しくもない．普段何気なく行っている手技であっても，ちょっと視点を変えれば裏技であり，「コツ」とも換言できる．そう，誰だって現場で働く人たちは裏技の恩恵にありついているものなのだ．

　「鼻の異物ぐらい，べつに緊急でもないし，次の朝に耳鼻科受診してもらえばいいでしょ」なんて悲しいことは言わないで・・・．患者さんは鼻に物が詰まるだけで一晩過ごすのは結構しんどいものだ．それを夜中に耳鼻科を呼ばずにさっと治したら，特に表彰されることもないが，患者さんからは感謝されることは間違いない．肘内障しかり，顎関節脱臼しかりで，ささっと治せたら，格好いいものだ．更に点滴や腰椎穿刺など，「うまい・下手」は患者さんにとって見れば結構大事なことだ．だって誰でも痛い手技を何度もやり直しされたら嫌だもの．プロならプロらしく侵襲的な手技は一発で愛護的に成功してあげたいではないか．医者の不器用は罪なのだ．常に技術は向上するように日々努力したい．

　系統だったテキストには表現しづらいものの，ERの臨床現場で知っているとラッキーな裏技を集めてみた．なるべくビジュアルに攻めるべく，イラストを多用した．イラストのプロである中野氏にイラストを描いていただき，非常に分かりやすくなり，ここに深謝したい．

　おっと，研修医の諸兄，裏技も大事だが，王道はきちんと押さえましょうね．上級医は裏技を時々披露して，賞賛を浴びましょう．もちろん元ネタがどこだったかは明かさぬように！

recipes 1

確実な気管挿管
―声帯さえ見えてしまえばサルでも入る

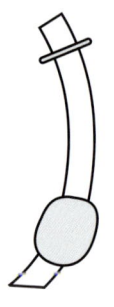

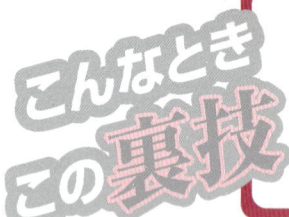
こんなときこの裏技

- 挿管困難を克服する
- 見えにくい声帯を見る
- スタイレットを工夫する

気管挿管で苦しんだことは誰でもあるだろう．これからは，救急救命士も，気管挿管のトレーニングをしないといけないご時世になるから，大変だ．

アメリカのプレホスピタルのスタディでは，25％の確率で挿管がうまくいかなかった（食道挿管や挿管の位置のずれ）と報告されている．

そう，手術室で筋弛緩剤も使って準備万端で行う挿管と違って，ERの現場で一刻を争って行う気管挿管は，そう簡単ではないのだ．

声帯さえ見えてしまえば…

鎖骨より上部に外傷のある時は，頸椎損傷に気をつけて，頸部を固定しながら挿管するが，これがまたとても見えにくい．こんなのは，まさに毎日気管挿管をしなれている人がすればいい．また，首を伸ばした状態で，顎先から舌骨までの距離が3横指以下（＜6cm）なら挿管困難が予想される．また開口時に口蓋垂の基部が見えないものも，挿管困難が予想できるので，挿管のうまい人を呼ぶか，ほかの方法（ファイバー挿管，外科的気道確保）をバックアップに考えておく必要がある．

声帯が見えそうで見えない時に，気管挿管が入らないと，なんともはやストレスフルである．挿管チューブをとにかく進めて確認すると，胃の所でブクブク…．すぐ挿管チューブを抜去し，バッグマスクでまた換気し，次のトライを準備する．その時，周囲のスタッフのため息が聞こえる…．思わず自分の心の中で「ヘタクソッ！」って叫んでしまう…．

そう，挿管は難しいのだ．今回は，外傷でない日常の気管挿管時の裏技を紹介しよう．急速導入ができればそれにこしたことはないが，今回は挿管の手技そのものに焦点を当てる．

挿管なんて実は声帯さえ見えてしまえば，サルでも入る…はず．

1 確実な気管挿管

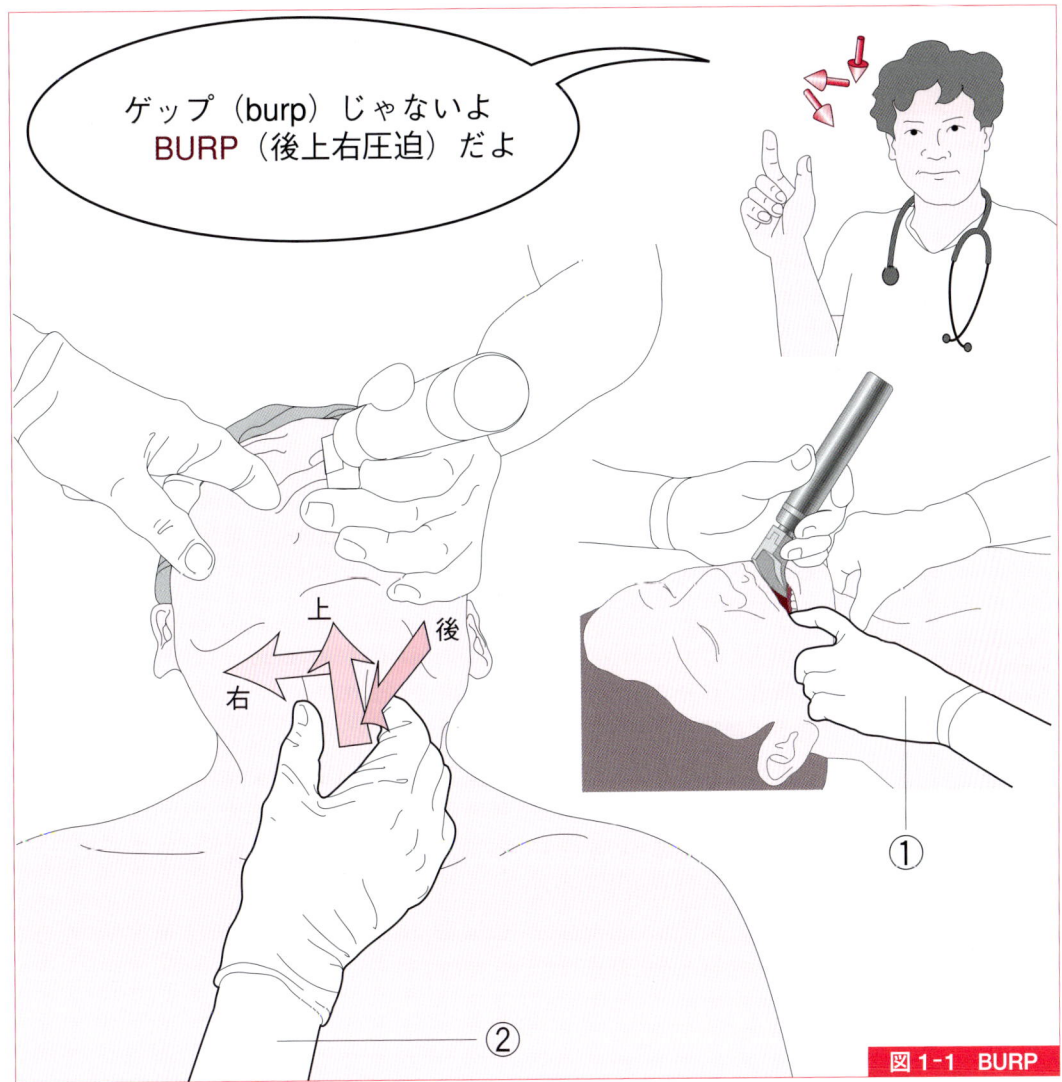

図 1-1 BURP

看護師の介助が決め手：BURP vs OELM vs Sellick：違いのわかる挿管術

　　別に気管挿管が入らないのを人のせいにするわけではないが，実は介助が上手ければ，挿管は実に楽になる．できれば介助する看護師は2名欲しい（ここでは看護師AとBとする）．
　　看護師Aはまず患者の右に立ち，左手の人差し指で口角を引く（図1-1 ①）．これだけですごく見えやすくなる．上口唇をめくるようにしてもよい．ということは，看護師の手袋は必須．当たり前だが，どんな手技であっても，スタンダードプレコーションとして医療者は，とっさの際にすぐに手を出せるように手袋をしておくのは基本だ．そして右手で喉を押さえる．単に喉を

3

押さえるのではない．ここで術者と声をかけあいながら一番見やすい位置に声帯をもってくるようにしたい．

BURP

喉の押さえ方に，BURP maneuver というのがある．BURP とは，甲状軟骨を B（backward 後ろに），U（upward 上に），R（rightward 右に）P（pressure 押す），後ろ→上→右に押す方法のこと．後ろと上は理解できるであろうが，右というのは，実は術者が喉頭鏡でまず舌を左に圧排してから喉頭鏡を進めるため，声帯は実は患者のやや左によっていることが多い．それを看護師が右へ押すことで中央に戻すようにしている（図 1-1 ②）．

術者本人が，右手を使って，患者の喉を押さえて一番見やすいところで，看護師に交代して圧迫してもらってもよい．喉頭を外部から最適に見えるように圧迫するという意味で，optimal external laryngeal manipulation（OELM）と呼ばれる．

OELM

これは術者の第 2～4 指を使い，喉頭を大きく頭側，後ろへ圧迫して，声帯を見えやすくするというものだ．舌骨，甲状軟骨，輪状軟骨を広く圧迫するものの，圧迫部位を詳細に調べたところ，甲状軟骨を押さえたほうが見やすくなることが多いと報告されている（図 1-2）．

BURP と OELM の違いは

BURP と OELM の違いは，BURP は看護師に介助してもらうが，OELM は術者が自分で行うため，操作自由度がより高い．ただ挿管の際には術者の右手は挿管チューブを持たないといけないので，その手を離すため，視野が一度妨げられる可能性がある．したがって，OELM では声帯が見えたところで，介助の看護師にそのまま押さえてもらうように交代する．BURP の場合は介助の看護師とのかけあいが重要で，単純に喉頭を押さえてもらうのでは OELM と比べ自由度が少ない．

Sellick's maneuver (Cricoid pressure)

一方，Sellick's maneuver（Cricoid pressure）は全く目的が違うものなので混同しないように注意したい．Sellick 法は輪状軟骨を押さえることで，気管挿管時の胃からの逆流を押さえる目的，およびバッグマスク換気で空気を胃に押し込んでしまうのを防ぐ目的で行う．

決して管が見えやすくなるわけではなく（少ないながら見えやすくなる場合もあるが），むしろ挿管時に気管チューブが引っかかって入りにくくなることもある．また，患者が実際に嘔吐した際には，輪状軟骨を圧迫し続けるのは非現実的であり，患者にとって不快である．

この Sellick 法は，実は 1961 年の『Lancet』（19：404-406）に記載されており，48 年前に紹介された方法であるため，現代の EBM に照らし合わせるのは難しく，その信憑性には疑問が残る（図 1-3）．

> 声帯を見やすくするには…
> ◎OELM…自力本願
> ○BURP…他力本願
> ×Sellick→これは逆流防止のためで，声帯は見えにくい

1 確実な気管挿管

図1-2 OELM

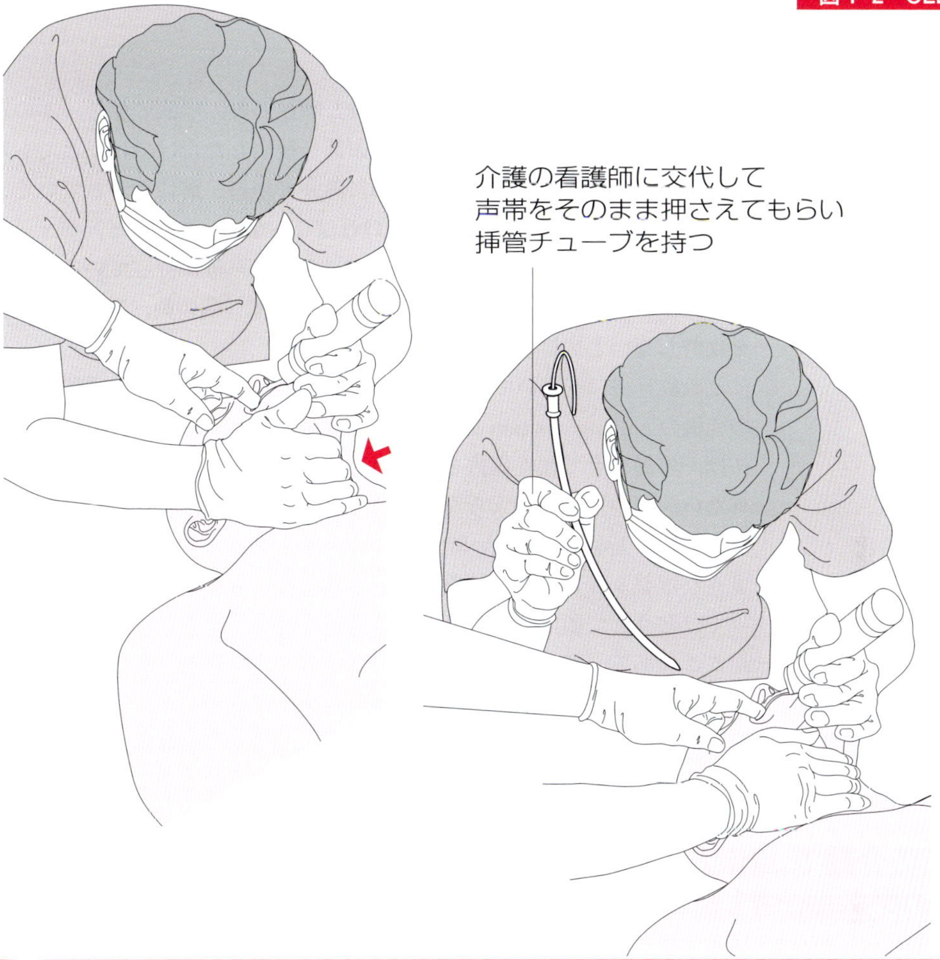

介護の看護師に交代して
声帯をそのまま押さえてもらい
挿管チューブを持つ

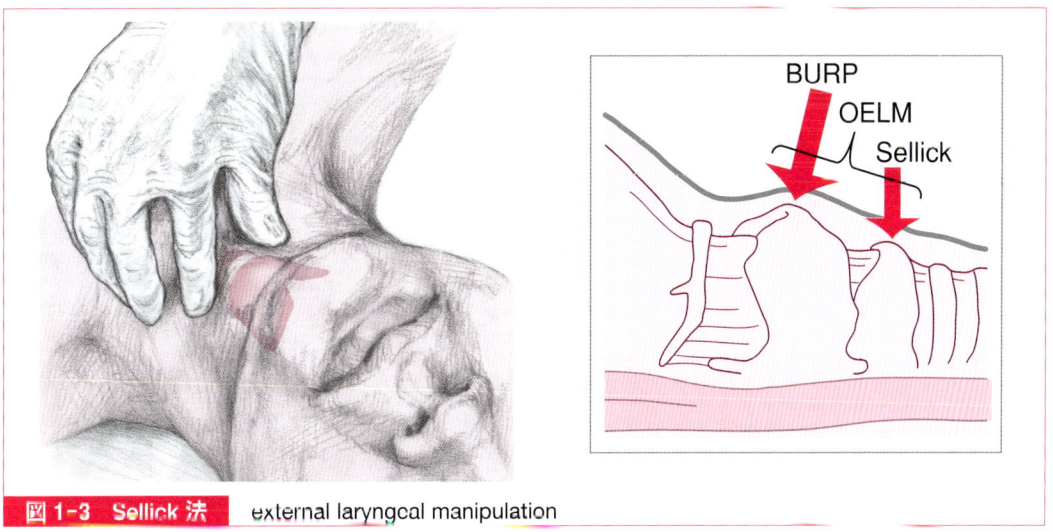

図1-3 Sellick法　external laryngeal manipulation

ポジション取りが決め手の sniffing position

挿管のポイントはいかに口腔内の軸と咽頭の軸，喉頭の軸を一本の線に近いようにするかがポイントになる．頭部を後屈しただけでは，とても声帯は見えない．口腔内を通して一度後部に降りてから，前に上がっていくような感じで気管チューブを進めていかなければならない．ちょうど，ジェットコースターで，下に下がってから上に上がった所に声帯が待っている感じだ．このジェットコースターを攻略するには3つの軸（咽頭軸，喉頭軸，気管軸）を攻略しないといけない（図1-4A）．

どの教科書にも書いてあるが，そこで sniffing position が一番役に立つ．この究極の sniffing position をとるための裏技を2つ伝授しよう．ただしこの方法は，外傷患者で頸椎保護をしないといけない場合には使えないので注意されたい．だいたい管が入らないのは，患者の頭を過後屈にするわりには，頭が全く持ち上がっていない時が多い（sniffing にはなっていない）ので，このようなポジショニングにはならないように常に気をつけたい．

頭を持ち上げる

ではどうして頭部を持ち上げると見えるのか．先の3つの軸の攻略のカギがここにある．喉頭鏡で舌根を持ち上げると，気管軸と喉頭軸が一直線になる．咽頭軸は頭部後屈することでほかの2軸に近づくが，口の上縁から覗く形になるので，限界がある．頭ごとぐいっと持ち上がれば，喉頭・気管軸が持ち上がり，咽頭軸に平行になって見えてくる（図1-4C）．

術者の介助で sniffing position を強制的に作る方法
(hand support sniffing maneuver　黄金の右手の術!?)

実際に円座のまくらを2つぐらい当てたところで，それほど効果的な sniffing position はとれない．それならば，術者の右手で患者の頭を持ち上げて sniffing position を作ってしまえばいい．

喉頭鏡のハンドルの方向に引っ張り上げるなどと，よく教科書には書いてあるが，実際には力の抜けた患者の頭を喉頭鏡一本で持ち上げることができるような怪力の持ち主は医者にはそれほど多くない（…と思う）．だから，喉頭鏡をかけてから，術者の右手を患者の後頭部に当て，覗きながら徐々に頭を持ち上げて行くと…あぁら不思議，ズンズンと声帯が見えてくるではないか！「シメタ！　声帯が見えた！」と思い，目を離さないようにしながら，ここで右手を離して，気管チューブをもらって挿管する．

残念ながら，右手を放した瞬間，頭の重みで，頭が少し沈んでしまい，また見えなくなることがある．左手一本で頭を引き上げるよりも，右手で持ち上げるほうがはるかに有効だが，弱い左手一本でまた頭を支持するようにすると，人間の頭の重さを痛感させられる．

人力枕

ここで登場するのが，看護師 B である．看護師 B はしゃがんだ状態で，

1 確実な気管挿管

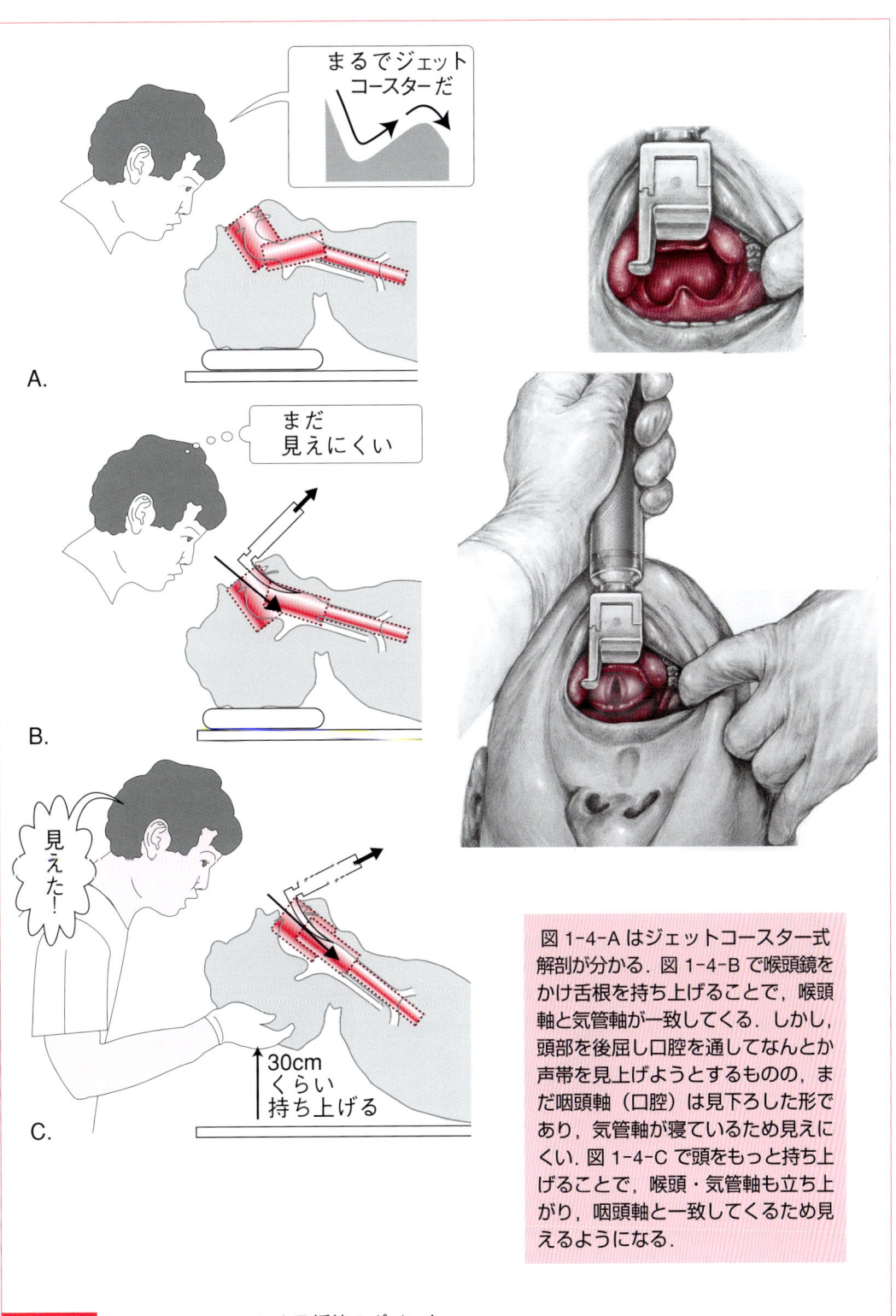

図1-4-Aはジェットコースター式解剖が分かる．図1-4-Bで喉頭鏡をかけ舌根を持ち上げることで，喉頭軸と気管軸が一致してくる．しかし，頭部を後屈し口腔を通してなんとか声帯を見上げようとするものの，まだ咽頭軸（口腔）は見下ろした形であり，気管軸が寝ているため見えにくい．図1-4-Cで頭をもっと持ち上げることで，喉頭・気管軸も立ち上がり，咽頭軸と一致してくるため見えるようになる．

図1-4 Sniffing positionによる挿管のポイント

図 1-5　看護師とのスムーズなバトンタッチが大切

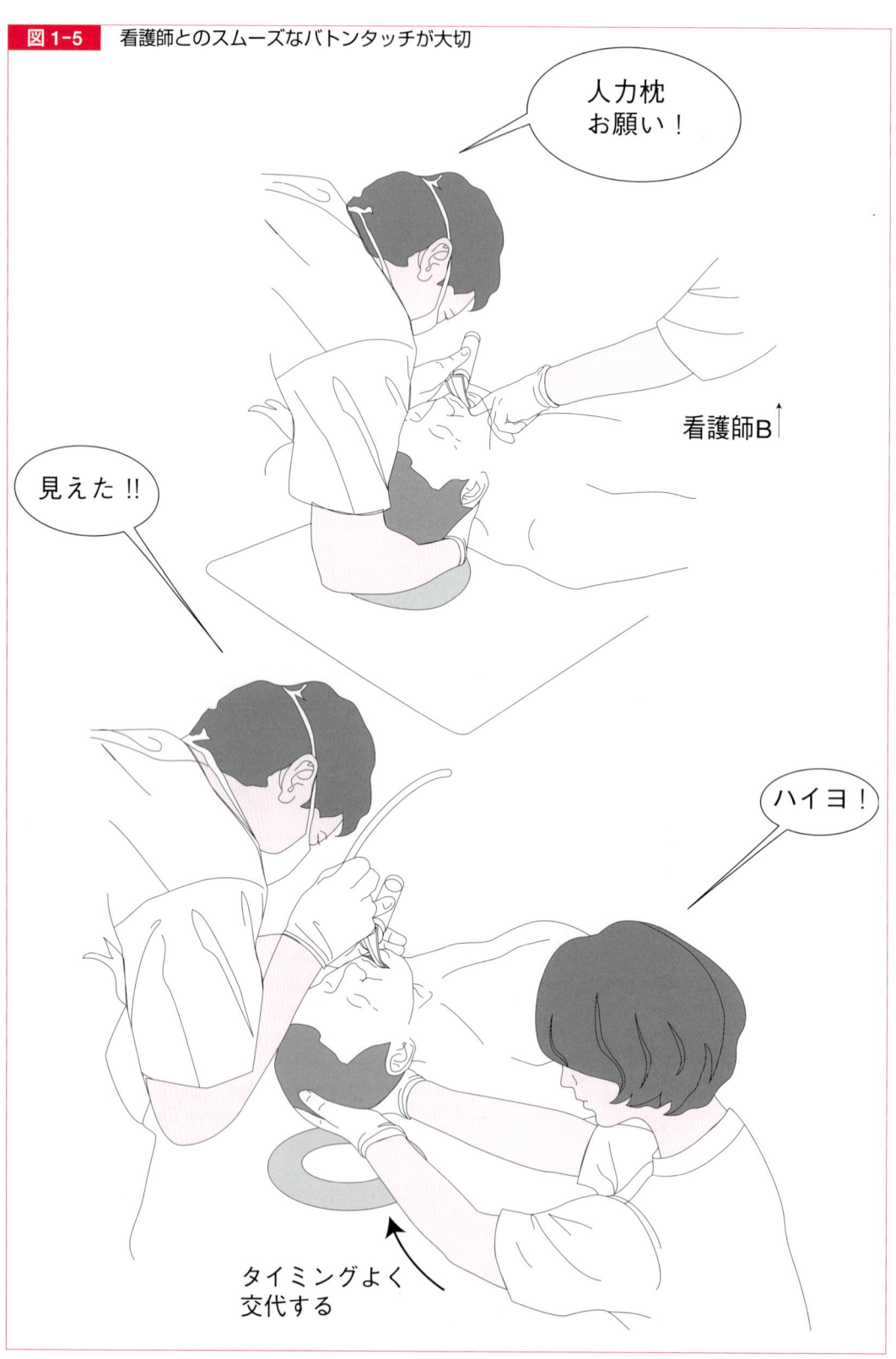

気管チューブを片手に持ち，術者が患者の頭を右手で持ち上げて声帯が見えたところの高さで，バトンタッチしてもう片方の手で患者の頭を下から支えればよい．人力枕とでもいえるかも．これだけで究極の sniffing position は保たれ，挿管はずっと楽になる．実際患者の頭は 30 cm ぐらい持ち上げてやるととても見やすくなる．騙されたと思って試してみるといい（図 1-5）．

それでも見えなければ，喉頭鏡が浅すぎることが多い．

枕を使って究極の sniffing position を作れ！

やはり人間の頭は重くて，たとえ術者が持ち上げたとしても，バトンタッチした看護師が片手で支えきれない時がある．そんな時には最初から，枕を使って sniffing position を作ってしまえばよい．大きめの枕を肩の下に 1 つ，頭の下に 2 つ入れてやる．個々の枕の大きさにあわせて枕の数は調整して欲しい．頭を十分持ち上げて，頭部後屈させるのがポイント（図 1-6）．

それでも挿管が難しい時：スタイレットの曲げ方 tips

喉頭蓋はなんとか見えるが，声帯が前に位置しており見えづらい場合はどうしたら良いか？ 実は声帯が結構前方に位置するため，外から圧迫しても声帯が降りてこない場合にこうなる．舌根が大きく発達し，喉頭鏡で持ち上げても，絶対に声帯までが直線状に並ばない．舌根をこえて，急激に前方に上がった所に声帯が位置するので，普通の大きい弯曲のスタイレットでは決して入らない．

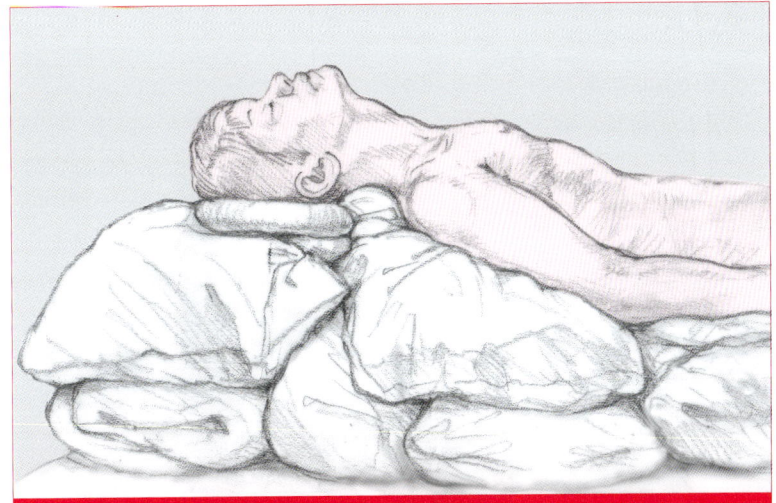

図 1-6 sniffing position を作る　大量の枕を使って高さを維持するのが裏技である．

> なにはなくとも sniffing position！
> 外傷でさえなければ…
> 人力枕で頭を持ち上げれば…ホラッ！

アイスホッケー型　狭いところで急カーブで喉頭蓋の裏を狙って挿管するわけだから，スタイレットの形の基本はアイスホッケー型にする．それでも入りにくい場合は，スタイレットをJの字に曲げて喉頭蓋の裏を狙って上につつくように気管チューブを導入する．何しろJ字になっているので，スタイレットを抜くのは力がいるので，気管チューブの中はキシロカインスプレーで十分すべりを良くしておくことが肝要だ．カラカラのまま，スタイレットを入れたとなると，「市中引き回しの上，獄門」ぐらいの大罪だ（図1-7，8）．

> スタイレットの曲げ方間違ってませんか⁉
> ● アイスホッケー型にしよう
> ● 声帯が全く見えなければJ型裏技

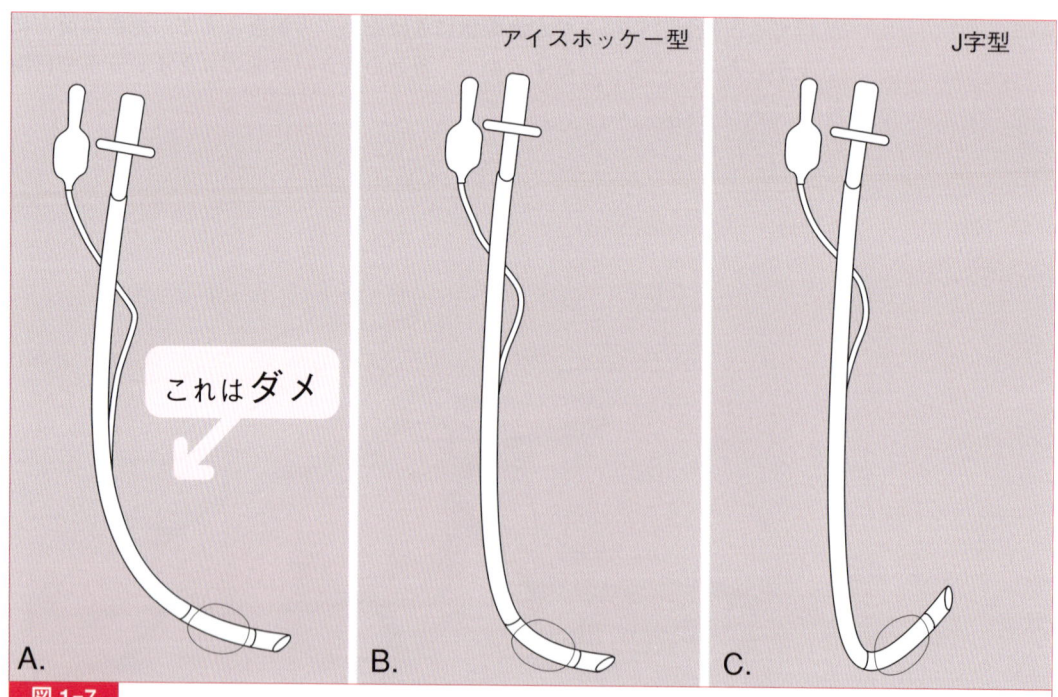

図1-7　Aは大きい弯曲のため，狭い口腔内で急激に前に向かう位置にある声帯には挿管不可能．Bはアイスホッケー型．CはJ字型．

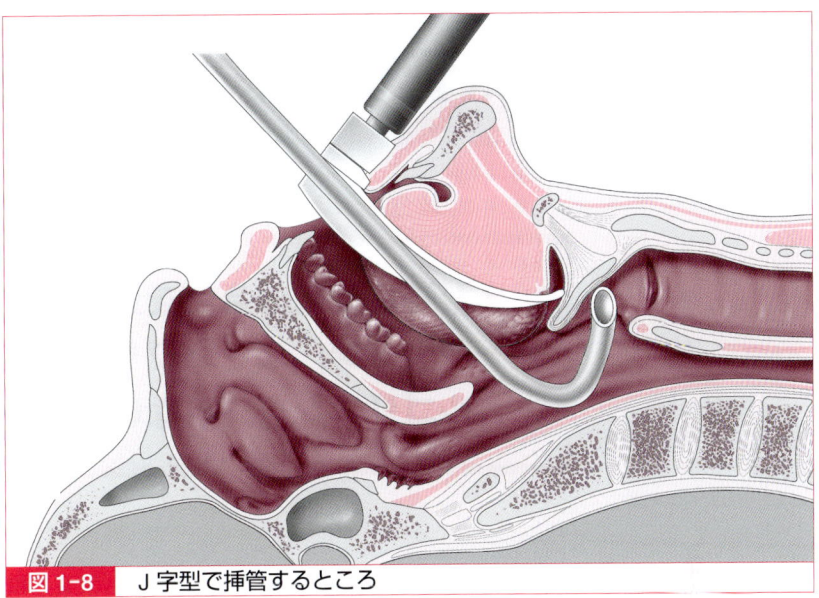

図 1-8 J 字型で挿管するところ

参考文献

1) Knill RL：Difficult laryngoscopy made easy with a "BURP". Can J Anaesth **40**：279-282, 1993.
   BURP maneuver を紹介したオリジナルの文献
2) Benumof JL, Cooper SD：Quantitative improvement in laryngoscopic view by optimal external laryngeal manipulation. J Clin Anesth **8**：136-140, 1996.
   OELM の文献
3) Levitan RM, et al：Head-elevated laryngoscopy position：Improving laryngeal exposure during laryngoscopy by increasing head elevation. Ann Emerg Med **41**：322-330, 2003.
   上体を挙上して挿管する方法を紹介．結構枕をたくさん積み上げている挿絵が付いている．
4) Murphy MF, et al：Tracheal intubation：Tricks of the trade. Emerg Med Clin North Am **26**：1001-1014, 2008.

recipes 2 致死的気管支喘息救命の裏技

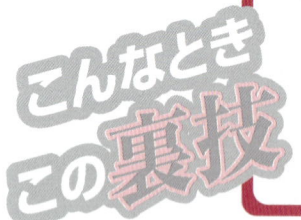

- 緊張性気胸の合併を見逃がさないで
- ケタミン，エピネフリン，気管支鏡のアルゴリズムを忘れない

死にそうな喘息がやってきた．酸素，β刺激薬の頻回吸入，ステロイド，エピネフリン筋注，抗コリン薬吸入，マグネシウム点滴，胸郭圧迫…と頑張っても頑張っても呼吸状態が良くなっていかない．さて，次の一手は…？

喘息患者の気管挿管の Tips

　一生懸命治療し，100％酸素を投与してもSpO_2が90％をキープできないような急性の喘息による呼吸不全では気管挿管するっきゃない（もっとも在宅酸素療法をしている COPD 合併の喘息ではもっと低いSpO_2でも耐えられるので，個々の症例に合わせて気管挿管の適応を考慮しよう）．

　いくら呼吸不全で朦朧としていても，気管挿管の手技自体がかなりつらいので患者は暴れてなかなか**そう簡単に挿管は**できない（ちょっとだじゃれを入れてみました）．RSI（Rapid Sequence Intubation）をすれば勿論いいが，鎮静で使用する薬剤の一押しはケタミン．ケタミンそのものが気管を拡張する作用があり，自発呼吸も止めにくいという特徴がある．したがって，ケタミン 1～2 mg/kg で鎮静してやると気管挿管がぐっとしやすくなる．もし鎮痛もというなら，フェンタニル（1～2 μg/kg）がいい．血圧に対する影響が最も少ない．一方，モルヒネはヒスタミン遊離作用があり，気管支の浮腫を助長するので使わないほうがいい．ラボナールは気管支収縮させるので禁忌ってことは国試レベルの知識だね．

気管挿管後の裏技

緊張性気胸を見逃さない

　やっとの思いで気管挿管したものの，やっぱりここまで喘息がひどくなってしまうとアンビューバッグが結構固い！気道内圧が高いから当たり前なのだが，こんな時くれぐれも緊張性気胸の合併を見逃さないようにしたい．外

傷の緊張性気胸と違って，皮下気腫は出てこないことが多いので要注意だ．また呼吸音左右差も結構聞き取るのが難しい．腋下のラインで，つまり左右の一番遠いところで左右差を聴診しないと見逃してしまうので注意しよう．血圧が測定できれば，胸部ポータブルX線を急いで撮影するのもいい．血圧があれば，すぐに死んでしまう緊張性気胸とは考えにくいので，迷う前にX線を撮影してしまおう．陽圧換気したとたん，血圧が触知できず，SpO_2が急速に低下したら，X線など撮らずにすぐに胸腔穿刺，胸腔チューブを挿入しないといけない．

とっておきの裏技

気管が驚異的に狭くなっている病態の場合には，気管内にエピネフリンを散布してしまうと，急にアンビューバッグが軽くなるのを経験する．いざと言うときのとっておきの裏技だ．エビデンスとして確立されたものではないが，同様な症例報告がある（Am J Emerg Med 15：106-107, 1997）．13歳の致死的喘息で心肺停止に至った症例で，気管内投与で気道内圧が改善されたと報告している．同症例ではエピネフリンを4 mg投与している．気管内投与した場合，気管内から吸収されるエピネフリンの量はたかだか1/10である．したがって心肺停止に至る前に，いよいよ死にそうな状況であれば，筆者はエピネフリン1～2 mgを生理食塩水で4 mLぐらいに希釈して気管内に投与している．劇的に気道内圧が改善することがあり，救命を実感できる．

それでも気道内圧上昇が持続している場合は，気管支鏡で喀痰を除去する．気管支の鋳型のような痰がズルズルと取れることがある．さすがに物理的につまってしまうと，いくら薬剤を使ってもよくなるわけないと痛感させられる瞬間だ．

焦りに焦ってしまう気道緊急だが，そんな時こそこのアルゴリズムを頭に入れておこう（図2-1）．

致死的喘息患者の裏技
- 鎮静するならケタミン1～2 mg/kg静注
  気管拡張作用あり
- 気管挿入し陽圧換気にしたら，
  緊張性気胸の合併を見逃すな！
- 気道内圧が異様に高ければ，
  気管内にエピネフリン投与！
- 気道内圧上昇続けば，気管支鏡で喀痰除去！

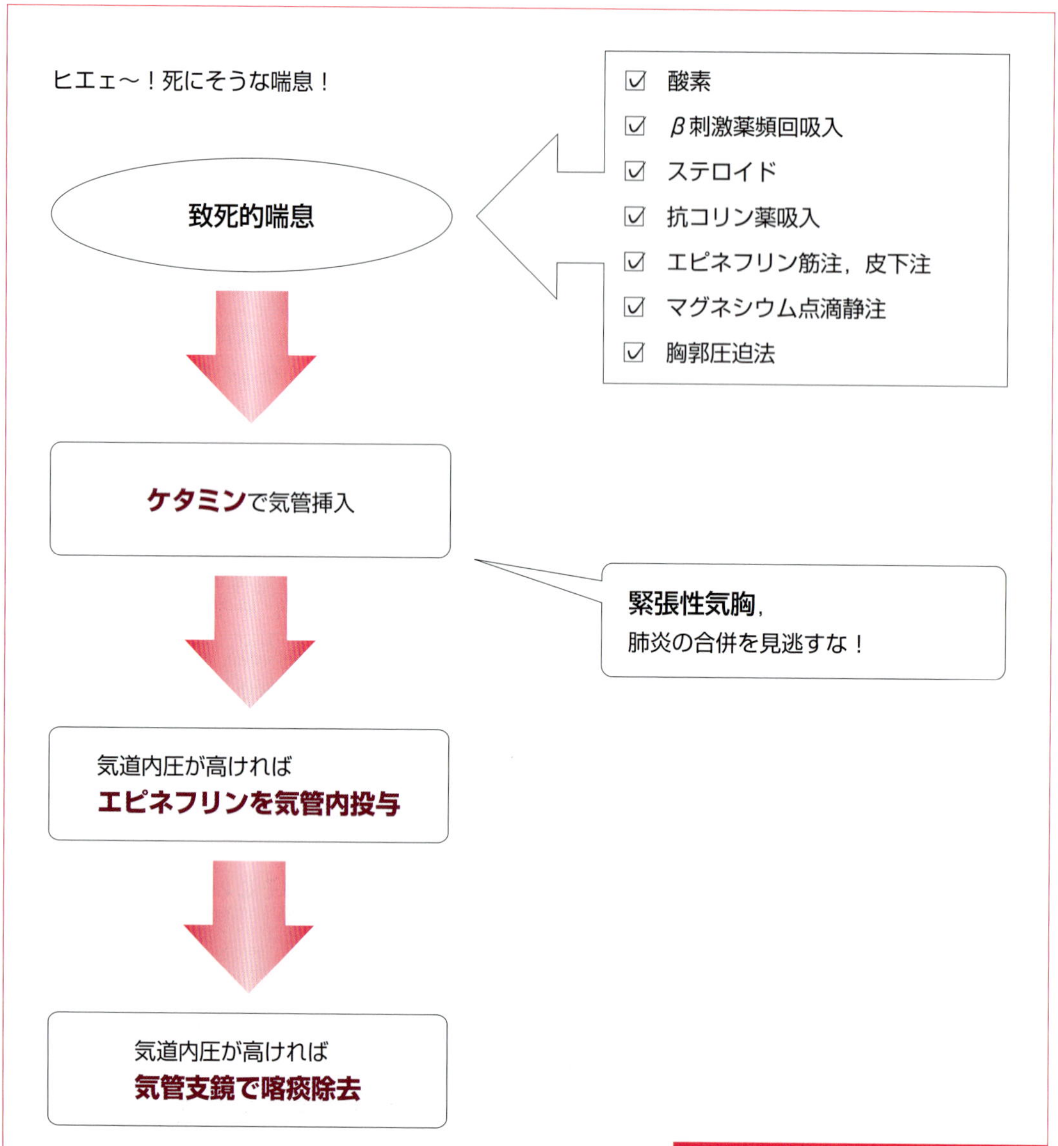

ヒエェ～！死にそうな喘息！

```
致死的喘息
```
- ☑ 酸素
- ☑ β刺激薬頻回吸入
- ☑ ステロイド
- ☑ 抗コリン薬吸入
- ☑ エピネフリン筋注，皮下注
- ☑ マグネシウム点滴静注
- ☑ 胸郭圧迫法

↓

ケタミンで気管挿入

→ 緊張性気胸，肺炎の合併を見逃すな！

↓

気道内圧が高ければ
エピネフリンを気管内投与

↓

気道内圧が高ければ
気管支鏡で喀痰除去

図 2-1　気道緊急のアルゴリズム

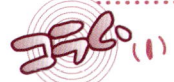

喘息って血液ガス要るの？

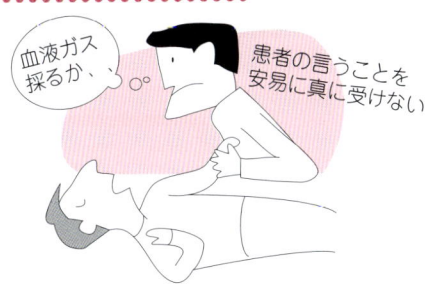

喘息だからと言って何でもかんでも血液ガスは必要ない．邪魔臭がって SpO_2 のみを見ていると CO_2 の蓄積やひどいアシドーシスを見逃してしまう．本当に血液ガスをとってありがたみが出るのは以下の時…

> ① PEFR が予測値の 25％を下回る時
> ② 意識障害

　PEFR（Peak Expiratory Flow Rate）は通常の値がわかっていないとなかなか患者各個人に適応しにくいのが難点だが，通常成人女性なら 400 L/min，男性なら 500 L/min ぐらいある．この値に比べ，PEFR が 60％以下の場合は重症，80％以上あれば軽症と考える．学生時代の試験のようなもので，60 点あれば通し！　80 点以上でステキ！　と覚えよう．喘息患者では発作のない通常でも 400 L/min もいかない人がいるから，やはり通常の元気な時の PEFR と比較しないと正確には判断できないが，いつもの PEFR の値がわからなければおおむね 200 L/min 以下なら重症と考えればいい．100 L/min を切るようなら喘息治療の名人を呼んだほうがいい．喘息管理が悪い患者の場合は，吸入 1 回で楽になったからと言って帰ろうとする場合があるが，PEFR がなんと 100 L/min 以下で実は最重症のままということがあり，患者の訴えで安易に帰宅させてしまうと痛い目に会うので注意したいね．

　PEFR が 25％以上あれば，
> - $PaCO_2$ は 45 mmHg 以下
> - pH は 7.35 以上

と予測できる（Ann Emerg Med 11：70-73, 1982）ので，PEFR が 100〜200 L/min 以上もあれば，まぁ血液ガスはあわてなくてもいいかも ね．もちろん PEFR は単独で判断する指標とするほど信頼がおけるものではない（たとえば PEFR を吹くのが下手な患者さんはとんでもなく低い値になってしまう）ので，臨床像をよくみて考えよう．血液ガスが必要と思ったら，躊躇せず血液ガスをとってもいいよ．

recipes 3
ニトロなどによる末梢輸液路の確保
―点滴名人になるための裏技を伝授しましょう

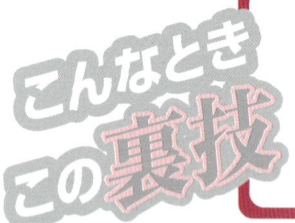

- 点滴名人と言われたい
- 穿刺のコツが知りたい
- 採血のコツが知りたい

　輸液路確保は，救急の現場では必要不可欠な技術である．点滴がヘタな医者や看護師に当たるほど患者にとって悲しいことはない．
　日頃患者に点滴を失敗しても，平気な顔で数回注射針を刺して，「結局は入ればいいんだよ」などと考えているような医療者にはなりたくない．
　誰も痛い手技が好きな人はいないのだ．医療者も一度患者になってみるとその気持ちがよくわかる．自分が患者になった時は，できれば一発で注射を入れて欲しいと願う．

その① 温めて静脈を浮き出させる

　そうはいっても実際に血管がほとんど浮いていない，または非常に脆弱な静脈の場合は，点滴は簡単なものではない．それこそ腕の見せ所だ．緊急時や集中治療などでは，いざとなったら中心静脈アプローチや骨髄輸液をすればいいが，それほど重症でもないけど，輸液路は確保しないといけないような場合に，末梢ルートが取れないと結構悲しいものがある．
　さて，研修医や若手看護師が，点滴が取れないと泣きついてきた時に，「どれどれ」と登場する点滴名人になるための裏技を伝授いたしましょう．
　静脈さえ浮いて見えれば，それほど静脈穿刺は難しいものではない．しかし，現実には病気で体力が落ちている時ほど，血管は浮いてこない．老人の血管などももろくて入りづらく，小児の血管はどこにあるかさえわかりにくい．薄っすらと青く見えていた血管も，針を刺した瞬間に縮んでしまい，見えなくなると泣きたくなるのは誰でも経験したことがあるだろう．
　当然，血管が見えれば穿刺に成功する確率が増える．
　その一般的な方法として，①血管を叩く，②血管を温めるということがよくされる．
　叩くのも結構いいが，叩かれるほうとしてはもっと痛くない方法はない

3 ニトロなどによる末梢輸液路の確保

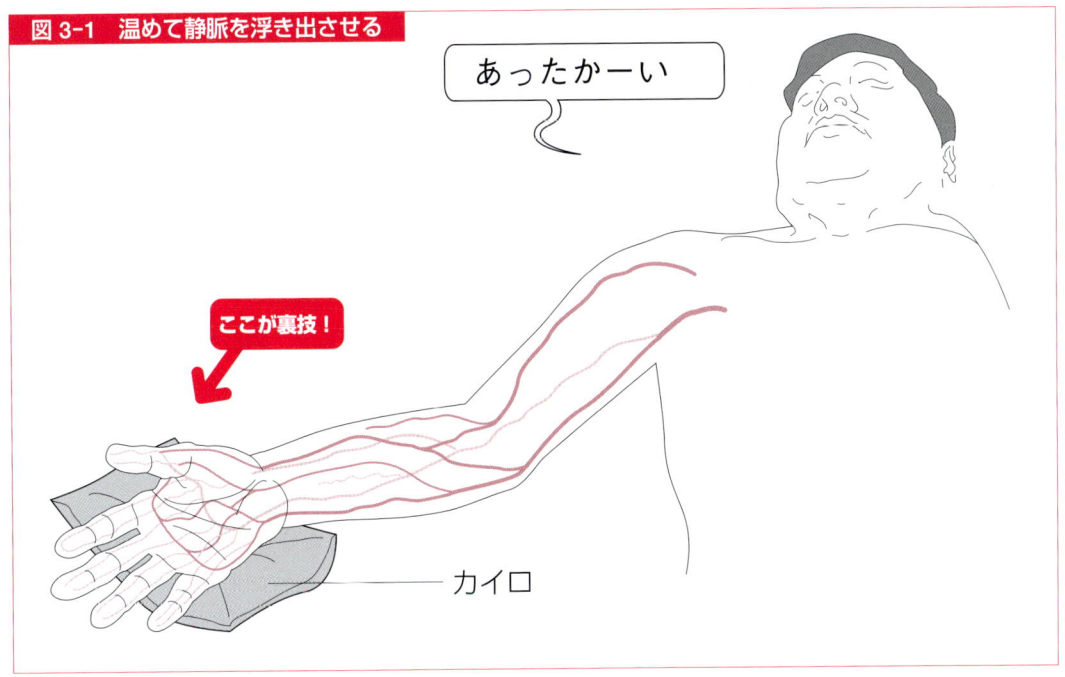

図 3-1 温めて静脈を浮き出させる

の？っていいたくなるかも….

血管を温める

血管を温めると，浮き出てくるというのも経験することであるが，きちんとしたスタディは少ない．

5 分間熱いタオルで温めるというのもよく行われてきたが，Lenhardt らによると，特別性のカーボン製手袋を 52℃ に温め，穿刺部位を 15 分積極的に加温し，18 G の針で穿刺を試みた．脳外科・血液病棟の患者 140 人でスタディ．穿刺までの時間は加温群で平均 36 秒であったのに対し，対照群では 62 秒かかっている．一発で穿刺できなかったのは，加温群で 3 人のみであったのに対し，対照群では 14 人もいた．しっかり温めると，よりよく見え，より穿刺成功率がよく，より時間も短かった．

ただ，この特別製の手袋は市販されていないので，なんらかの工夫が必要だろう．温タオルではすぐ冷えてしまうので使えないが，最近では市販のホットパックやホッカイロなどのようなものも平均 53℃ ぐらいの温かさ（でも最高 68℃ まで上がる）なので，使えるかもしれない（図 3-1）．

その② ニトロで静脈を浮き出させる

ニトロペースト

すこしハイカラな手口を教えましょう．日本ではもう製造中止になってしまったが，ニトログリセリンのペースト（バソレーター軟膏®）はあると便利．

元々，心臓の冠動脈の拡張を目的に開発され，前胸部に塗布することで，

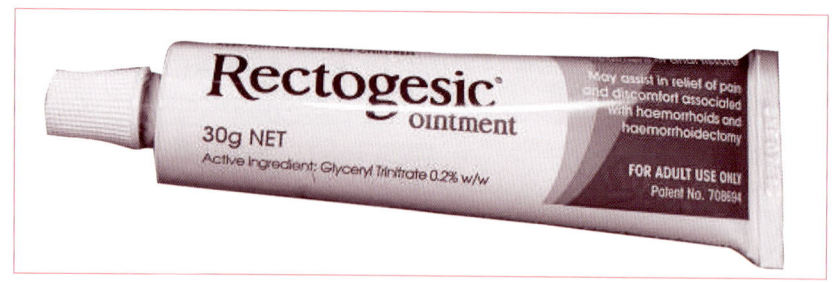

冠動脈疾患の患者に使われる．説明書きを見ると，四肢などに塗っても効きませんよ，と書いてある．つまり，四肢の塗布では心臓の冠動脈には効かないということ．ニトログリセリンは元来静脈を拡張し，量が多いと動脈も拡張する．では，この経皮吸収型のペーストを四肢の静脈に塗れば，当然心臓に影響なく，末梢の静脈を拡張できるというもの．

穿刺の痛みで血管が縮んでしまうのを経験したことのある人も多いだろう．でもこのニトロを使用した場合は，穿刺しても血管が縮まないような印象がある．具体的には，2％のニトログリセリンペーストを直径 2.5 cm 範囲で塗布（1 歳未満は 0.4％にする）し，2 分放置すると，…あぁら不思議，血管が浮いてくるんだよこれが….

Andrew らによると，ニトロペーストを塗布してから 10 分後に小児に穿刺したところ，明らかに塗ってある場合のほうが穿刺がしやすいという．

若い研修医や看護師が，「血管が入らないんです」と泣きついてきたら，上級医は「どれどれ」と，隠し持っていたニトロペーストを患者の手に塗って，「血管確保名人」の称号を欲しいままにしよう（図 3-2）．でも日本ではもう入手不能で残念！輸入物〔レクトジェシック軟膏〕ならあるようだけど，使用は自己責任で．

エコーで確認

ニトロペーストがなくてもガッカリしなくていい．エコーを当てて静脈走行の見当をつけるだけでも穿刺成功率が上がるんだ．駆血しながらエコーで探す．少し浮かせるようにするのがコツ．困った時のエコー頼みってか．

> **点滴名人への道**
> その 1：じっくり温めてみるべし
> その 2：もしあれば，ニトロペーストを塗ってみよう
> その 3：エコーで走行を確認すべし

その③　穿刺の際のコツ one hand method

せっかく穿刺時に逆流があっても，カニューラを進める時にはずれてしまうとガッカリくる．以前のサーフロー針は内筒と外筒の先の差があり，単に

3 ニトロなどによる末梢輸液路の確保

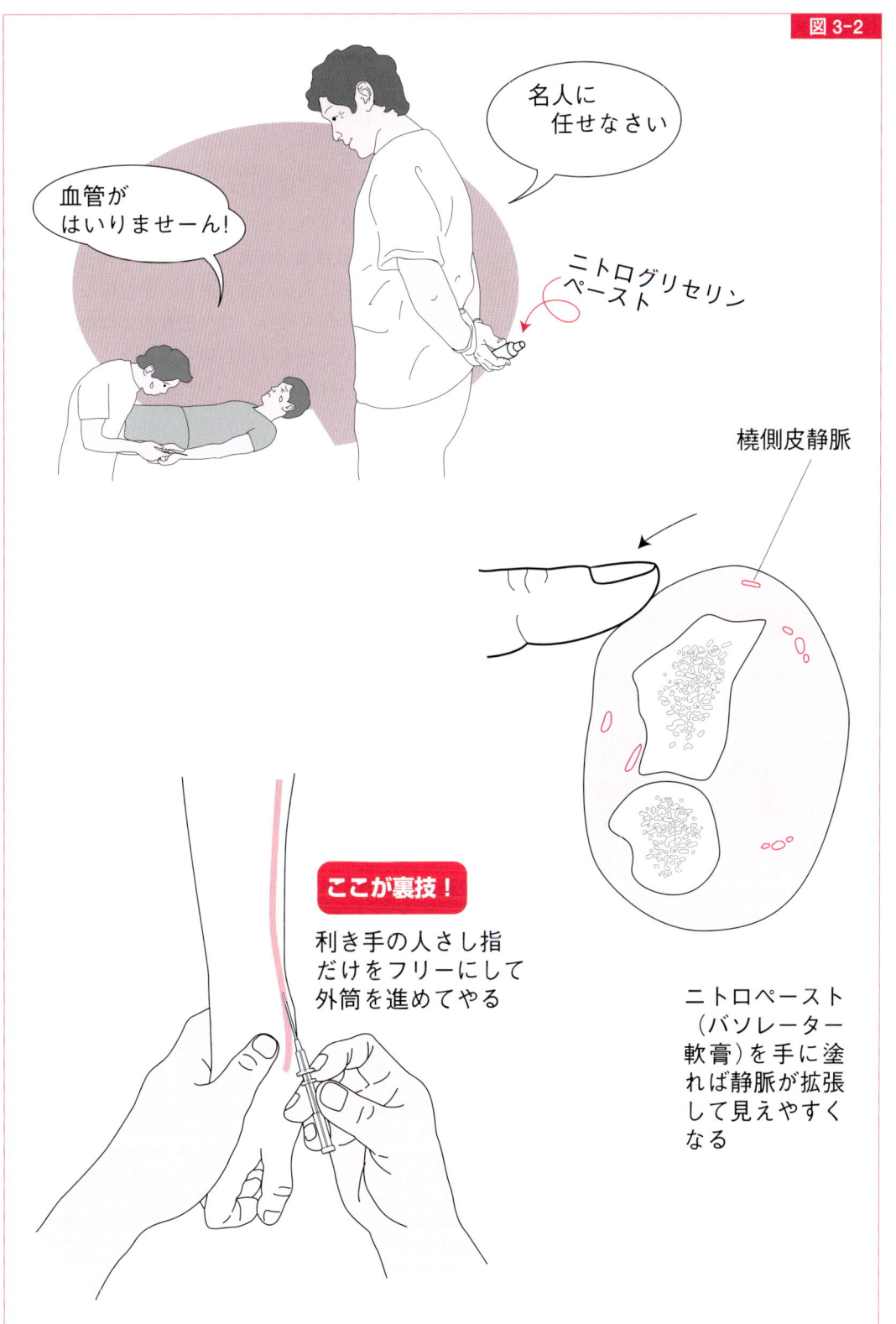

図 3-2

針の手元に逆流があったとしても，外筒まで血管内に入っている保証はなく，内筒に逆流があっても針をもう少し 2 mm ほど進めてから外筒を挿入するようにしていた．

最近の製品は内筒と外筒の間に少し隙間を作っているので，針を伝って血液が逆流してきた（外筒を伝って血液が上がってくる）のを確認できたら，外筒も血管に入っていることが確認できて便利になった．

まず，静脈を潰さない程度に軽く皮膚を引っ張る．針を進める方向に対して皮膚を counter traction をかける．針は血管に対してある程度角度をつけて（30°ぐらい），血管を穿刺し，血管内に入った所で血管に平行になるように針を寝かせて進める．これを一連の動作で行う．コマ送りのような動作ではダメ．針の先は刃物になっているので，つまり押し切りではなく，スパッと切るつもりで血管の中に入れないといけない．

老人の硬い血管などは針先でゆっくり押しても切れず，針に押されるまま血管がしなってしまい，いざ，ブツッと針が血管を貫いたと思ったら，血管の反対側まで突き抜けてしまうなんてことになってしまう．あくまで，針で皮膚を刺した後は，狙いを定めた血管の深さ，走行を考慮して照準を合わせ，一気にスパッと血管壁を切って，血管の中に入るように進めなければならない．

牽引は適度に

皮膚の牽引も強いと静脈は簡単に潰れてしまい，かなり狭くなった静脈にはどんな名人だって穿刺などできやしない．適度が一番である．皮膚の牽引のための左手親指は，穿刺で進める直線上には置かないほうがいい．針を寝かせて進めるときに，反対の手の親指に当たってしまうので十分寝かせることができなくなってしまう．左母指が穿刺の邪魔をしてはいけない．

counter traction さえかかればいいのだから，穿刺方向の直線上にこだわらないほうがいい．患者の手首の橈側皮静脈に穿刺する場合は，力を抜いてもらって手首を尺側へ曲げておけばいい．

いよいよ外筒に血液の逆流を認め，外筒を進めようと，針を持つ右手を固定し（右利きの場合），皮膚を牽引していた左手を離して外筒を持ったら…アレレ？　うまく進まない…なんて経験をした人も多いだろう．牽引する左手を離した瞬間に，牽引していた皮膚は戻り，静脈が針先から外れてしまったなんてことが多い．特に血管が固くて，しっかり血管を保持しないとクリクリして逃げやすい高齢者の血管の場合に多い．

人差し指を鍛えよう

これを避けるために，右手を少し鍛えてやって欲しい．少しコツがいるが，皮膚を牽引している左手は決して最後まで離さず，右手を固定したまま，右手の人差し指だけをフリーにし，外筒の突起に人差し指の爪を引っ掛けて外筒を進めてやる．こうすることで針も皮膚も固定されて穿刺成功率がぐんと上がること間違いなし！穿刺前に外筒の突起を上に向けておいて，人差し指を引っ掛けやすいようにしておくといい（図 3-3）．この右手人差し指のクイクイをマスターすべし．

3 ニトロなどによる末梢輸液路の確保

穿刺名人への道
- **one hand method** をマスターせよ
- **counter traction** は適度に，邪魔せず，最後まで

図3-3 穿刺の際のコツ

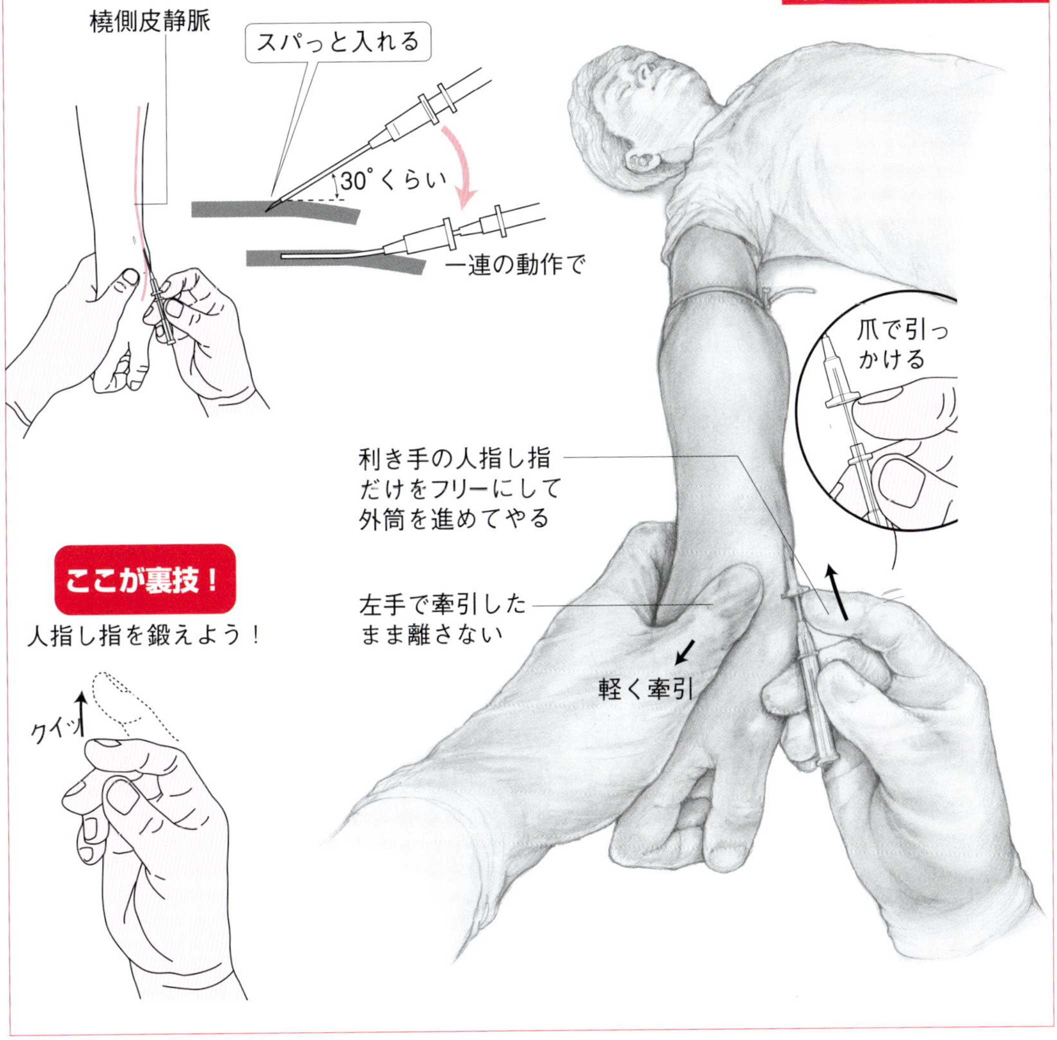

大きな末梢静脈路を何としても確保したい裏技

CVラインは自信ないし，でも太い末梢静脈路を確保しないといけないし…と悩み多い時のこんな裏技．知っていると便利！

まず駆血帯を巻いて，手背でもいいので細いサーフローでとにかく静脈路を確保する．**そのまま駆血帯をはずさないで，生食を 60 mL（患者の体格によって調整すべし）ほど輸液する．そうすると，ナント！　太い静脈が出てくるではないか！　ここに太いサーフローで静脈路を確保すればいい．**その後駆血帯をはずせばいい．

採血のコツ

　せっかく静脈路が確保できたのに，続く採血で思いっきり陰圧をかけて採血をしたばかりに，検査室から「溶血しています」と連絡を受けて，採血をしなおすことはないだろうか？　苦労して入れた血管は結構細いから，急いでもそうそう簡単に採血はできないものである．でものんびりしていると詰まってしまうし…．補助者が患者の腕をもんだりするのもいいが，なかなか術者の注射器の吸引と息が合わないと血液は引けてこない．献血車ではよく「手をグーパーしてください」なんてアドバイスしているね．

術者が患者の手を握る

　実は患者に手を握ってもらうより，術者（採血者）が自分で患者の手を握ってやったほうが随分楽に採血できる．静脈血は末梢から中枢に流れるわけで，補助者に中枢側を揉んでもらうより，術者が左手で患者の手を握り，そのタイミングに合わせて右手で弱く注射器に陰圧をかけるようにすると，少しずつではあるが効率よく溶血させないで採血ができる（図 3-4）．

　血液が引けなくなったらすぐに陰圧を解除．そしてまた患者の手を握りなおして陰圧をかければよい．患者にグーパーしてもらうよりよほどタイミングがよい．

　ただこの場合，患者の手の固定性が悪いので，安定性のいい台の上に手を置くか，患者の意識が悪い場合には補助者に手を動かないように押さえてもらわなければならない．

駆血帯を緩める

　それでもうまく引けない場合は，駆血帯が強すぎることがあるので，駆血帯を緩める，または手を体より下に持って行き，注射器を使わないで，患者の手をもみながら，自然滴下で血液をサーフローから直接ポタポタ採取する．これは血液が固まってしまうことがあるが，小児科ではよくこの方法がとられているようだ．

> 溶血させずに採血するには…
> - 採血部位より末梢をもみましょう
> - 駆血帯が強すぎないかチェックしましょう

図3-4 採血のコツ

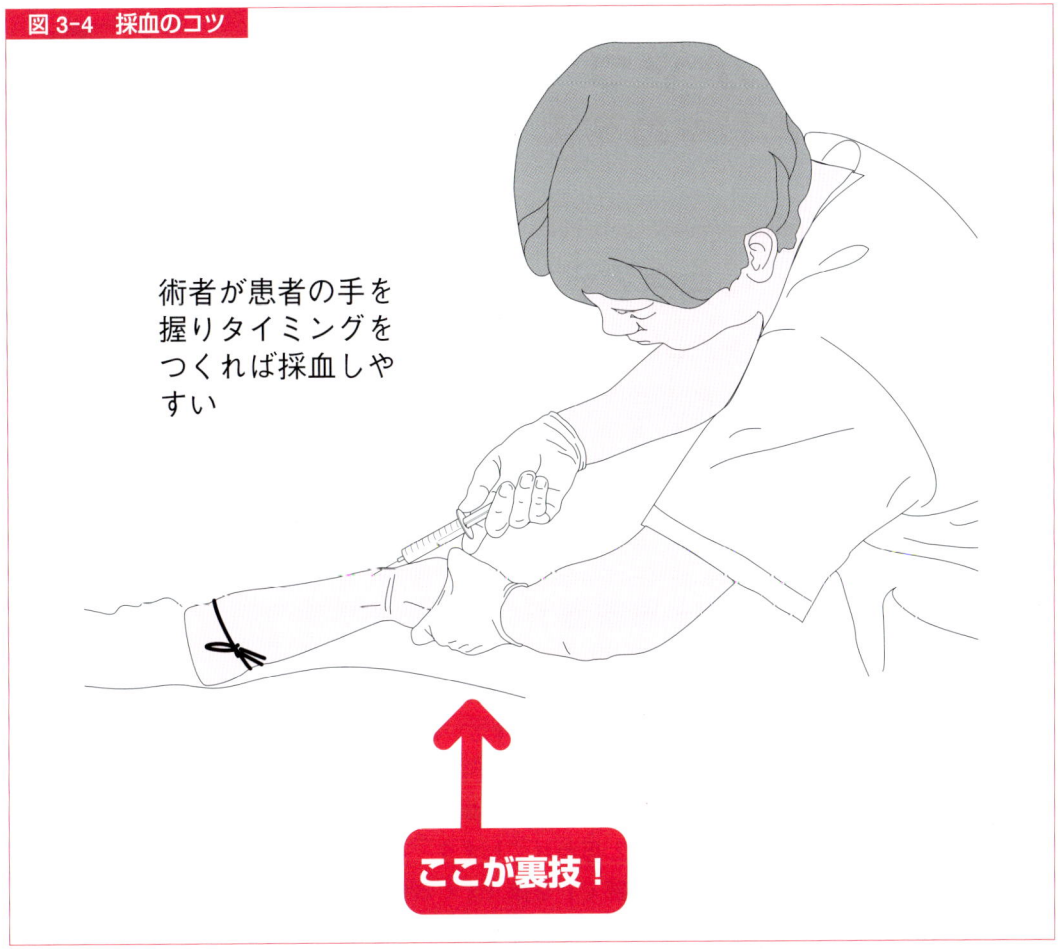

術者が患者の手を握りタイミングをつくれば採血しやすい

ここが裏技！

参考文献

1) Lenhardt R, et al：Local warming and insertion of peripheral venous cannulas single blinded prospective randomised controlled trial and single blinded randomised crossover trial. BMJ **325**：409-410, 2002.
2) Andrew M, et al：The use of glyceryl trinitrate ointment with EMLA cream for i.v. cannulation in children undergoing routine surgery. Anaesth Intensive Care **30**：321-325, 2002.
3) Bauman M, et al：Ultrasound-guidance vs, standard technique in difficult vascular access patients by ED technicians. Am J Emerg Med **27**：135-140, 2009.

recipes 4

脳震盪がやってきた
―なめんじゃねえよ 脳震盪

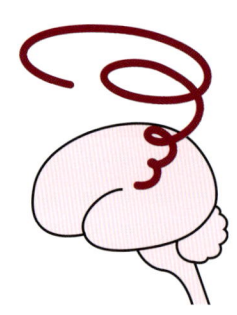

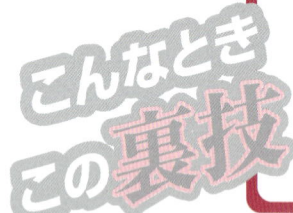

- 頭部 CT をオーダーする場合を確認する
- ヘルメットをはずす
- 脳震盪患者へのアドバイス

あなどるべからず「軽い」脳震盪！

救急外来では頭部外傷の患者はとても多い．脳外科の専門外来のように，手術しないといけないようなすごい疾患が来ることは，一般外来では少なく，忙しい救急外来で，頭部 CT を手当たり次第にオーダーしていると，ネガティブスタディばかりで，放射線技師さんからは嫌われるし，自分で考えることもできないヤブだと思われてしまう．

CTは選択的に撮る

面白いことに頭部 CT を撮りまくる病院に比べて，選択的に頭部 CT を撮る病院のほうが，重要な頭部外傷を見逃す率が低いというカナダのスタディがある．1990 年代には，何でもかんでも頭部 CT を撮ったほうがいいというスタディが出たが，最近は選択的にアプローチするほうがいいといわれている．また，頭部 CT 依存症にかかっていると，CT がないところでは頭部外傷は診察できない医者になってしまう．

CT のない診療所で働いている時に，頭部外傷患者を CT のある遠い病院に紹介すべきか，一晩様子を見るべきかの判断は，実は身につけておきたい，すごく大事な臨床能力だ．

一方，軽い脳震盪という場合，出血がなくて良かったね…とただ帰宅させるだけではいただけない．学生さんにとってはスポーツは勉強に次いで（？）重要なことであり，いつ運動を再開していいかのアドバイスは，ぜひできるようになっておきたい．いい加減に，「頭部 CT が大丈夫だから，しばらく安静にすれば，もう運動してもいいよ．まぁ，明日ならいいよ」なんて無責任なアドバイスをしては御法度だ．

「タンコブがあれば大丈夫」って，ホント？！

症例1：

　1歳5カ月，男児．洗濯をしていた時，母親が患児を洗濯機に乗せたところ，ちょっと目を離した隙に，患児が落ちてしまった．

　下はコンクリートで，患児の頭には大きいタンコブができてしまった．受傷からすぐに，救急外来に患児をつれて母親が血相を変えて来院した．姑さんは「タンコブができたら大丈夫」なんていってたらしいが，男児はすぐに泣き，嘔吐はなし，意識消失なし．

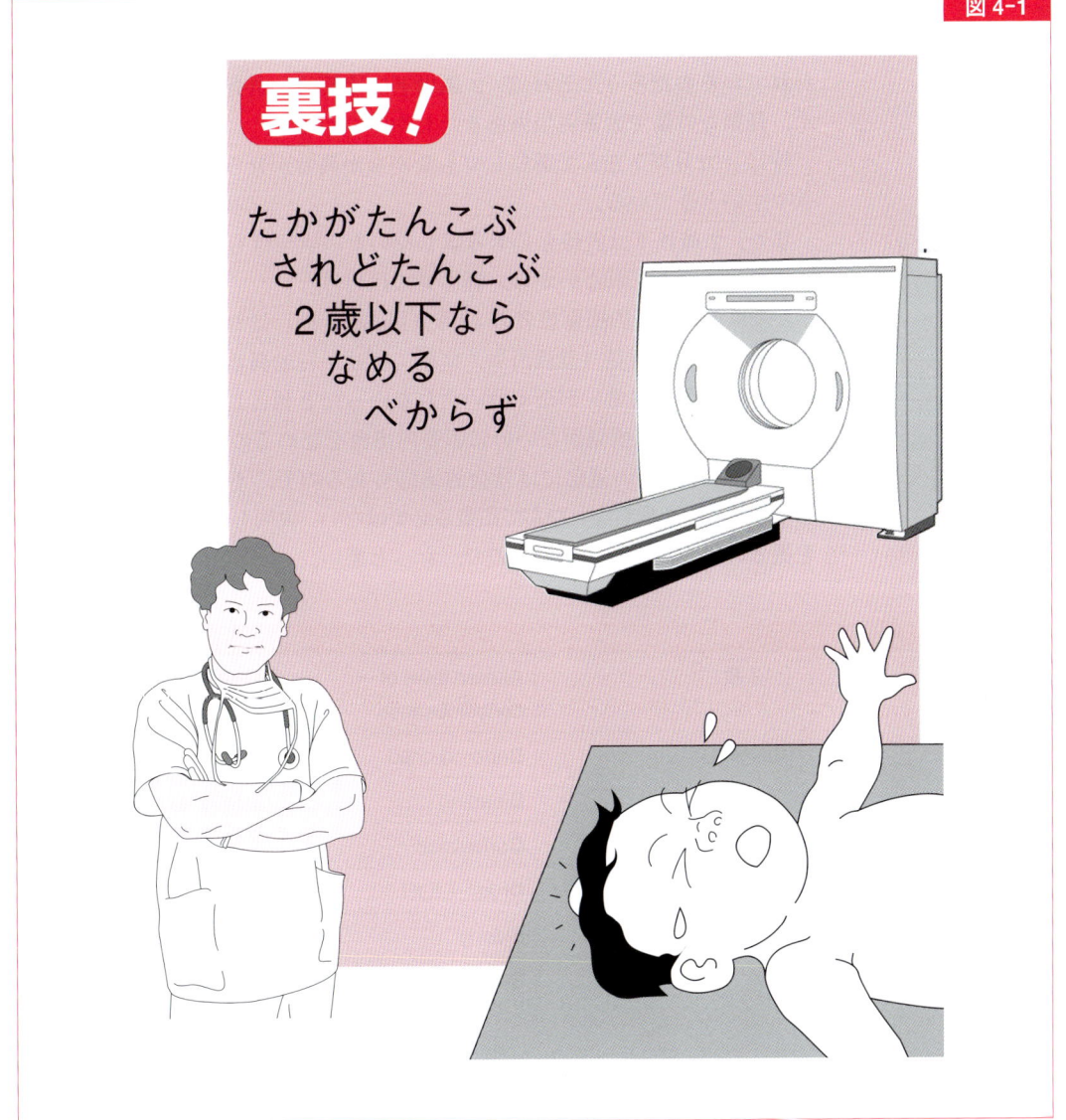

図 4-1

「タンコブができたら大丈夫」は，迷信

　一般に「タンコブがあれば大丈夫」なんてことは，迷信以外の何ものでもない．さて頭部外傷のリスクガイドラインによると，2歳以下は中等度リスクとなり，CTを考慮するということになる．頭部CTの適応を表4-1（「TRAUMA ABCDEs」と覚える）に示す．

　しかし，実際に何でもやってくる時間外診療では，比較的それなりの重症患者が選択されている脳外科外来とは訳が違う．つまりすごく軽い患者も大勢やってきてCTがnegative studyになることははるかに多い．乳幼児はなかなかわからないから，「悪くなったらすぐ来てください」なんていう無責任なアドバイスをして帰宅させるのはいただけない．

2歳以下は高リスク

　だって乳幼児は訴えが少ないだけに，悪くなってからではすでにかなり症状が進行していることが予想できるからだ．実は，Palchakらのスタディでは，2歳以下のタンコブ（皮下血腫）はリスクが高いものとされ，頭部CTが推奨されている．どうして2歳以下は，他の年齢の小児と違い，特別に扱われているのだろう．それは，2歳以下は比較的，頭蓋骨骨折を起こしやすく，軽微な外傷で頭蓋内損傷をきたしやすいからだ．

　特に3カ月以下なんて診察してもなかなか異常が分からない上に，外傷が起きやすいときている．

　また，2歳以下は虐待も必ず考慮しないと，次回はもっとひどい目にあって来院するかもしれないから，軽く見てはいけない．

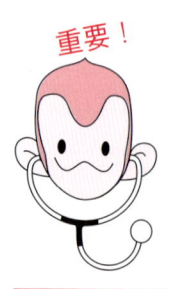

　2歳以下の頭蓋内損傷患者の48％（14/30症例）において，脳損傷の手がかりとなる臨床所見（意識消失，痙攣，嘔吐，行動異常，大泉門膨瘤，意識低下，神経学的異常）が全く認められなかったと報告しているものもある．2歳以下では臨床所見がないのに頭蓋内出血を認めるのは，4～48％もある．

　もちろん，CTの適応には社会的適応もあるので，不安の強い親とけんかしてまでCTを撮らないなんて頑張る必要はない．説明もしないで自動的にCTを撮るのは，見逃しが増えるので，もっと悪い．

表4-1　CT撮影を考慮する場合の覚え方「TRAUMA ABCDEs」			
Toddler	（<2歳）	**A**ltered level of consciousness	意識障害（GCS<15），意識消失
Repeated vomiting	頻回嘔吐	**B**attered child	小児虐待
		Bleeding	出血傾向（ワーファリン）
Accelerated headache	増強する頭痛	**C**onvulsion	外傷後痙攣
Unknown mechanism	受傷機転不明	**D**rug，EtOH	中毒，アルコール
Multiple trauma	多発外傷	**E**lderly	高齢者
Amnesiaultiple trauma	健忘	**S**kull fx	頭蓋骨骨折，頭蓋底骨折（疑），陥没骨折（疑）

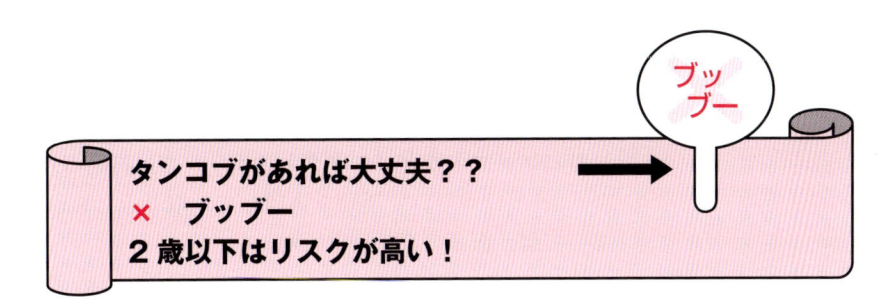

> タンコブがあれば大丈夫？？
> ×　ブッブー
> 2歳以下はリスクが高い！

ヘルメットはうまくはずせ！

症例2：
18歳，男子学生．アメリカンフットボールの練習試合中，相手と頭から衝突して失神した．ちょうどグラウンドが病院の近くだったため，ヘルメット着用のままチームメイトに担がれてERへ搬送されてきた．来院時，まだ意識はぼうっとしていた．研修医が，患者の首に注意しながら，ヘルメットを取ろうとするもなかなか抜けない…．

ヘルメットは，はずしたことのない者にとってはなかなか厄介なものである．多くの場合，救急隊が現場ではずしてくれるが，ヘルメット着用のまま来院された日にゃ，大慌て…？ 実はちょっとしたコツでヘルメットは簡単にはずせる．ヘルメットは顎のベルトを切った後，ヘルメットの顎の部分を持って横に引っ張りながら，ヘルメットを抜けばいい．

この際，患者の鼻が引っかからないように注意する必要がある．この操作中には必ず助手に患者の首を保護してもらい，首をグリグリ動かさないように注意しなければならない．

学生はしばらくぽおっとしていたが，受傷約20分後に意識がしっかりしてきた．頭部CTでは異常がなかった．本人は，「もう大丈夫です．3日後に迫った試合にはぜひ出たい」という．さぁ，どうアドバイスする？

脳震盪のガイドライン

この学生さんは，20分も意識が悪かったのに，「CTは大丈夫．脳震盪だから心配ありません」なんてすぐ運動を再開させてはダメ．脳震盪を馬鹿にしてはいけない．最も急性期には，意識消失5分以内なら，少なくとも6～12時間経過観察を要し，意識消失が5分以上なら，または長い逆行性健忘があったなら，最低24時間経過観察を要する．ま，実際は責任を持って経過をみられる家族がいて，家が病院の近くなら，帰宅して経過をみることもありうる．

24時間経過が良好だからといって，さて運動可能かどうかは安易に考えてはいけない．原因はよく分かっていないが，postconcussive malignant edema

または second impact syndrome というものがある．脳震盪後，もう一度軽微な頭部外傷で，悪性脳浮腫に至り，致死的な結果になってしまうなんていう恐ろしい病態だ．

　特にアメフトなどコンタクトスポーツでは再度の外傷を起こす可能性もあり，2～3日ぐらいで運動を再開して，取り返しのつかないことになってしまっては，医師の責任は重大だ．

　実は，1997年に American Academy of Neurology から脳震盪のガイドラインがでているので参考にするといい（表4-2）．コピーして診察室の机にでも貼っておけばいい．この表をカンニングして，しっかりしたアドバイスができるようになるべし．

　この学生さんの場合は意識消失があり，なおかつ意識が正常に戻るまで約20分もかかっているので，2週間運動を再開してはいけない．学生さんが，試合間近で焦る気持ちは分かるが，ここはしっかりと正確な情報を与えることは重要だ．

　脳震盪の別の合併症として，脳震盪後症候群というものがある．軽症頭部外傷患者が，集中力欠如や頭痛，めまい，ふらつきなど様々な症状を呈するもので，約30%は3カ月も続く．女性で55歳以上，健忘が長かった者が脳震盪後症候群になりやすい．

　また，若年者に多いが，Traumatic Spreading Depression という病態がある．軽度の頭部打撲で，直後の意識障害がないのに，5分～6時間（平均2時間）遅れて，症状（痙攣，頭痛，嘔気・嘔吐，眠気，蒼白，情動不安定など）が発症する．

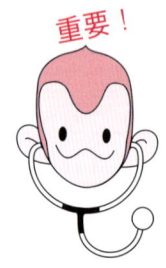

重要！

ヘルメットのはずし方を知ろう
- ✕ 無理矢理引っ張る
- ○ 横に引っ張りながら，スルリとはずす

表4-2　脳震盪後の運動再開ガイドライン		
Grade 1	一過性の錯乱，意識消失なし，持続<15分	Grade 1 が1回のみ→同日に運動再開可
		Grade 1 が複数回の場合は，1週間休むこと
Grade 2	一過性の混乱，意識消失なし，持続≧15分	Grade 2 が1回のみ→1週間
		Grade 2 が複数回の場合は，2週間
Grade 3	意識消失あり，持続時間に関係なし（数秒～数分）	数秒の意識消失→1週間
		数分の意識消失→2週間
		Grade 3 が2回あれば，少なくとも1カ月 CT/MRI で異常があれば，そのシーズンは運動禁止

4 脳震盪がやってきた

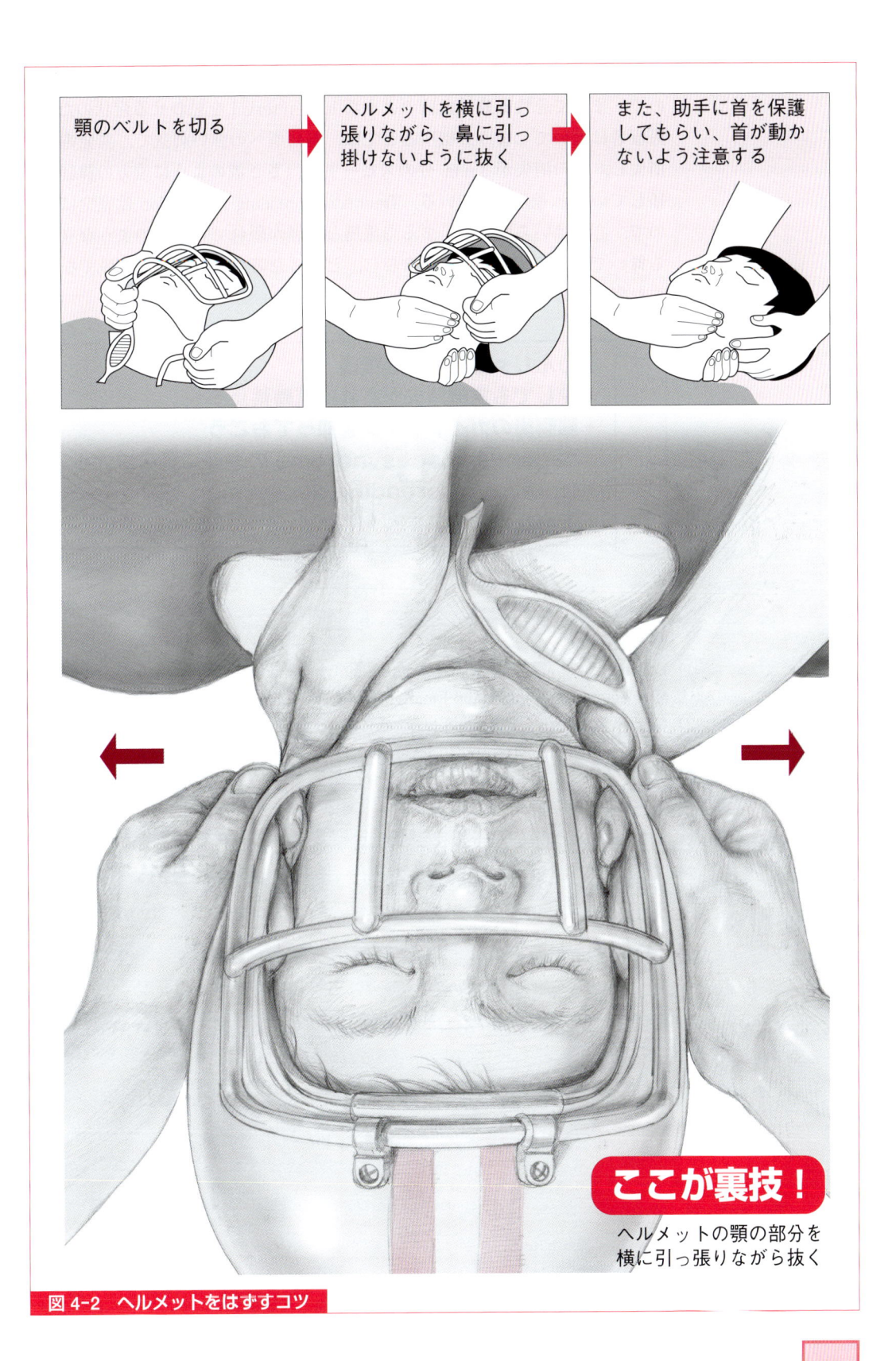

顎のベルトを切る → ヘルメットを横に引っ張りながら、鼻に引っ掛けないように抜く → また、助手に首を保護してもらい、首が動かないよう注意する

ここが裏技！
ヘルメットの顎の部分を横に引っ張りながら抜く

図 4-2　ヘルメットをはずすコツ

意識に異常がないので，脳震盪にも当てはまらないが，後で起こってくるので，まるで急性硬膜外血腫のような lucid interval を思わせる症状のため，医療者は驚いてしまう．機序としては，脳局所への強い刺激で，誘発電位が消失し，その消失が 3 mm/分のスピードで，さざ波のように遠方の神経に伝播していくと考えられている．Traumatic Spreading Depression は完全に治るので，心配はいらないが，まるで重篤な病態が隠れていたかのような立ち振る舞いであり，頭部 CT で異常なし，となった時に知っておくと慌てなくてすむ病態なので知っておきたい．

> **なめんじゃねえよ　脳震盪**
> - 少しでも意識消失があれば運動禁止！
> - 脳震盪のガイドラインを知っておこう
> - second impact syndrome の逆襲に気をつけろ
> - traumatic spreading depression を知っておくと安心だね

参考文献
1) Palchak MJ, et al：A decision rule for identifying children at low risk for brain injuries after blunt head trauma. Ann Emerg Med 42：492-506, 2003.
2) Quality Standards Subcommittee, American Academy of Neurology：The management of concussion in sports〔practice parameter〕. Neurology 48：581-585, 1997.

コラム(2) 職場を明るくする裏技3ヶ条 笑顔，忍耐，褒める

その1) 笑顔

　笑顔は心を和ませる．勿論緊迫した場面では真顔に戻ればいいが，通常はなるべく笑顔ですごそう．むっつりしていたのでは話しかけにくくていけない．相手に合わせて微笑み方を変えることが出来れば上級者．下ネタはNG．さわやかな笑顔がベスト．患者さんへもまずは笑顔．

　相手の目を見つめて笑顔を作るのが恥ずかしければ，相手の鼻を見ればいい．鼻を見続けるだけでじっと見られている気になるものだ．

　眉をあげて，両側の口角をあげるように鏡を見て練習しよう．自ずと「サンキュー」「ありがとう」という言葉も出てくるようになる．どんな美人・美男でも人は慣れてしまうもの．でも笑顔はいつ見ても気持ちがいいものだ．

その2) 忍耐・・・怒らない

　「患者さんのため」と言って本当は「自分のために」怒っている人の方が多い．相手のために怒っているのか，自分のために怒っているのか，深呼吸して一度見直したほうがいい．怒る，つまり叱りとは，相手の行動変容を伴って初めて成功なのである．怒りつけて，相手が萎縮してしまうだけでは，今後相手があなたを避けるだけで，行動変容に結びつくとは考えにくい．あくまでも今後の行動変容を起こすためには，相手のまずかった行動に着目して，行為そのものをどうしたらよくなるかを指摘するように叱る．また，同じ様なミスをしないようにどうしたらいいかを相手の口から言わせるといい．それは自分自身の契約であり，自ら行動変容を約束してもらうのだ．

　同僚や看護師が大きなミス（勿論医療ミスではない程度のミス）をした場合，本人が反省しているときに追い討ちをかけるような怒り方をしてはいけない．本当に落ち込んで反省しているときには，ぐっとこらえてあえて怒る事はしないのが肝心．人を育ててこそいいチームが出来る．

　怒りが原動力になるチームなどでは，ピリピリしていい職場環境は決して出来ない．行動改善計画と呼べる叱り方ができるように，普段からいい人間関係を作っておかないと有効な叱りは生まれない．瞬間湯沸かし器のように怒ってばかりいるのはいただけない．人，チームを育てるには忍耐が肝要だ．

その3) 褒める

　なるべくチームのメンバーを褒める．セクハラにつながらないように，外見や容姿ではなく，仕事の内容，仕事における行動を褒めるようにする．1日1個褒めるように注意して観察すれば，より意識してメンバーの動きが見えるようになってくる．ブタもおだてれば木に登るんだから，チームも褒めれば，スーパーサイヤ人（？）になってしまうかも・・・コミュニケーションが円滑に行くためには「褒める」がキーワードだ．お互いに褒めあうのは明るい職場を作る必須条件かも・・・

recipes 5
しゃっくりを止める裏技
― 「しょぉ～もない」 というなかれ！

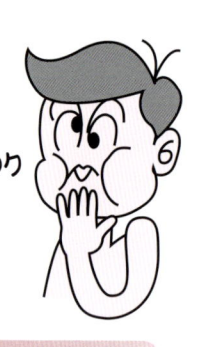

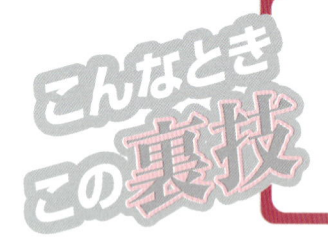

こんなときこの裏技
- しゃっくりの病因を探る
- しゃっくりの非薬物療法を探る
- しゃっくりの薬物療法を探る

夜間救急外来にしゃっくりが止まらないと70歳代男性患者がやってきた．

息を止めたり，コップを逆さまに水を飲んだり，お孫さんに驚かしてもらったりしたが，しゃっくりが止まらなかった．

「わしゃ，戦争にも行っとるし，ちょっとやそっとのことじゃあ驚かん！　でもしゃっくりが3日続くと死ぬっていうでなあ」と真剣な眼差しで話していた．

ただしゃっくりが始まったのは，夕方で，せいぜい4～5時間持続しているだけのようだった．さて，あなたならどうする？

しゃっくりが数時間続いたところで，死ぬわけではなく，緊急性が高いかどうかというと，低いといわざるを得ないだろう．しかし，当の本人にしてみれば，どうにもこうにも気分の悪いものである．「しょぉ～もない」といわずに，しゃっくりの止め方のレパートリーを増やしておくのも，救急総合診療の場では必要かも…．

しゃっくりとは…病因を探る

しゃっくりがどうして起こるかなんて，実際にはよく分かっていないらしい．しゃっくりなんて，ほとんど短時間で勝手に治まってしまうものである．

しかし，48時間以上持続，または頻回に再発する場合は，器質的疾患を有する場合があり，まじめに検索しないといけない（表5-1）．

器質的疾患を除外できれば，精神的または特発性ということになる．そもそもしゃっくりとは横隔膜の痙攣であり，医学的にはmyoclonusの一種．急激な吸気と同時に声門が閉じる運動のことである．

hiccup

英語ではhiccup（「ヒッカッ（プ）」）というが，これはしゃっくりを擬音化した単語であり，昔の英語ではhicough（「ヒッコ」，「ヒ咳」）といったらしい．なんとなく「ヒック」という日本語の擬音にそっくりで面白い．

5 しゃっくりを止める裏技

表5-1 しゃっくりの原因疾患

病態		原因疾患
中枢神経		脳腫瘍，脳血管障害，髄膜炎，脳炎，てんかん，多発性硬化症，外傷
末梢神経 (横隔膜への 直接刺激も含む)		迷走神経・横隔神経の刺激→縦隔を含む胸部疾患，横隔膜疾患，消化管疾患
	頸部疾患	腫瘍，囊胞，炎症，頸部過伸展など
	胸部疾患	心筋梗塞，肺炎，気管支喘息，帯状疱疹，肺癌，心膜炎，大動脈瘤，胸部手術など
	横隔膜疾患	腫瘍，炎症（横隔膜下膿瘍），横隔膜ヘルニアなど
	消化管疾患 (食道・胃)	早食いをして食事を食道に詰まらせた時，炎症，腫瘍（食道癌，胃癌，膵癌，肝癌など），腹部手術，内視鏡など
全身疾患	代謝性	敗血症，尿毒症，糖尿病性昏睡，電解質異常（低 Na 血症，低 Ca 血症）など
	薬剤性	ベンゾジアゼピン，アルコール，バルビタール，ステロイド，メチルドパなど
その他		精神科疾患（ヒステリー），特発性

singultus
吃逆

医学用語では singultus，つまり吃逆(きつぎゃく)ともったいぶったいい方になる．これはラテン語の singult に由来し，元来，すすり泣きの際の息継ぎを意味した．たしかにそんな雰囲気はある．本当かなぁと思って，思わずすすり泣くまねをしながら息継ぎをしたそこのあなた，ほら，どうですか？ きっとこれを読みながら，やってみる人って多いんだろうなぁ．

食道に食べ物をつまらせてもしゃっくりは起こる．弁当の早食いで，お茶も飲まずにかっこむと，喉が詰まってしまい，ついお茶に手を出すときにしゃっくりがでてつらい…，なんて経験をした人は多いはず….

しゃっくりは，中枢から横隔膜に至るまでの神経経路のどこかを刺激する病態があれば発生する．代謝性疾患が原因のこともあるので，全身性疾患も見逃さないようにしたい．神経の求心路として，横隔神経，迷走神経，T6〜12 の交感神経幹が関与し，しゃっくり中枢は上位頸髄 C3〜5 に存在すると考えられている．遠心路としてはおもに横隔神経であるが，声帯や呼吸補助筋の関与もある．両側の横隔神経を切断してもしゃっくりが続いたという報告もあり，この経路も完全に特定できたものではない（図 5-1）．

詳細な病歴聴取や身体診察が重要なのはいうまでもない．同様なエピソードはあったか，前回は何をしたら止まったか，既往歴，手術歴，内服薬，アルコールなどを聞く．ステロイドがしゃっくりを誘発するという報告もある．

器質的しゃっくり

寝ているときのしゃっくりは器質的しゃっくりの可能性が高い．胸部 X 線，血液検査，胃カメラ，頭部・頸部・胸部 CT などを駆使して，どの経路に異常があるかを検索する．バイタルサインに異常のある場合は，単にしゃっくりを止めればいいなんてものではないので要注意．難治性しゃっくりの発

図5-1 しゃっくりのメカニズム

― 求心路
― 遠心路
― 抑制系

中枢神経疾患
脳血管障害、脳腫瘍
てんかん
代謝疾患
アルコール、尿毒症

GABA

● 孤束核
● 網様体

舌咽神経

舌咽神経

鼻咽頭

舌

声門

気管

食道

甲状腺、頸部疾患
帯状疱疹

胸部疾患
肺癌、食道癌
肺炎、心筋疾患
喘息

横隔神経

声門閉鎖

腹部疾患
横隔膜下膿瘍
胃癌、手術

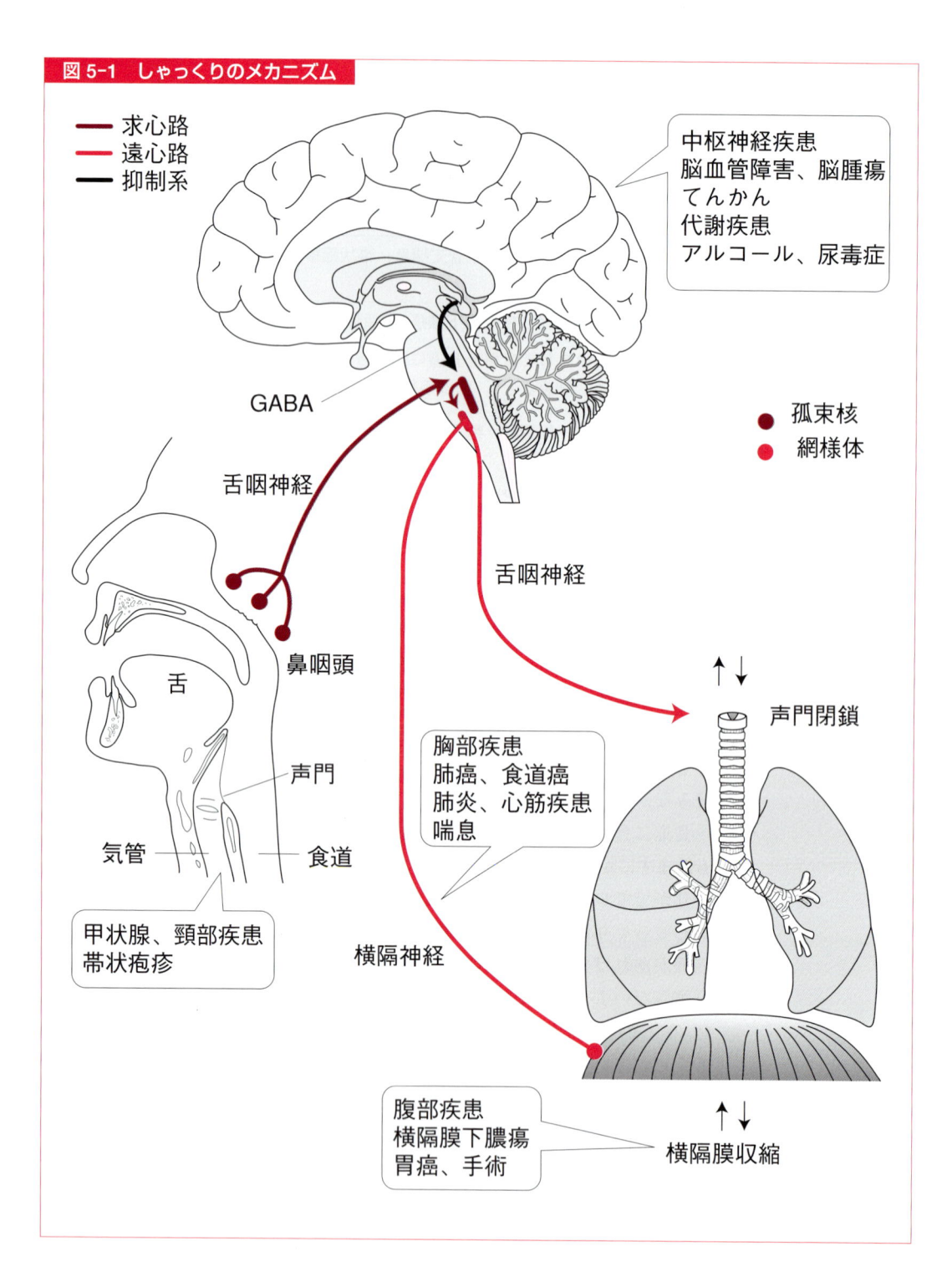

横隔膜収縮

熱患者が，実は胃の術後の横隔膜下膿瘍であったなんていう症例もある．
多くのしゃっくりは良性で自然に止まってしまうが，治療には非薬物療法，薬物療法がある．

しゃっくりの止め方： その① 非薬物療法

　非薬物療法としては，呼吸を中断または刺激，口蓋垂や鼻咽頭を刺激，迷走神経や横隔膜を刺激，横隔神経を抑制，胃拡張の解除，つぼ刺激などがある（表5-2）．アカデミックではないが，民間療法として，上唇にピーナッツバターを塗って，舌で少しずつ舐める，「豆腐は何からできている？」「大豆，豆腐屋さんの愛情」などと虚をつく質問に答えると止まるなどなど，ユニークなしゃっくりの止め方が，http://www.netlaputa.ne.jp/~tokyo3/にアクセスすると見られる．

経鼻胃管挿入法

　患者の鼻から，キシロカインゼリーを塗った経鼻胃管（18 Frぐらいの太さの胃リンプチューブ）を挿入していく．顔面に対して垂直に胃管を挿入していくのが基本だが，入り口1 cmほどだけ少し上に向いているので，研修医がそのまま上に向かって挿入してしまい，うまく入らないことがある（図5-2）．
　コツは最初から鼻を上に向けて押さえて，「豚鼻」を作ってしまえば，胃管はそのまま垂直に挿入できて簡単になる．決して，患者の鼻を「豚鼻」にした際に笑ってはいけない！　胃管が胃まで達したら，胃内容を吸引し，胃拡張を解除しておく（図5-3）．
　そして経鼻胃管を「一気に引き抜くっ！」…と，あぁ～ら不思議，たいて

表5-2　しゃっくりの非薬物療法（●はお勧め）

呼吸を止める	息をこらえる
鼻咽頭の刺激	●舌をガーゼでつまみ30秒ほど牽引する ●経鼻胃管法（→解説は本文） 鼻の穴をティッシュで刺激し，くしゃみをさせる コップの反対側から水を飲む 鼻から水を飲む 乾燥したグラニュー糖をスプーン1杯分飲み込む
迷走神経刺激	●バルサルバ法：術者が患者の腹部を圧迫しつつ，患者は息ごらえしながら術者の手を腹筋で押し返そうといきむ（腹部大動脈瘤患者には禁忌） 急に驚かす：あまりお勧めでない（患者vs医療者関係が悪化するかも） 氷水に顔をつける（虚血性心疾患患者には禁忌） 頸動脈洞マッサージ
横隔膜刺激	前屈して胸部を圧迫，心窩部を冷却，膝を胸につける
胃拡張の解除	嘔吐をさせる．または胃管で胃内容を排除する
その他	つぼマッサージ，行動療法

いのしゃっくりはこれで止まります（図 5-4）．お試しあれ．これは胃拡張を解除した後，鼻咽頭を刺激するという方法で，経鼻胃管挿入が不慣れな研修医が，ニョゴニョゴ鼻咽頭を十分刺激しながら行うと，もっと効果があるかも…（エビデンスはない！）．

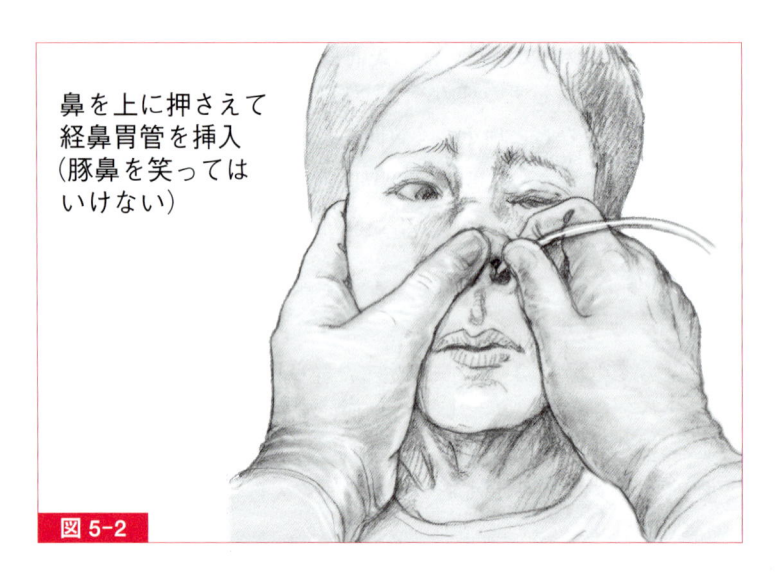

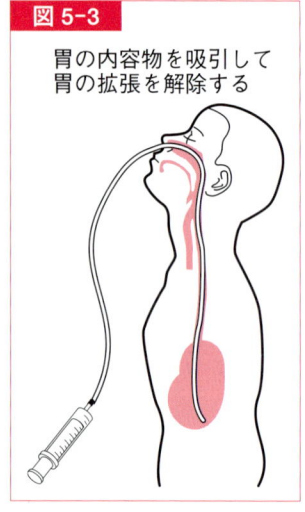

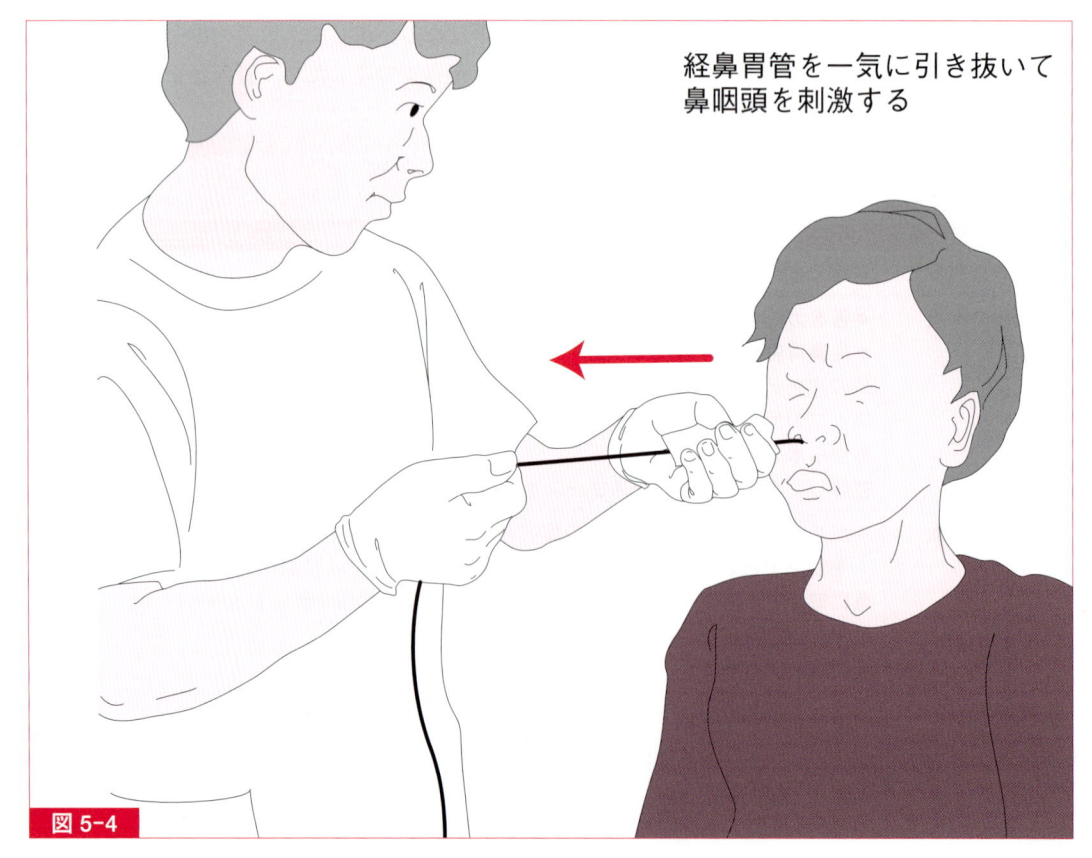

図 5-2 鼻を上に押さえて経鼻胃管を挿入（豚鼻を笑ってはいけない）

図 5-3 胃の内容物を吸引して胃の拡張を解除する

図 5-4 経鼻胃管を一気に引き抜いて鼻咽頭を刺激する

しゃっくりの止め方： その② 薬物療法

しゃっくりに効くとされている薬物を表 5-3 に示す．非薬物療法が無効の難治性しゃっくりに対して，文献上は**クロルプロマジン注射が第 1 選択となる**．たった 50 人のスタディであるが，81％に有効で，FDA が唯一難治性しゃっくりに適応を認めている薬剤である．

第 2 選択はメトクロプラミド．その他，バルプロ酸，ニフェジピン，筋弛緩薬のバクロフェンも少数のスタディながらそれぞれ有効との報告がある．

注意すべきは，ベンゾジアゼピン系薬剤は禁忌であること．むしろしゃっくりを誘発してしまう！　**間違ってもジアゼパムを注射してはいけない**．

薬物療法でも無効な場合，横隔神経の電気刺激や横隔神経ブロックなどという荒業もあるが，必ずしもそれでも有効であるという保証はない．

クロルプロマジン

クロルプロマジンを 25〜50 mg を点滴するか筋注すると効く．アメリカ仕様では 1 日 4 回なんて記載があるけど，個人的にはそこまで頑固に使わなく

表 5-3　しゃっくりの薬物療法

薬物	用法	その他
● クロルプロマジン（コントミン®，ウインタミン®）	25〜50 mg 点滴静注または筋注（1 日 4 回まで可）経口なら 1 日 30〜100 mg を分服	有効率 81％，FDA も承認
● メトクロプラミド（プリンペラン®）	10 mg 静注または筋注　有効なら経口で 10〜20 mg ずつ 1 日 4 回，10 日間投与	しゃっくり中枢抑制　胃内容物排出促進作用
ニフェジピン（アダラート®）	10〜20mg 1 日 3〜4 回	血圧低下に注意
バルプロ酸（デパケン®）	1 日 15 mg/kg	抗痙攣薬
ハロペリドール（セレネース®）	2〜5 mg 筋注滴	抗精神病薬
● 柿の蔕（ヘタ）	生薬：へた 5〜10 g（約 10 個）に水 300 ml を加え半分まで煎じて服用	
漢方薬　芍薬甘草湯，半夏瀉心湯，半夏厚朴湯，橘皮竹茹湯，呉茱萸湯，● 柿蔕湯	2.5 g 経口 1 日 3 回	芍薬甘草湯は証に関係なく使用できる．やはり柿のヘタの柿蔕湯が一番人気？
その他：　アトロピン　リドカイン　抗痙攣剤：カルバマゼピン，フェニトイン　三環系抗うつ薬	効果は不定　1 mg iv　1 mg/kg iv 続いて 2 mg/分持続点滴	

知る人ぞ知る，われらが「柿のヘタ！」

ても効果があると思う．

　これは実地臨床家には非常に人気が高い漢方薬．どうして柿のヘタ（柿蒂）がしゃっくりに効くのは分からない．漢方なので即効性は期待できないが，本当に結構効くから面白い．きっとクロルプロマジンなんかより，実地医家には柿のヘタのほうが人気ナンバー1ではないだろうか．

止めるぞシャックリ！
- 経鼻胃管引っこ抜き！
- 柿のヘタ！

参考文献

1) Friedman, NL, et al：Hiccups：A treatment review. Pharmacotherapy **16**：986, 1996.
2) Kolodzik, PW, et al：Hiccups（Singultus）：review and approach to management. Ann Emerg Med **20**：565, 1991.
3) Viera AJ, et al：Remedies for prolonged hiccups. Am Fam Physician **63**：1684-1686, 2001.

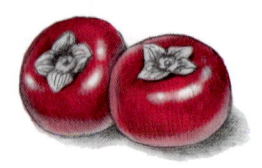

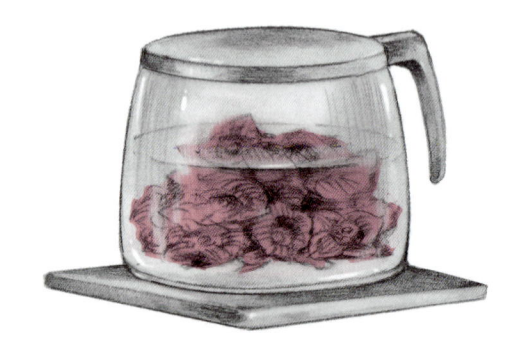

コラム(3) 風邪(?)診察の裏技

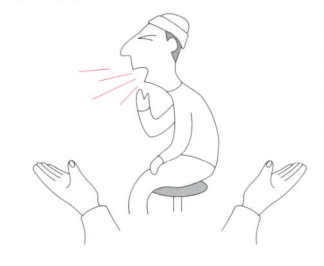

1) 胸部聴診の裏技

　新型インフルエンザが世間を騒がせ，発熱外来に患者を集中させ病院機能がハチャメチャになるのを見るにつけ，感染症はもう水際では押さえきれないくらい人の行き来が激しい世の中になったものと思い知らされる．さて，通常の風邪であってもインフルエンザであっても，医療者は簡単に患者さんからウイルスをもらうわけには行かない．

　サージカルマスク，手袋，手洗いは感染予防の基本の基本だ．

　ここで裏技．しょうもないというなかれ．患者さんの胸部診察の際には，決して正面から診察してはいけない．咳が医療者の顔面に飛んでくるからだ．そこで患者さんに『右向け右』，または『左』に向いてもらって，側面からアプローチして聴診する．そのままの体制で前胸部と背部の聴診もできてしまうだけでなく，患者が咳き込んでも決して自分の顔には当たらないのだ．これってちょっと便利！？

2) 咽頭診察・・・溶連菌感染を探す裏技

　「アー」と言ってもらうよりも，息を吸ってもらう方が軟口蓋が持ち上がって見やすいことがある．ここで気をつけたいのが，Centor criteria．溶連菌感染を疑う所見としてチェック項目．①扁桃の exudate（浸出液，白苔），②高熱，③前頸部リンパ節有痛性腫脹，④咳嗽なし・・・4つあれば溶連菌感染を疑うものとして治療を行う．この扁桃腺の exudate が強調され，喉に白苔がついていれば溶連菌を疑う風潮がある．しかしながらむしろベッタリときれいな白苔の場合は，EB ウイルスやアデノウイルスなんてことも多い．溶連菌は喉に巣食う悪い細菌であり，喉の腫れ具合も尋常じゃない．むしろ白苔と言うより，真っ赤に燃えるような赤になっている事の方が重要だ．白苔もまばらに出ることも多く，その下にある扁桃は真っ赤になっている．その上，軟口蓋まで発赤腫脹が広がり，軟口蓋まで赤くなっていたら，無茶苦茶溶連菌感染が疑わしいことになる．ここに濾胞ができることもある．

　溶連菌感染を探すのであれば，白苔も重要だが，それよりも燃えるような赤い扁桃，および軟口蓋に着目するのが大事だ．

recipes 6

鼻耳の異物救出大作戦
―母の愛情は強い！？

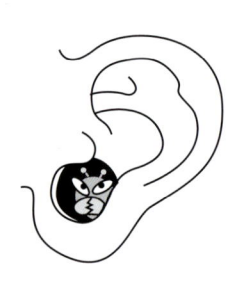

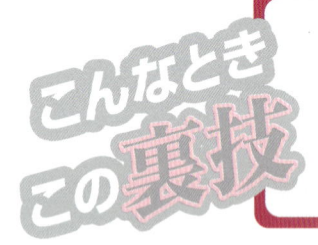

こんなときこの裏技

- 鼻の異物除去の道具を工夫する
- 耳の中の虫を除去する
- その他，逆発想の裏技を考える

　救急外来では時々，鼻にいろんなものを入れて患者さんがやってくる．人間，穴があれば何か入れたくなってしまうようである．多くは幼児であるが，低学年の子供であったり，精神遅滞の成人であったりする．ビーズ，パチンコ玉，紙，BB弾，ピーナッツなど豆類，アメ玉，おもちゃのパーツなどなど．多くの異物は，下鼻甲介の下または中鼻甲介の前にある（図6-1）．

　鼻に異物を入れたという病歴がない場合もあり，片側の膿性鼻汁が続く場合は，鼻の異物を疑ってかかる必要がある．単純に抗生剤だけを間歇的に処方しているのでは能がない．

　以前チョコポッキーを鼻に入れてきた患児がいたが，鼻鏡で覗いて鉗子でウンショととってみたら，あぁ〜ら不思議．出てきたのはプレーンポッキーでした．あのお子様，しばらく鼻の中がチョコレートくさかっただろうなぁ…なんて心配したものだ．

　鼻の異物なんていうと，なんとなくほのぼのした雰囲気のある救急ではあるが，本人にしてみれば気持ちが悪い．何はともあれ，鼻の詰め物は何としてもとらなければならない．今回は，意外に簡単に取れる裏技を紹介する．

究極の愛情裏技：マジックキス

　鼻の異物を除去するとなると，まず明るい環境を提供することが大事．明るいライトを適切な位置から照らすことができなければ，なかなか奥のものは見えない．あくまでも直視下で見えてこそ，鉗子などが使えるのであって，見えない場合に物を突っ込むと，異物をよけい奥にやりかねないので無理をしてはいけない．あるスタディではERにおける鼻の異物救出率は90％という．反対に言えば，10％はやはりENT（Ear-Nose Throat 耳鼻咽喉科）医師にお任せしなければならない．

　教科書的には，まず血管収縮薬や局所麻酔を散布してから，直視下に異物

6 鼻耳の異物救出大作戦

図 6-1

ほとんど異物は中鼻甲介の前か下鼻甲介の下にある

中鼻甲介
下鼻甲介

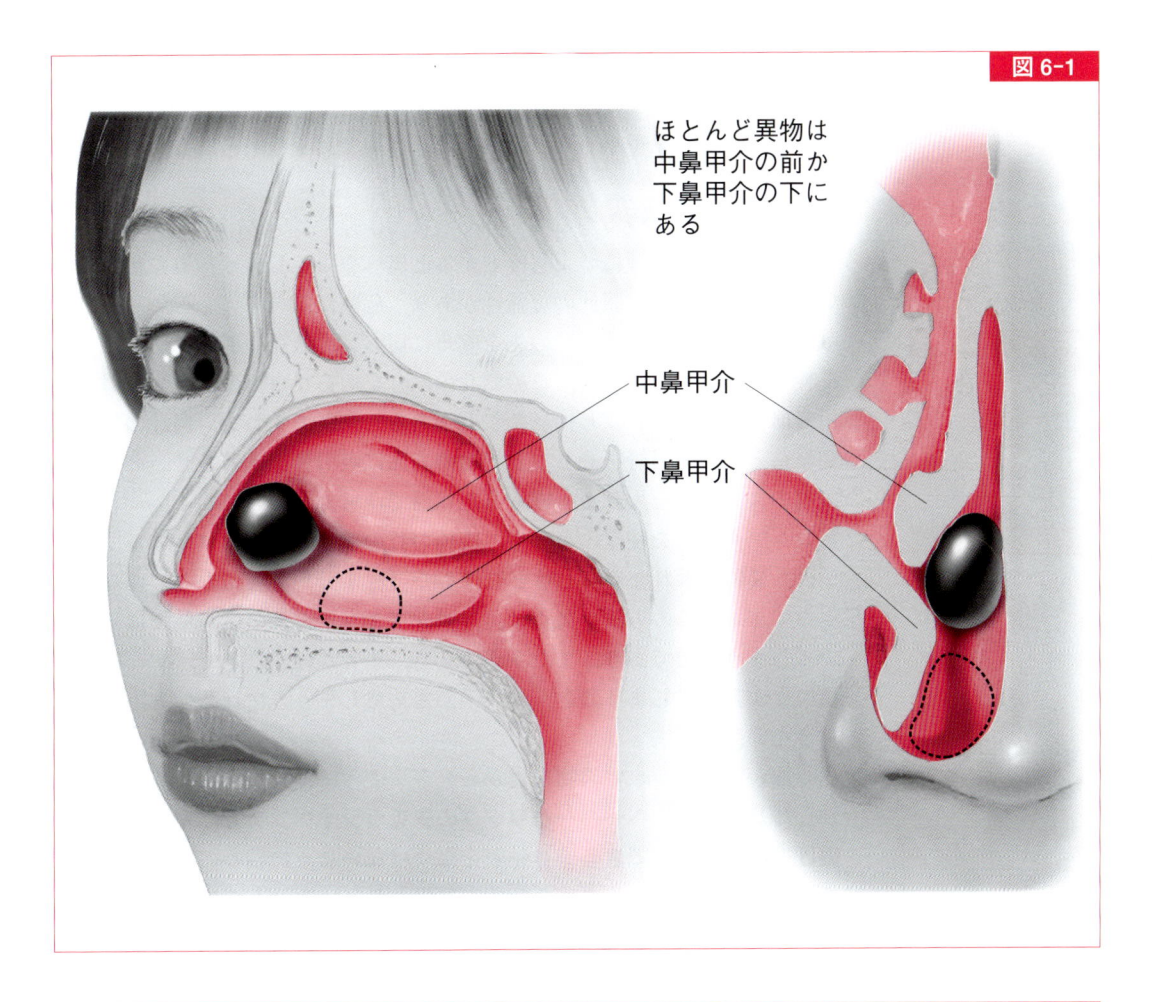

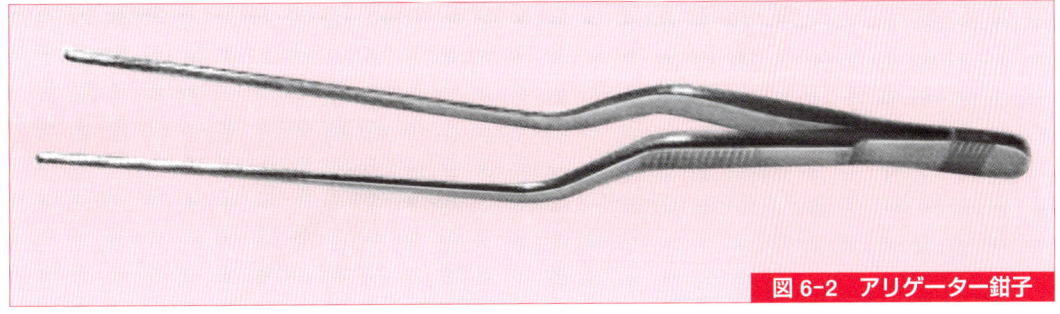

図 6-2　アリゲーター鉗子

を取る．少しすべりをよくしておくといい．鼻が充血していたり，痛みを伴う場合は，患者の協力は得にくい．もちろん，患者の協力がまったく得られず，容易に抑えることもできない場合は，無理せず耳鼻科にお願いする．紙や布のようにペラペラしたものは，アリゲーター鉗子でつまんでとればよい（図6-2）．

アリゲーター鉗子

生理食塩水注入　もろもろ崩れている異物の場合は，反対の鼻から大きい注射器で約 7 ml の生理食塩水を一気に流し込むと洗い流されてくる．この際注射器は健側鼻

を完全にふさがないといけない．バルーンがついているバルブ注射器があると便利だが，これはどこにもあるものではなく，水を誤飲する可能性がある．つかみやすそうな豆や小石などの場合は，鼻鏡で開きながら，鼻用鉗子でつまむ（図 6-3）．

さて厄介なのは，つるつるすべりそうな BB 弾やビーズ，パチンコ玉のようなもの．鉗子で無理につまもうとすると奥へやってしまう．奥に落とせばいいようなものだが，誤飲の可能性があり，危険だ．

吸引

①吸引をする場合は，吸引管の先を直角に切って，側孔の部分を切り落として使う．当たり前だけど，この側孔の部分を切らないで一生懸命吸引している研修医の姿をしばしば見たことがある．無駄ですねぇ．側孔の部分を切り落とした吸引管をそぉっと異物の表面に吸引管を密着させ，それから吸引のスイッチを入れる．密着した状態でゆっくり引いてくる．

アロンアルファ

②アロンアルファを使うのも一考．綿棒の竹の部分に少量アロンアルファをつけ，異物に触れながらじっとしばらく（約 1 分）待ってから，ゆっくり引いてくる．この方法の欠点は，アロンアルファが多いと鼻粘膜にくっついてしまうことであり，また手が震える，患者が動くことで，すぐに竹の棒の先が動いてしまうこと．結局手が震えてしまう人にはこの方法は推奨できない．

③先の曲がった probe で異物を奥から転がすように押し出す方法もある．特別な器具でなく，**ペーパークリップの先をラジオペンチでほんの少しだけ曲げて使うこともできる**．鼻粘膜を傷つけないように細心の注意を払う．あくまで probe が通るような隙間が確保されていないとこの方法は使えない（図 6-4）．

④少しお金はかかるが，カテーテルの先に風船の着いた Fogarty カテーテル（胆道手術のときに使用）を異物の横の隙間に通し，奥のほうで風船を膨らませ（約 1 ml），ゆっくり Fogarty を引いてくる方法もある．

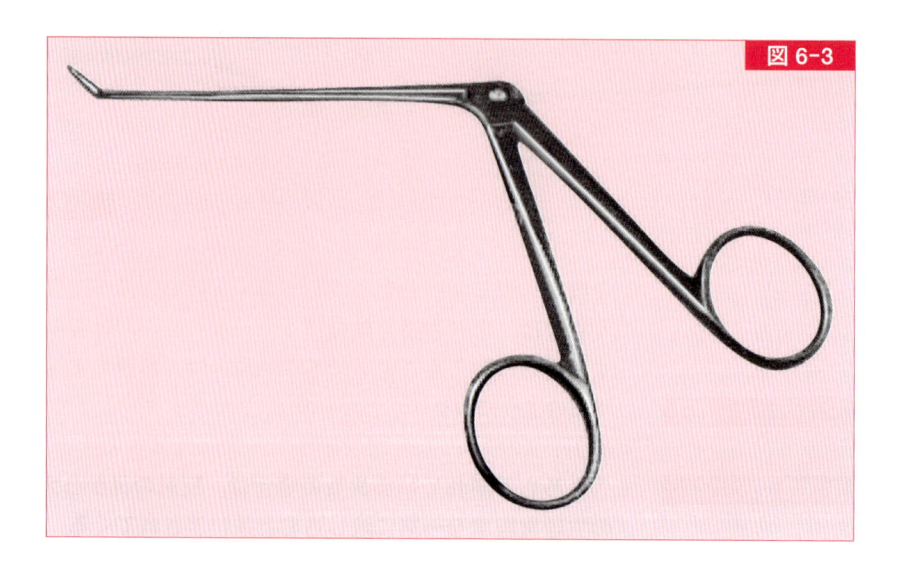

図 6-3

6 鼻耳の異物救出大作戦

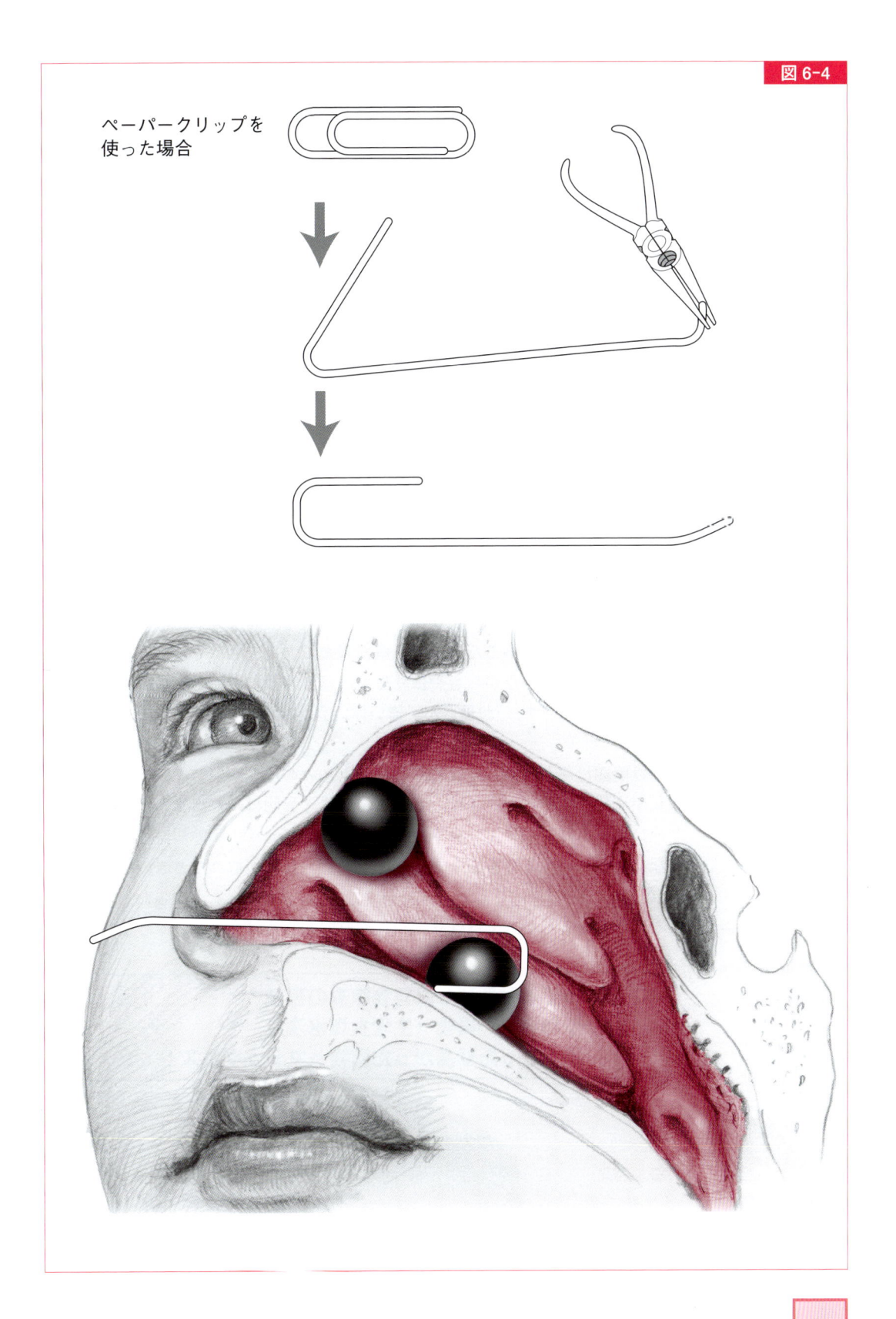

図 6-4

ペーパークリップを
使った場合

43

マジックキス

⑤**最も簡単で成功率の高い方法は…マジックキス！**お母さんの暖かい愛情で患児の鼻の異物をぱっと取ってみましょう．本来，自分で鼻をかめればそうそう鼻の異物を取るには困らない．多くの患児は自分で鼻をうまくかめないから救急室にきている．したがって，簡単にいえば，鼻をかむのと同じように，人工呼吸の要領で，異物を後ろから空気で押し出す方法が，マジックキスだ．患児を Trendelenburg 体位（頭を少し下げることで異物の誤飲を防ぐ）にし，母親に患児の詰まっていないほうの鼻の穴をふさいでもらう．この際，強く鼻を抑えて，詰まっているほうの鼻孔をせまくしないように注意しないといけない．そして患児に sniffing position をとらせ，口を大きく開けさせ，母親が口を密着させて，プッと吹いてやると…あぁ～ら不思議，異物が飛び出てくる．ときに鼻の穴より大きな異物を詰めていて，異物が鼻翼のところまで出てきてポンと顔を出すことがある．このときは鼻翼を頭側から押せばすぐに異物は出てくる（図 6-5）．

マジックキスは，穴が大きめのビーズの場合や異物が完全に詰まっていないで隙間が開いている場合はうまく取れない．また，患児が口を小さくしてしまったり，うまく sniffing position にしてくれなかったりすると十分な圧がかからない．

長時間救急外来で待たされ，いざ，異物を取るときには母親が自分で取り出し，さらに診察料まで払うなんて理不尽な！なんて思ってはいけません．母親の愛情を確かめるために救急室に来たことはそれはそれは有意義なことであり，医者がいながらもやはり母親のほうが役にたったと子供に教えることができるんです．「お母さん，偉い偉い」と，ほめるのを忘れないでください．

以前，母親が怖がってほとんど息吹き込みの圧がかからないときがあり，私が交代してやったときは，もちろんうまく異物は飛び出ましたが，異物が飛び出ると同時に患児の鼻水も思いっきりドピュッ！私の頬が鼻水だらけになったのはいうまでもありません．それでも異物が取れたときの快感は，それなりにありまして，直後は顔を拭きながら，「よかったよかった」を笑顔で連発していました．やっぱり母親にやってもらうほうがいいでしょ！？

> 知ってると便利な鼻異物除去の裏技
> ●やわらかい異物→生理食塩水注入
> ●固くぴったり塞がった異物→マジックキス！

耳の中の虫をとる裏技

耳の中の異物はもちろん耳用摂子でとればいいが，生きている虫の場合は，一所懸命けなげに？　へばりついて簡単に取れない．以前，耳鏡で拡大して

6 鼻耳の異物救出大作戦

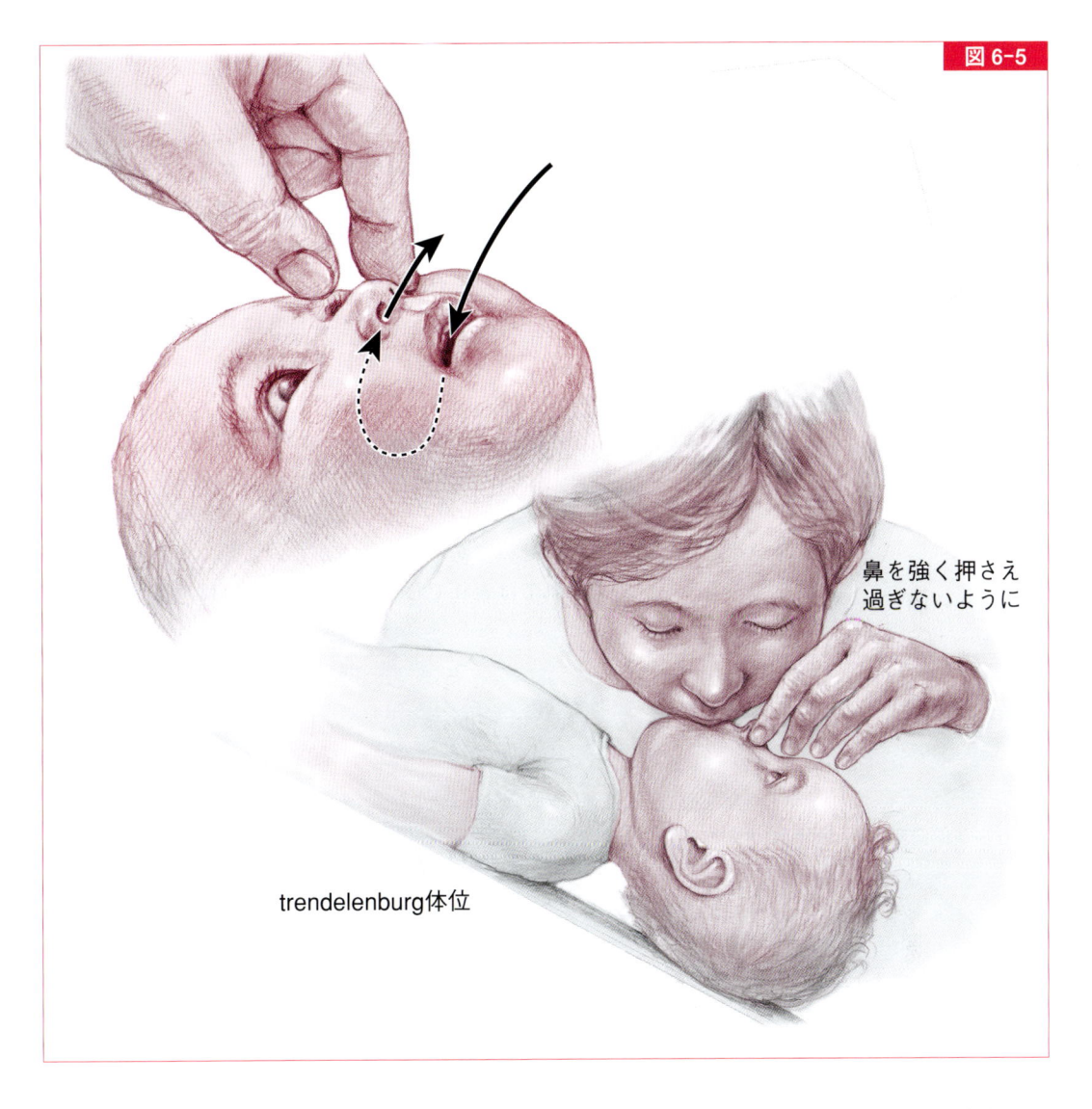

図 6-5

鼻を強く押さえ
過ぎないように

trendelenburg体位

　見ようものなら，思わず銀蝿とにらめっこをしてしまった．こっちもあせったけど，向こうもかなりあせっていた…ような気がする．
　教科書的にはオリーブオイルを入れるとあるが，もっと手近な**キシロカイン（できれば 2％）を耳にたくさん入れてやるといい**．しびれる前にのこのこでてくる虫もいれば，完全に耳の中でしびれてしまう虫もいる．摂子でつまみ出すもよし，注射器の先にサーフローの先をつけて耳の奥から洗い流す方法でも虫を出すことができる．もちろん鼓膜に穴が開いている患者の場合は，この方法は使えない．耳の中ではかなり小さい虫でもブンブンうるさく患者はとてもつらそうである．大きな銀蝿が出てきたときも驚いたが，小さいゴキブリが出てきたときも，なかなかの気分であった．文献上はクワガタムシが大陰唇にくいついて離れなかったというものが報告されており，最近では耳の中の虫ぐらいではもう症例報告にもならない．

反対の裏技

のどを見るには　よくのどを見るとき，「アー」っといってもらうが，実は反対に，**患者に「口をあけて口から息を吸って」と指示するほうがのどの奥は見えやすい**．一度やってみてください．ホラね！？　むしろ舌圧子を持たないで，患者を安心させてこの方法を使うといい．それでも警戒してのどをふさいで，鼻から息を吸い込む輩がいるので，そんな場合は，患者自身に鼻をつまんで大きく息を吸ってもらうようにしている．それでも見えなければ，やっぱり舌圧子を使うしかないね．

耳の遠い年配の患者の診察の裏技

耳が遠くなるのは加齢のせいである程度仕方がないこと．大声を上げて診察をするもよし．でもそれでは疲れてしまう．そんなときは，反対に聴診器

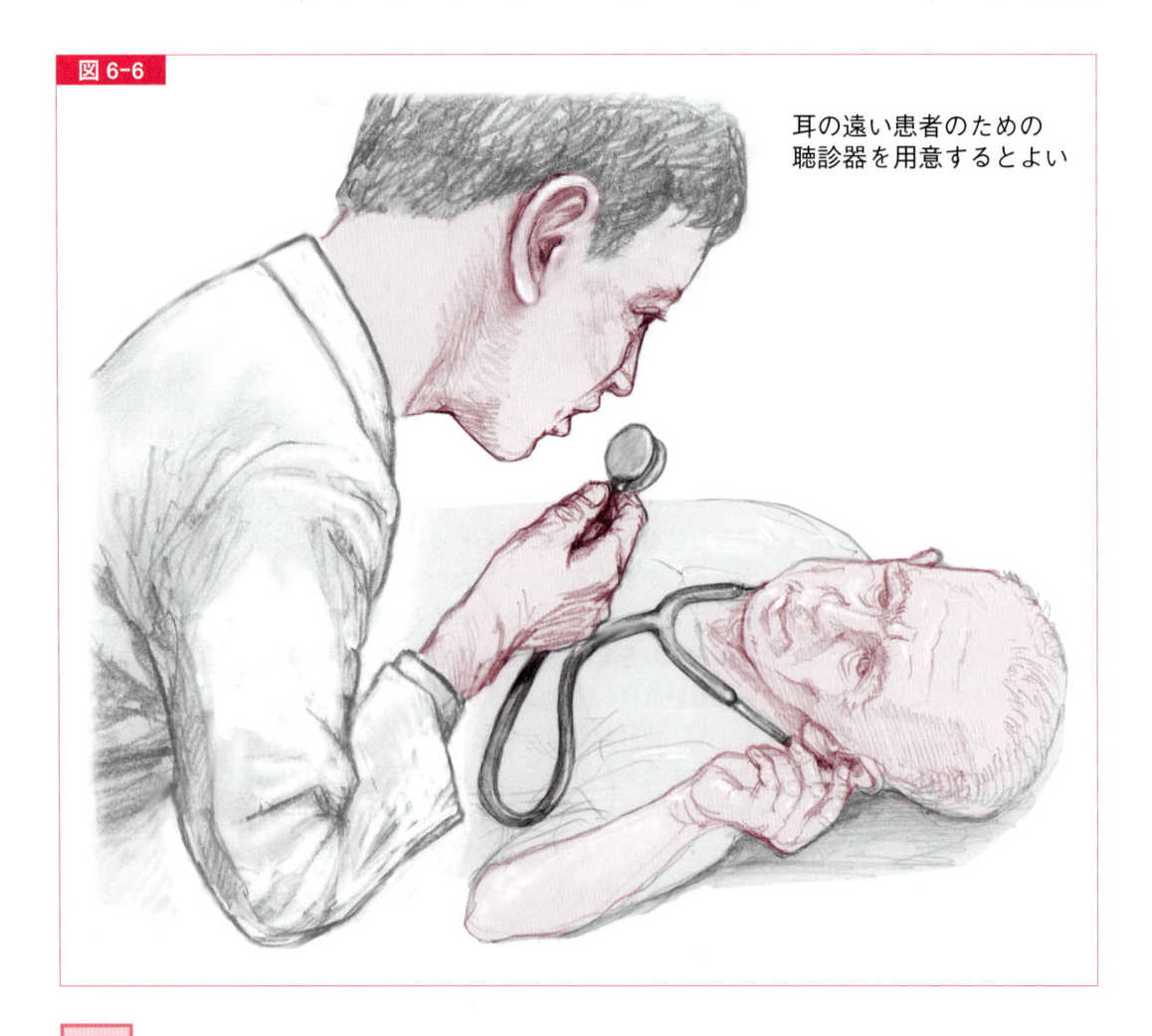

図 6-6

耳の遠い患者のための
聴診器を用意するとよい

を患者につけてもらい，医療者は聴診器に向かって話しかけるとよい．自分の口元を読もうとしているので，口元をよく見せながら聴診器に話しかけると，患者はより聞き取れやすくなる（図 6-6）．聴診器は耳の遠い人用にひとつ用意しておくといい．もちろん，毎回きちんとアルコール綿で清潔にしましょう．

> **反対の裏技**
> - のどを見るには……息を吸ってもらう
> - 耳が遠い場合には…聴診器を患者に使わせる

参考文献
1) Backlin SA：Positive-pressure technique for nasal foreign body removal in children. Ann Emerg Med **25**：554, 1995.
2) Heim SW, et al：Foreign bodies in the ear, nose, and throat. Am Fam Physician **76**：1185-1189, 2007.

recipes 7 なんとしても痛みを止めたい偏頭痛

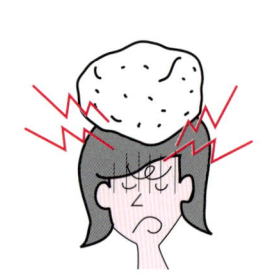

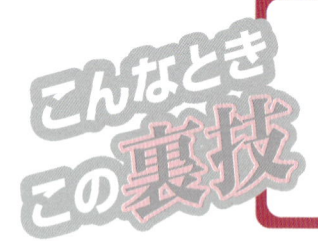

こんなときこの裏技

- 偏頭痛をレスキュー治療する
- 神経ブロックを考える
- 偏頭痛の薬を再認識する

　頭痛がひどくなると，吐き気まで来てしまう．偏頭痛もちの患者さんは大変だ．あのよく効く薬のセデス G® も製造中止になってしまい（腎障害の副作用のため），偏頭痛患者のよりどころのよく効く薬剤も姿を消してしまった．

　人生最大の頭痛などというと，くも膜下出血，髄膜炎，高血圧性脳症など見逃してはいけない疾患があるが，CT 検査などを終え，やはり偏頭痛だと診断したところで，かなり病態ができあがってしまった偏頭痛では，なかなか座薬などの薬剤も効かずに治療に難渋することがある．

　頭痛＋嘔気＋photophobia は偏頭痛診断の 3 つのキーワードだ．古典的偏頭痛ではまず血管が収縮し，この時期に脳の虚血症状としての，目の前がチカチカする，壁がゆがんで見える，変な臭いがするなどの前兆が起こる．それに続いて，血管がドォーンと拡張し，ドクンドクンと拍動性の頭痛になってくる．ただし偏頭痛の半数は拍動性じゃないので偏頭痛の診断基準をきちんと見直しておこう（図 7-1）．

　したがって，拍動する血管を指で圧迫すれば頭痛は軽減し，指を離せばまた拍動性に頭痛が起きる．頭痛がひどくなってくると頭部の筋肉まで緊張し，緊張性頭痛まで合併してもうほろほろのひどい頭痛になってしまうものだ．前兆が 1 時間以上持続すると，麻痺が残ってしまう migrainous infarction という脳梗塞になってしまう場合だってあるのだ．前兆がなくても脳梗塞に陥ったという報告もあり，偏頭痛は甘く見てはいけないのだ．

トリプタン製剤やNSAIDs が効かなかったら…究極の裏技

　さて，偏頭痛の初期には，拡張して拍動している血管を収縮すればいいので，エルゴタミン製剤やトリプタン製剤が有効であるが，偏頭痛がかなりひどくなってしまったものでは治療に難渋する場合がある．NSAIDs が無効の

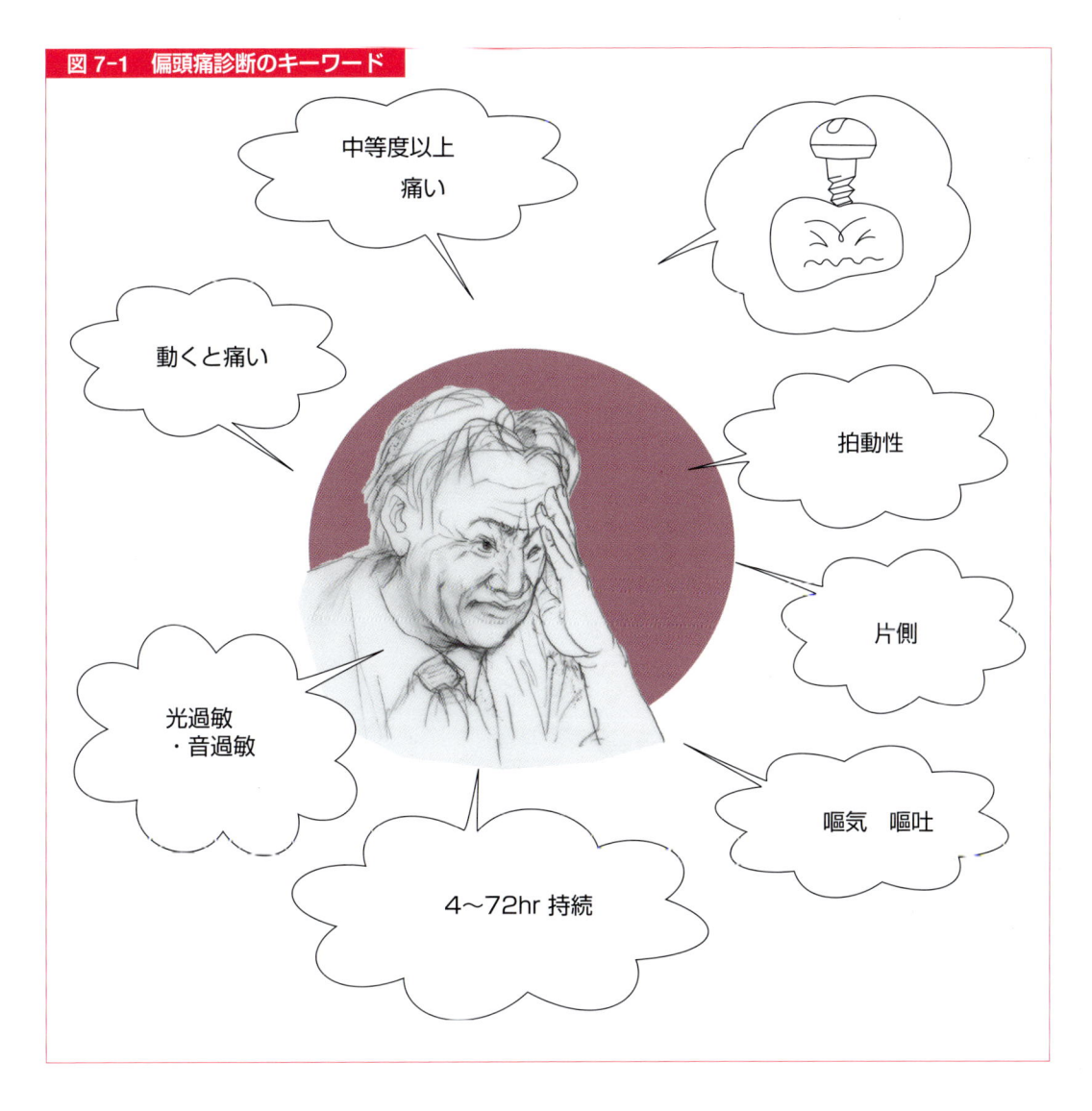

7 なんとしても痛みを止めたい偏頭痛

図 7-1 偏頭痛診断のキーワード

- 中等度以上痛い
- 動くと痛い
- 拍動性
- 片側
- 嘔気 嘔吐
- 4〜72hr 持続
- 光過敏・音過敏

場合や中等症以上の偏頭痛の場合にはトリプタン製剤は有効だが，次の日の再発率も結構高い．さて，偏頭痛の究極？の裏技とは….

鼻腔内局所麻酔　一時的だけどレスキュー治療には good

実はエビデンスはいまいち乏しいものの，一過性に痛みを抑える方法としてリドカインの鼻腔内点鼻法がある（JAMA 276：319-332, 1996.）．患者を仰臥位に寝かせ，リドカインを点鼻することで約半数の患者が 15 分後には痛みが引いてくる．これは NSAIDs や他の薬が効果を現してくるまでのつなぎとしては即効性があって便利．再発率も高いので，単独でこの方法で戦おうと思ってはいけない．

その変法として図 7-2 のようにリドカイン 4%を十分しみこませた綿棒を

図 7-2　リドカイン鼻腔内点鼻法の変法

リドカイン（4％）を
しみこませた綿棒

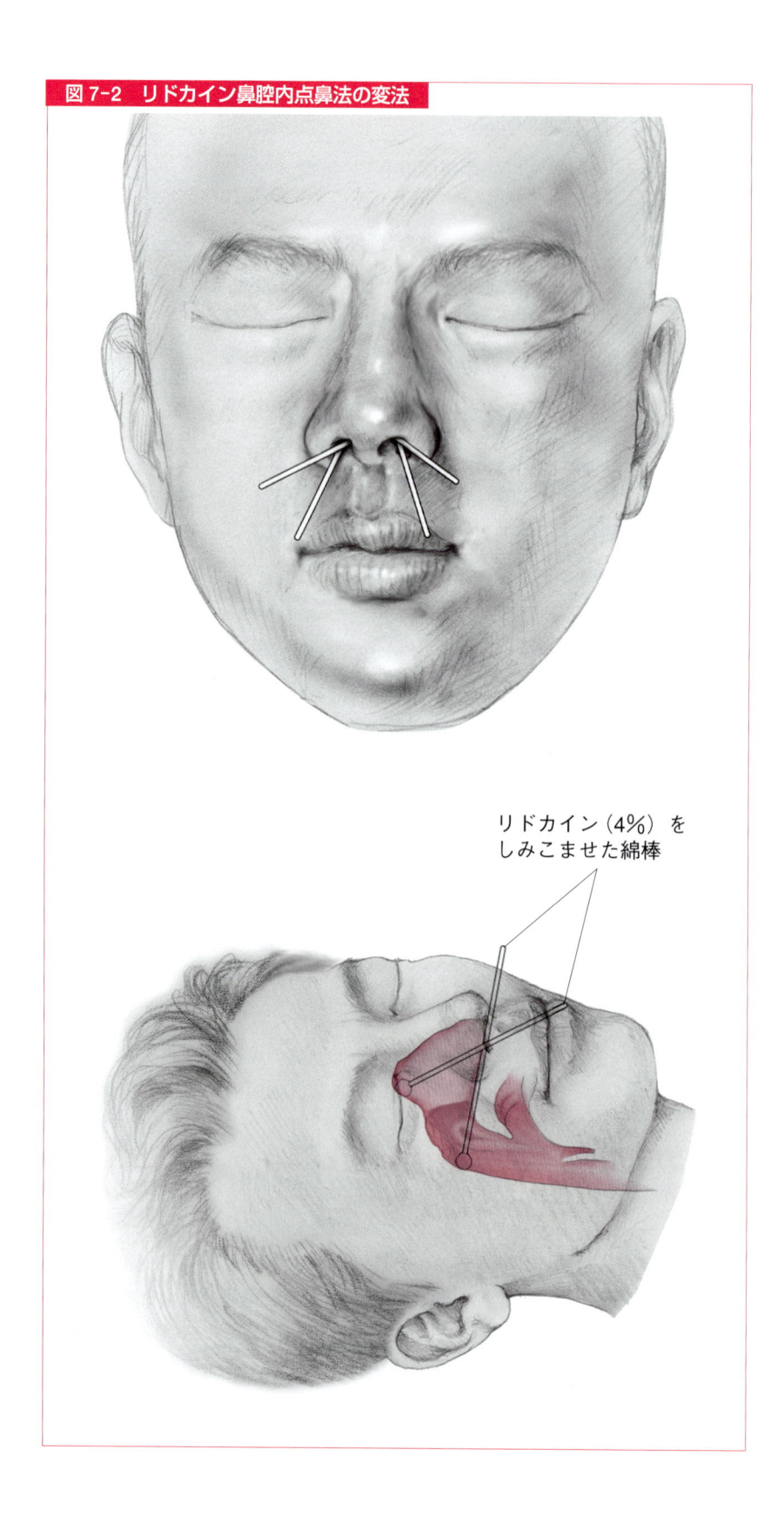

ひとつの鼻腔に2本挿入する．1本は垂直に一番奥の後咽頭まで入れ，もう1本は鼻に沿って上に向かって一番奥の鼻腔の天井まで入れる．こうすることで，翼口蓋神経節ブロックなどというほどきっちりしたものではないが，粘膜を通して神経ブロックする形になる．これは特に目の奥が痛いときに有効だ．もちろん緑内障を見逃してはダメだけどね．

ただし，患者はなにやらなさけない格好をさせられるという恥じらいもあるので，プライバシーを重んじることができる環境で実施しないといけない．

> 目の奥の頭痛…
> - リドカインで鼻腔内局所麻酔を！
> - でも緑内障を見逃してはダメ

神経ブロック（pain gate theory）

pain gate theory とは，痛みの悪循環を断ち切ることで痛みから解放すると

図 7-3 神経ブロック
- 眼窩上神経ブロック（図 6-3a）
注射の針（27 G）は，キャップを利用して曲げておく．決して眼窩上孔と前頭切痕に直接針を刺してはいけない（しびれなど神経損傷が残ることあり）．皮膚に沿って皮下に膨疹を作る．まるでゴリラのようなホリの深い顔になる．
耳介側頭神経ブロック（図 6-3b）や大後頭神経ブロック（図 6-3c）も同様に皮下に注射する．ただし，神経ブロックの際には動脈を損傷にないように十分気をつける必要がある．詳細は成書参照．

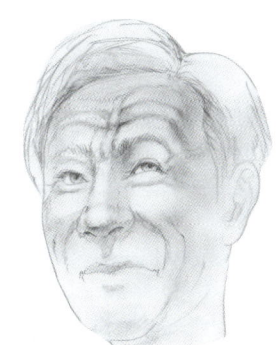

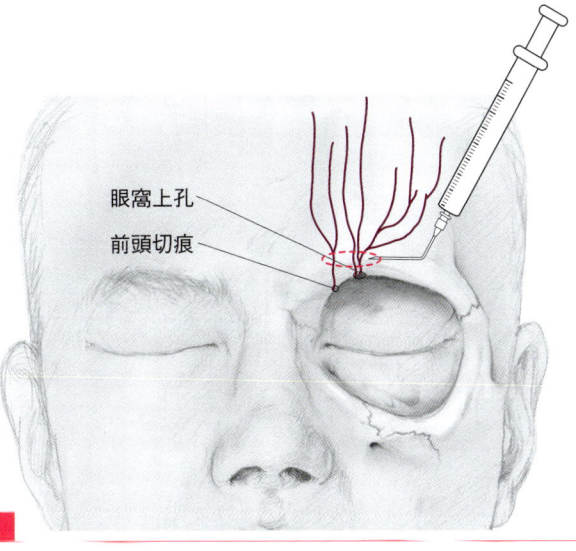

図 7-3a　眼窩上神経ブロック

図 7-3b　耳介側頭神経ブロック

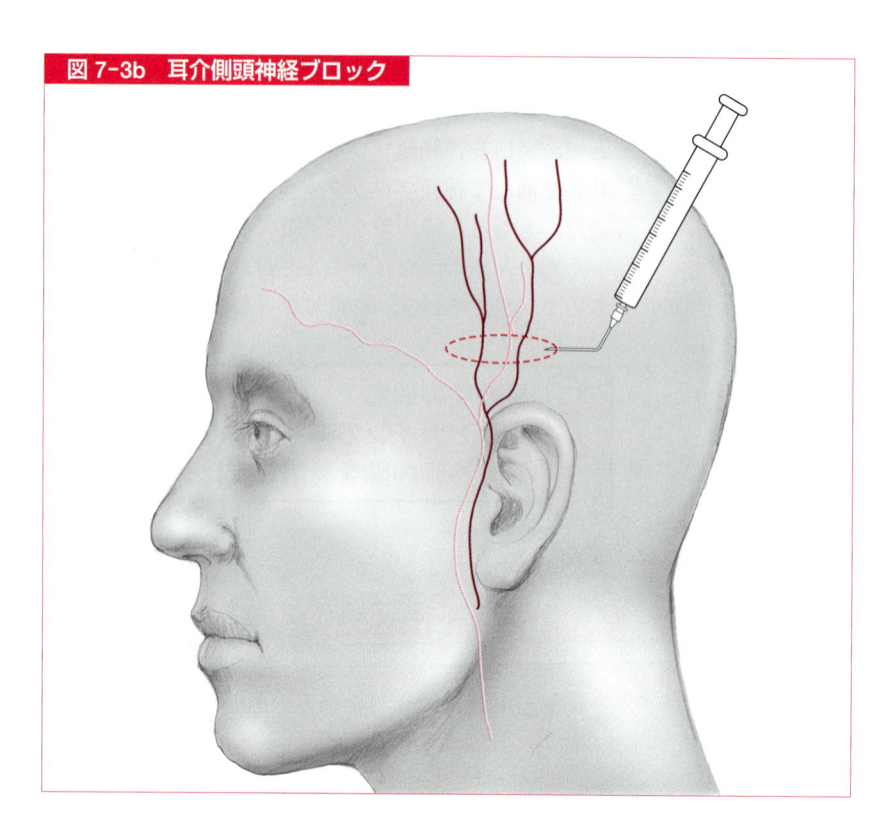

図 7-3c　大後頭神経ブロック

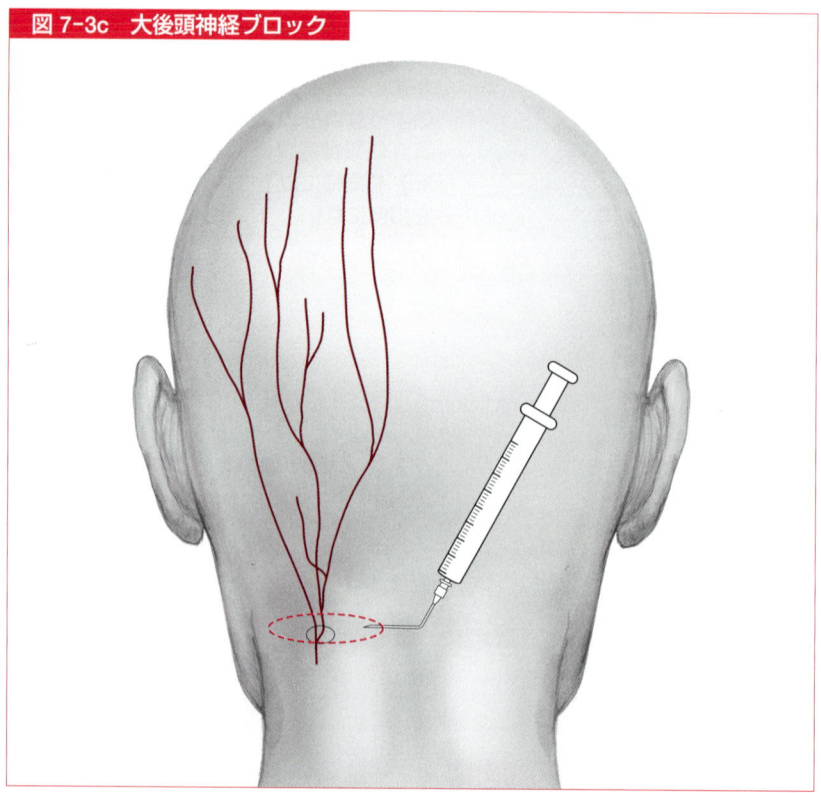

いう考え方．神経ブロックをすると次に偏頭痛が再発しても最初ほど痛みはひどくなくなる．前額部なら眼窩上神経ブロック（図7-3a），側頭部なら耳介側頭神経ブロック（図7-3b），後頭部なら大後頭神経ブロック（図7-3c）．患者にとっては頭がストッキングをかぶったような感じになってしまうが，痛みは引くので喜ばれる．局所麻酔がきれて頭痛が戻ってきても，最初ほどではなくなり，この間にNSAIDsなどが効いてくるように座薬を投与しておくとよい．この神経ブロックで頭痛をとってしまい，その後頭部CTでクモ膜下出血が見つかったというツワモノまでいる．あくまで，ひどい頭痛の場合は頭蓋内病変がないことを確認してから，神経ブロックを行わないといけない．

古くて新しいよく効く薬

①メトクロプラミド

　実は偏頭痛には，古くから知られているわりに使われていないいい薬剤がある．制吐薬として使用されるメトクロプラミド（プリンペラン®）は，制吐作用以外にも**偏頭痛そのものに効果がある**というエビデンスがある．Colmanらのメタアナリシスでは，メトクロプラミド単独での効果は有効無効双方の報告があるが，NSAIDsなど他の治療との組み合わせで効果を認めると報告している．偏頭痛患者が嘔吐を訴えていなくても，NSAIDs使用に加えて早期にメトクロプラミドの使用を考慮してもいいだろう．ただし，メトクロプラミドはあくまで静注で効果を発揮し，経口薬では効果の期待はできないので注意されたい．

②クロルプロマジン

　偏頭痛の患者は，往々にしてぐっすり眠ると痛みが取れていることを経験的に知っている（図7-4）．向精神薬であるクロルプロマジンを点滴するとグオォ〜っと眠ってしまい，目が覚めるとアァラ不思議というくらい偏頭痛がよくなる．欧米のスタディでは，12.5 mgを注射し，効果がなければ20分後に繰り返してもよいとなっている．起立性低血圧をきたすため，点滴をしつつ，そのまましばらく寝てもらうほうが安全と考える．クロルプロマジンは塩酸ペチジンやリドカイン，ジヒドロエルゴタミンよりも効果があり，メトクロプラミドやスマトリプタンとは同等の効果がある．それに安い！ただ問題なのは，**日本にあるのは筋注製剤のみであり，原則筋注投与となる**．日本の製剤には保存剤としてマグネシウムやブドウ糖が入っており，そのせいで点滴静注ができないはずもないが，薬剤の添付書類には筋肉注射しか記載がないので，もし点滴静注で使用するなら医師の裁量の範囲ということになる．無難に筋注にしておいたら？

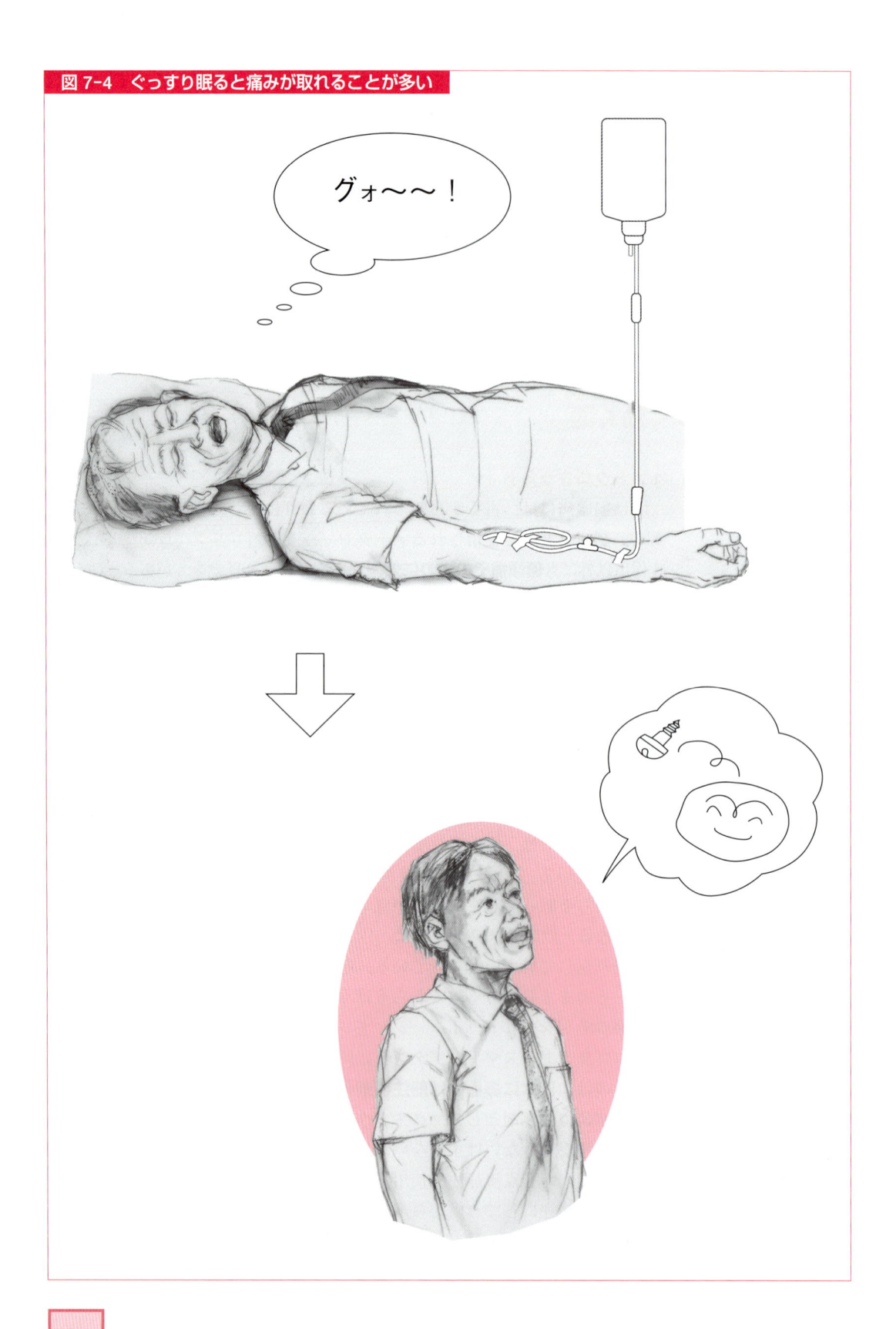

図 7-4 ぐっすり眠ると痛みが取れることが多い

> **偏頭痛の裏技「step beyond スマトリプタン」**
> ● メトクロプラマイド…吐気の有無に関らず効果あり
> ● クロルプロマジン……グォーッと寝てよく効く

参考文献

1) Colman I, et al：Parenteral metoclopramide for acute migraine：meta-analysis of randomised controlled trials. BMJ **10**：1136, 2004/bmj.38281. 595718.7C（published 18 November 2004）
2) Migraine KAM：Pharmacotherapy in the emergency department. J Accid Emerg Med **17**：241-245, 2000.
3) Smith TR：The pharmacologic treatment of the acute migraine attack. Clin Fam Pract **7**：423-444, 2005.

コラム (M)

毒蛇の抗血清の使用量
裏技の誕生にはファンタジスタが求められる!?

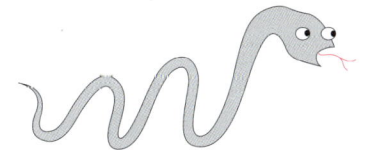

　ここに面白い逸話がある．北米と日本では毒蛇の抗血清の使用量が随分異なる．日本では1バイアルずつチビチビと反応を見ながら使用するが，北米では毒蛇による症状により使用量を増量し，5～15バイアルも使用する．北米の逸話的報告だが，抗血清の量が足りないとなった時の話．患肢をしばり，同側に抗血清をうち，抗血清が流れていかない状態で患肢のミルキングマッサージをして少ない抗血清を患部に浸透させたところ，救命に役に立ったとの報告．本当にその処置のおかげでよかったかどうかの検証はできていないが，やはりいざとなったらファンタジスタが必要なのかもと思わせる．確かに患肢をしばることによって毒の回りは遅くなるが，縛ることが予後に影響するというエビデンスはない．でもこのような緊急事態には毒の回りをおさえつつ，限られた抗毒素を使用するというアイデアが生み出されたのであろう．いざという究極の事態では医師のファンタジスタが功を奏することはあるのだろうと思わせる報告だ．少量抗毒素血清＋ミルキングの信憑性に限っては追試のエビデンスがないので，くれぐれも読者は本当に必要な時に抗血清をケチるような事はしないで転送しましょう．

recipes 8 マグネシウムの こんな使い方知ってる？

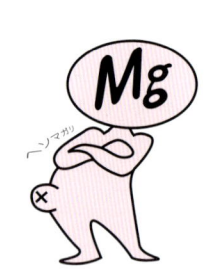

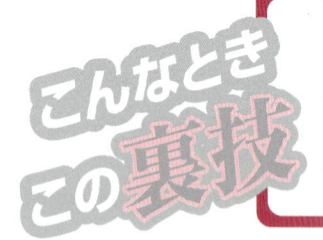

こんなとき この裏技
- マグネシウムの意外な使い方を探る
- ACLSでマグネシウムを使う
- 重症喘息でマグネシウムを使う

子癇のためだけに薬剤庫に眠らせておくと，「もったいないオバケ」がでるぞぉ

　マグネシウム（マグネゾール®）なんていうと，妊婦さんの子癇ぐらいでしか使わないなんて思っているのはいただけない．意外に使い道が広く，安価な薬だから驚く．子癇のためだけに薬剤庫にマグネシウムを眠らせておくと「もったいないオバケ」がでてくる…かも．

　電解質異常でよく遭遇するのは高カリウム血症，低カリウム血症，低Na血症であり，マグネシウムは特に意識しないと見逃しにつながりやすい．

　マグネシウムは人間の体の中で，4番目に多い陽イオンであり，細胞内では2番目に多い陽イオンである．残念ながら，血液検査はあくまでECF（Extracellular fluid）細胞外液の中のマグネシウム濃度を測定しているのであって，本来なら細胞内に多いマグネシウムをうまく反映しているとは限らない．

　マグネシウムの血中濃度は当てにならないので，患者が低マグネシウム血症になりやすいのかどうかの，見極めを臨床所見から予想して対処していくことが重要になる（図8-1）．

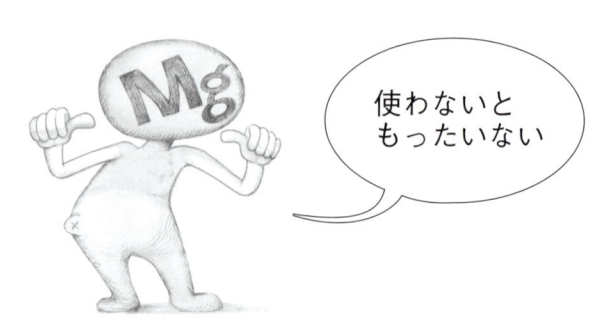

8 マグネシウムのこんな使い方知ってる？

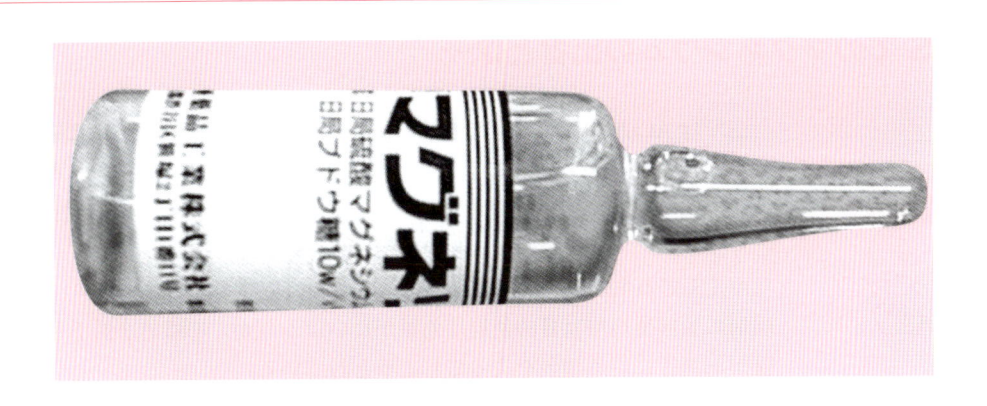

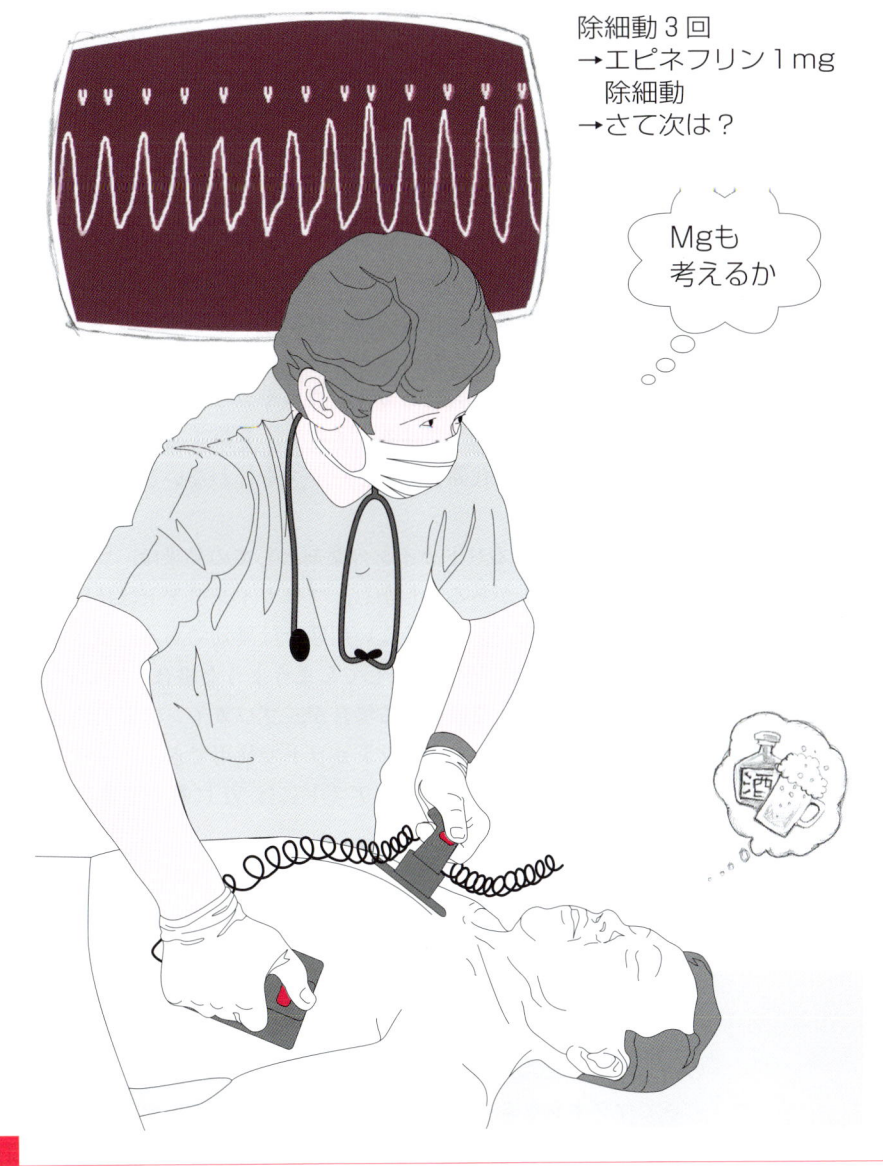

除細動3回
→エピネフリン1mg
　除細動
→さて次は？

Mgも考えるか

図8-1

ACLSでのマグネシウムの出番とは…

難治性Vf

巷ではACLSの流行は今でも続いているが，Vf（心室細動）には早期の除細動が決め手であることに話は尽きる．では除細動を1回，エピネフリン（ボスミン®，エピクイック®）を使用してもVfが続く場合（難治性Vf）はどうか？

ACLSでのキモは，薬剤は二の次で，やはり除細動が重要であり，抗不整脈剤の頻回使用や盲目的使用は効果がないばかりか，心機能を低下させ，心臓が洞調律に戻る機会を失ってしまうとしている．

Vfの治療の際の薬剤には，リドカイン（キシロカイン®，リドクイック®），アミオダロン（アンカロン150®），マグネシウム（マグネゾール®），ニフェカラント（シンビット®），重炭酸ナトリウム（メイロン®）がある．

いつどの薬剤が有効か？を示す**表8-1**はぜひ覚えておきたい．

幸いにVfの約7割は心筋梗塞が原因であり，盲目的にリドカインを使用してもうまくいくことが多い．ところが高カリウム血症によるVfの場合は，盲目的に順番にリドカインを使用すると心静止になってしまったという報告が多く（3倍心静止になりやすい），高カリウム血症によるVfには心筋抑制作用の強い抗不整脈剤を使ってはいけない．

高カリウム血症ならとりもなおさず，抗不整脈を使用するより，カリウムによる心筋易興奮性を抑えるカルシウムやカリウムを細胞内にシフトさせ，血中カリウム濃度を低下させるメイロン®を第1選択にして，速攻で使用すべきである．ただし代謝性アシドーシスを伴わないとメイロン®はあまり効かないけどね．

一方，Vfに対するリドカインの薬剤としての効果は，プロカインアミドより劣るという報告がある．しかし，プロカインアミドは持続点滴で使用する薬剤であり，循環のまったくない病態では無効である．除細動が効果があるにはあるが，すぐにVfが再発してしまうような場合，間欠的にVfになる場合，つまり循環が一時回復する場合が，プロカインアミドの適応と考えられる．あくまでリドカインがワンショットで使用できるという簡便性から使用頻度が高いものの，プロカインアミドにはVfに対する薬剤としての効果は劣るのである．

アミオダロンも日本で使用できるようになったが，日本の薬剤の使用説明書（125 mgを10分で）はG2005のガイドライン（300 mg静注）とはかけ離れている．トホホ．

日本にはシンビット®という有用な薬剤がある．世界的なスタディが少ないのが残念．これって心（シン）拍（ビート）を治すっていう意味から名前の由来がついたんだよね．

さてマグネシウムを難治性Vf（除細動3回無効）の場合には，早期に使用してはどうかというスタディがあるが，マグネシウムも同様に盲目的に使用

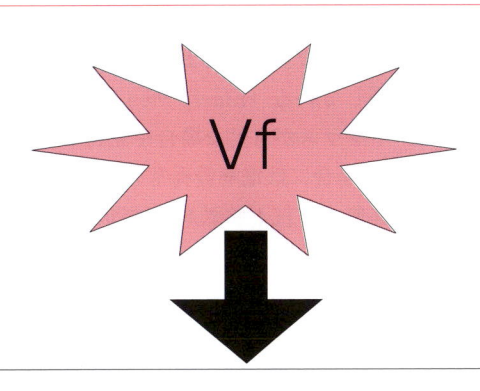

8 マグネシウムのこんな使い方知ってる？

```
            Vf
            ↓
┌─────────────────────────────────┐
│  除細動1発！        エピネフリン   │
│  すぐにCPR再開                    │
│                                  │
│    ↻ 2分毎         ↻ 3分毎       │
└─────────────────────────────────┘
            ↓
    無効なら!?              どれにしよう
                            かな？
```

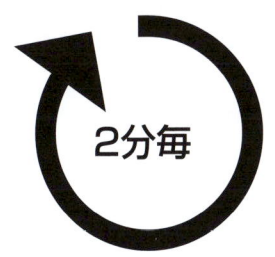

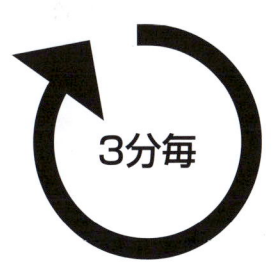

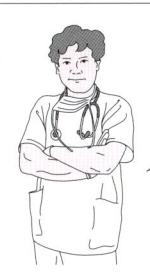

表 8-1　Vf の治療薬剤⇒ちょっと考えてみよう！	
リドカイン	心筋梗塞
マグネシウム	低マグネシウム血症：アルコール，低栄養 Torsades de Pointes
メイロン®	高カリウム血症（透析患者） 中毒（TCA，アスピリン） 代謝性アシドーシス（DM）
アンカロン® シンビット®	難治性 Vf に有効

しても効果はない．Hassan らは，105 人の難治性 Vf に早期にマグネシウムを使用した群と使用しなかった群と比較検討を行ったが，劇的効果は認められなかったと報告している（Emerg Med J 19：57-62, 2002）．

Torsades de Pointes

ただし，マグネシウムが有効な場合を見逃してはいけない（表 8-2）．Torsades de Pointes の場合には電解質異常を伴うことが多く，もちろん QT 延長を起こすような薬剤（Ia 抗不整脈剤）は即刻中止し，使用する第 1 選択の薬剤はマグネシウムというのは有名だ．また低カリウム血症に低マグネシウム血症を伴っている場合は，単にカリウムを補充するだけでは，決してカリウム血中濃度は上がってこないので，マグネシウムも補充してやらないといけない．電解質異常による Vf って本当に除細動がきくけどすぐ再発して手を焼くよね．

低カリウム血症

低カリウム血症が原因で難治性になっている Vf の場合は，マグネシウムの補充も忘れないようにしたい．難治性 Vf と戦うときに最も大事なのは，患者情報を得ることである．

低マグネシウム血症

表 8-3 に示すような低マグネシウム血症になっている可能性がある場合は，マグネシウムを素早く考慮しなければならない．くれぐれも血中のマグネシウム濃度は当てにならないので騙されないようにしなければならない．

表 8-2　ここぞと決めるマグネシウム：ACLS 編

- Torsades de Pointes
- 不整脈＋低マグネシウム血症を疑う時（→表 7-3 参照）
- ジギタリス中毒における心室性不整脈
- 低カリウム血症による不整脈

表 8-3　低マグネシウム血症をきたす病態

◆低栄養：飢餓，高齢者	◆アルコール依存
◆消耗性疾患（癌など）	◆下痢，嘔吐，胃管挿入
◆短腸症候群，吸収不良症候群	◆膵炎
◆高カルシウム血症，低リン血症	◆甲状腺機能亢進症，低下症
◆敗血症	◆熱傷，低体温
◆代謝性アシドーシス	◆糖尿病性ケトアシドーシス
◆授乳中	◆腎尿細管障害
◆薬剤：利尿薬，ジゴキシン，アンホテリシン B，アミノグリコシド，β 刺激薬など	

難治性 Vf−マグネシウムも考慮せよ
- Torsades de Pointes
- アルコール，低栄養？
- 再発性，間欠性 Vf？

> 低マグネシウムかどうか
> 疑ってかかることが大事

喘息重積でも出番があるマグネシウム

　喘息重積の場合は，β2刺激剤の吸入をしてもステロイドを使用しても治りが悪く難渋することがある．アミノフィリンは追加的効果がないこと，また治療域と中毒域が非常に近く，血中濃度をモニタリングしながら使用しないと危険な薬剤であることとして，急性期の治療では使用される頻度はぐっと低くなった．

　抗コリン剤の吸入はいまいち効果が弱いし，エピネフリンの皮下注，筋注もいいが，それでも改善が悪い場合には八方塞がりって感じではないだろうか？　もちろん状態が悪ければ気管挿管すればいいが，外来で思い切って挿管しなければならないほどのSpO$_2$ではない場合の裏技が，マグネシウムだ．

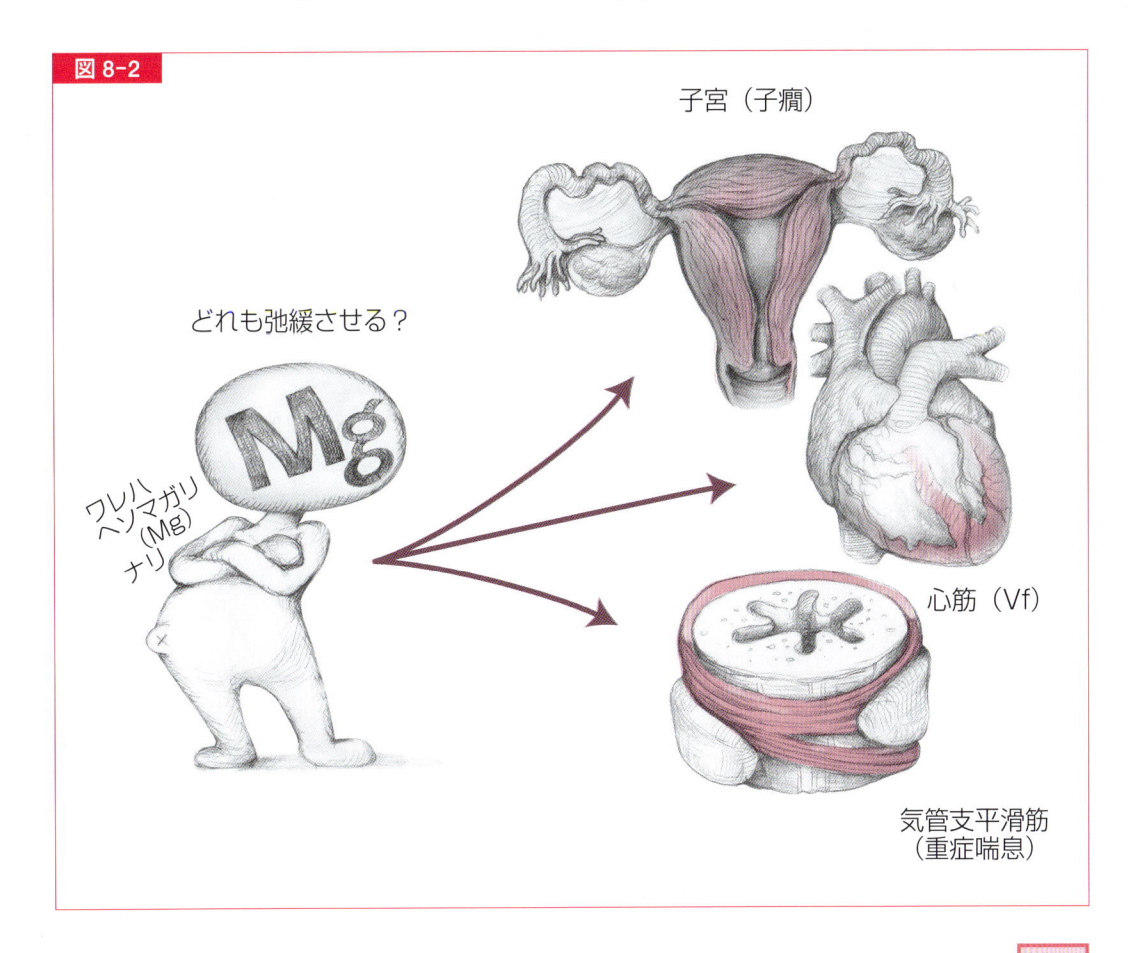

図8-2

どれも弛緩させる？

子宮（子癇）

心筋（Vf）

気管支平滑筋
（重症喘息）

ワレハ
ヘンマガリ
(Mg)
ナリ

マグネシウムは平滑筋弛緩作用があり，2gを点滴静注することで，入院の短縮，FEV1の改善が期待できる．子宮だって心筋だって弛緩させるわけだから，気管支平滑筋が弛緩したっていいじゃないかっていう感じかしらん？
　FEV1が予測値の25％以下という重症喘息に関してのみ，マグネシウムの効果が期待できる．まぁ，ER現場ではピークフロー（PEFR）がいつもの25％を切ってしまう場合，PEFRが100 L/min以下の場合，頻回吸入してステロイドも早期に使用しても効果がなく，一文を話せない状態の場合には，マグネシウムを使用してもいいだろう（図8-2）．
　気をつけたいのは，軽症〜中等症の喘息ではマグネシウムは無効であり，あくまで喘息全例には使用すべきではないこと．マグネシウムはあくまで基本の治療をした上で加える付加的治療である．
　喘息治療におけるマグネシウムのスタディは数多くあり，エビデンスも確立されている．劇的な効果というより中ぐらいの効果と考えておくほうがいいが，本当に喘息が悪い場合には「地獄に仏」的薬剤になるかもしれない．マグネシウム製剤は投与スピードが速いと血圧が下がってしまうため，点滴で投与するのが原則．30分〜1時間かけて点滴するといい．

> マグネシウムは平滑筋弛緩剤
> →心
> →気管支　をリラックス！
> →子宮

あぁ，ダメだったぁ〜〜トホホのマグネシウム

✕ 頭痛

　偏頭痛や一般的な頭痛に対してもマグネシウムの効果が期待され，逸話的症例報告は散見される．片頭痛患者の半数に低マグネシウム血症を認めたという報告もある．しかしLeonardらによる42人の二重盲検スタディの報告（Can J Emerg Med 6：327-332, 2004）では，コントロール群と比べ全く有効性は認めなかった（Can J Emerg Med 6：327-332, 2004, Ann Emerg Med 38：621, 2001）．きっと本当に効果があるはずの頭痛のタイプをうまく選別できていないだけではないかと思ってしまう．あぁ，残念．

✕ 脳梗塞

　ネズミの実験ではマグネシウムの虚血脳に対する脳保護作用があると報告された．しかし，2004年の大規模スタディ（IMAGES：Intravenous Magnesium Efficacy in Stroke study. Lancet 363：439-445, 2004）ではそんな期待も露と消えてしまった．あぁ，残念．

✗ アルコール離脱症候群

　アルコールを毎日たくさん飲んでいるだけで，低マグネシウムのリスクであるのに対して，アルコールが抜けたことで起こるアルコール離脱症候群の症状緩和には残念ながらマグネシウムが効くというデータはない．マグネシウムを投与しても，せん妄や痙攣の抑制効果なしということ．やはり従来どおりベンゾジアゼピンのほうがいいと結論付けている（JAMA 278：144-151, 1997）．マグネシウム補正は悪いアイデアではないが，アルコール離脱症候群の改善には結びつかないということか．あぁ，残念．

✗ 心筋梗塞

　心筋梗塞の早期にマグネシウムを投与することで，病院内死亡や不整脈の発生が低下したという報告がなされた（LIMIT-2：Lancet 343：816, 1994, Am J Cardiol 75：321, 1995）．特に再灌流前にマグネシウムを投与すると効果があるという．ところがそれに続く大規模トライアルではマグネシウムの効果は認めないとされてしまった（MAGIC Trial：Lancet 360：1189, 2002, ISIS-4：Lancet 345：669, 1995）．どうもマグネシウムびいきの自分には，マグネシウムの投与タイミングが悪かっただけではないかと勘ぐってしまうが，現時点のエビデンスでは心筋梗塞に対するマグネシウムには世間の風当たりは冷たいようだ．あぁ，残念．

参考文献

1) Kaye P, et al：The role of magnesium in the emergency department. Emerg Med J **19**：288-291, 2002.
2) Guerrera MP, et al：Therapeutic uses of magnesium. Am Fam Physician **80**：157-162, 2009.

recipes 9

苦痛なく肩関節前方脱臼を整復する裏技
整形外科をギャフンと唸らせるドクター林の「3S 法」

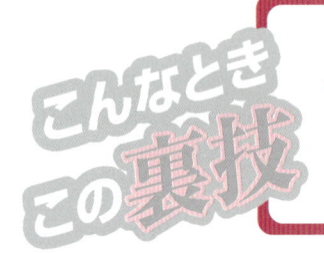

こんなときこの裏技

- 肩関節前方脱臼の苦痛のない整復をするなら 3S 法

ほとんどが前方脱臼

　肩関節脱臼は，成人の脱臼で最も遭遇する脱臼のひとつで，そのほとんど（約 94％）が前方脱臼（図 9-1）である．骨折と違い，脱臼は早急な整復が要求される．とにかく患者さんは冷や汗をかいて，つらそうに患肢を支えながら救急を受診してくる．

　診断は比較的容易で，肩峰が突出して見え，その下にあるはずの骨頭がなくなっており，大きな陥凹を触知するので，一度見たことがあればすぐにわかる（肩峰サイン）．肩が痛ければ，何でも脱臼疑いといって受診してくることが多いのが素人の悲しさで，玄人は本当に肩関節脱臼かどうか，きちんと上腕骨骨折，鎖骨骨折，肩鎖関節脱臼などとの鑑別もしないといけない．

　また肩関節脱臼があったとしても，腋窩神経麻痺，骨折，腱板損傷の合併がないかどうかを診察する必要がある．**腋窩神経麻痺は初回脱臼の約 30％に合併する**ので，三角筋外側の境界明瞭な腋窩神経領域のしびれの有無を調べるのを忘れないようにしたい．頻度は少ないが，高齢者では腋窩動脈損傷もあるので，どうも腕だけ色白だなぁなんていってながめていたらダメ．

脱臼に伴う骨折

　脱臼に伴う骨折は，①40 歳以上，②初めての脱臼，③受傷機転（ひとつづきの階段からの転落，喧嘩または暴行によるもの，自動車事故）の場合に多いと報告されている（Acad Emerg Med 11：853-858, 2004）ので，X 線で注意深く骨折の合併の有無を探す必要がある．肩関節脱臼に合併する骨折は，脱臼整復前の X 線では，わかりにくく，脱臼整復後に X 線を再度撮影して評価する必要がある．むしろ骨折を見逃さないために，X 線は脱臼整復後の

図 9-1　肩関節前方脱臼

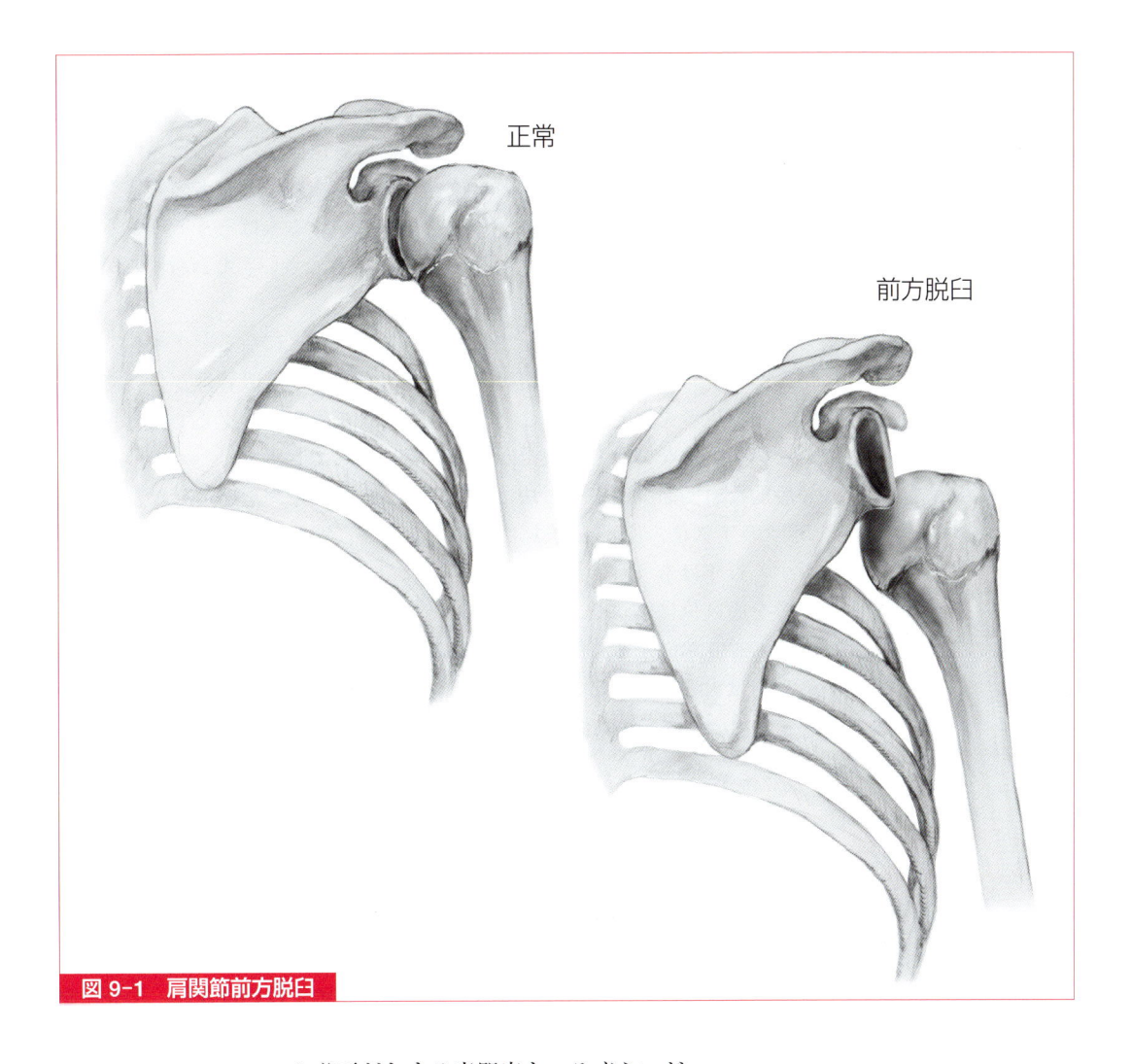

み必要だとする専門家もいるぐらいだ．

　X線検査は，肩関節正面撮影および肩甲骨Y撮影は必須である．診断が困難な場合は腋窩撮影を追加すると，後方脱臼も見つけやすい．

再脱臼

　整復後は肩関節下垂内旋位（デゾー固定）で3週間固定する．なお，若年者ではこの3週間に耐えられずに固定をはずしてしまう困ったチャンも多く，実に60％の人が再脱臼を起こしてしまうはめになる．再脱臼を予防するためには，しっかり3週間固定し，その後肩のストレッチと筋力強化のリハビリも重要だ．

一般的肩関節脱臼整復法の問題点

　肩関節の脱臼というと，とにかく患者さんがつらそうな顔をして来院し，医師も看護師も汗だくになって「この野郎！」って感じで，みんなクタクタになりながら整復するというイメージがないだろうか？　痛みのせいで患者

が力を抜ききれず，どうしても力んでしまうために整復が困難になり，「患者さんが力が入ってしまうから入らないんだよ」なんて，整復できないのを患者のせいにしているような本末転倒なことをいう医師になってはいけない．一度肩関節を脱臼してみれば，力を抜きたくても抜けない患者の気持ちがわかるってものだ．激痛がありながら力を故意に抜ける人はそうそういるわけもなく，無理難題を押し付けて，「もっと力を抜きなさい」と命令する医師を見るのは悲しいものがある．

力は抜けない

では痛みをとるために鎮静をすればいいということになる．チオペンタールやミダゾラムを使用すると整復成功率は上がるが，呼吸管理が必要で，覚醒するまで患者を帰宅させることができない．モニタリングして医者が付いていないといけないなど，大掛かりなことになってしまう．

一般的な肩関節脱臼整復方法に関しては，テコの原理を応用した整復方法（ヒポクラテス法，Kocher 法）は有名であるが，関節窩唇骨折の合併症を伴いやすく近年はもう行われない，というより禁忌だ．Stimson 法はベッド端に患者を腹臥位に寝かせ，患肢に約 2 kg の重りをつけ，15～20 分時間をかけてゆっくり牽引する方法で安全であるが，時間がかかるためなかなか忙しい外来では大変であることがある．Traction-countertraction も有効だが鎮静を要することが多い．ではもっとおいしい方法とは，肩甲骨回旋法という裏技がある．

ギャフンの裏技：3S 法（肩甲骨回旋法の変法）
—どうして肩甲骨を回すとうまくいくのか

患者を腹臥位にベッドに寝かして，患肢を懸垂して牽引し，なるべく大きく脱臼させるわけだが，患者と綱引きをしているのではいけない．十分な除痛をするためにまず，肩関節内に 1％キシロカイン® を 20 ml 注射する（**S**houlder joint injection, 図 9-2）．肩関節が脱臼しているので，突出した肩峰の下に外側から注射すれば，誰でも簡単に注射できる．次いで，上腕を牽引するが，ただ上腕骨を牽引するだけでは能がない．痛みがないわけだから，患者にも協力してもらうために，「腕を伸ばして地面につけるつもりで伸ばしてください」と頼む（**S**tretch of affected arm, 図 9-3）．

局所麻酔

この際，上腕を少し左右にグリグリひねって，一番患者が痛みを感じない位置でじっくりと全力でじわじわと牽引していくのがコツである．このままでは上腕を大きく脱臼させて自然に戻るのを待つ他力本願的な従来の整復法と変わらない．ここでもう一人の術者が，患者の患側の肩甲骨を回すのである．肩甲骨の下端を内側に回すことによって，肩甲骨関節窩を脱臼した上腕骨頭の方向に迎えにいかせるのが，この肩甲骨回旋法（**S**capular manipulation）のミソである（図 9-4）．肩甲骨を両手でしっかり把持し，下端を内側へじっくりと回すように圧迫しつつ押し続けるのが大事で，何度もぐいぐい反動をつけるのではないのでご注意を．

牽引

回旋

図 9-2 肩甲骨回旋法の第一段階

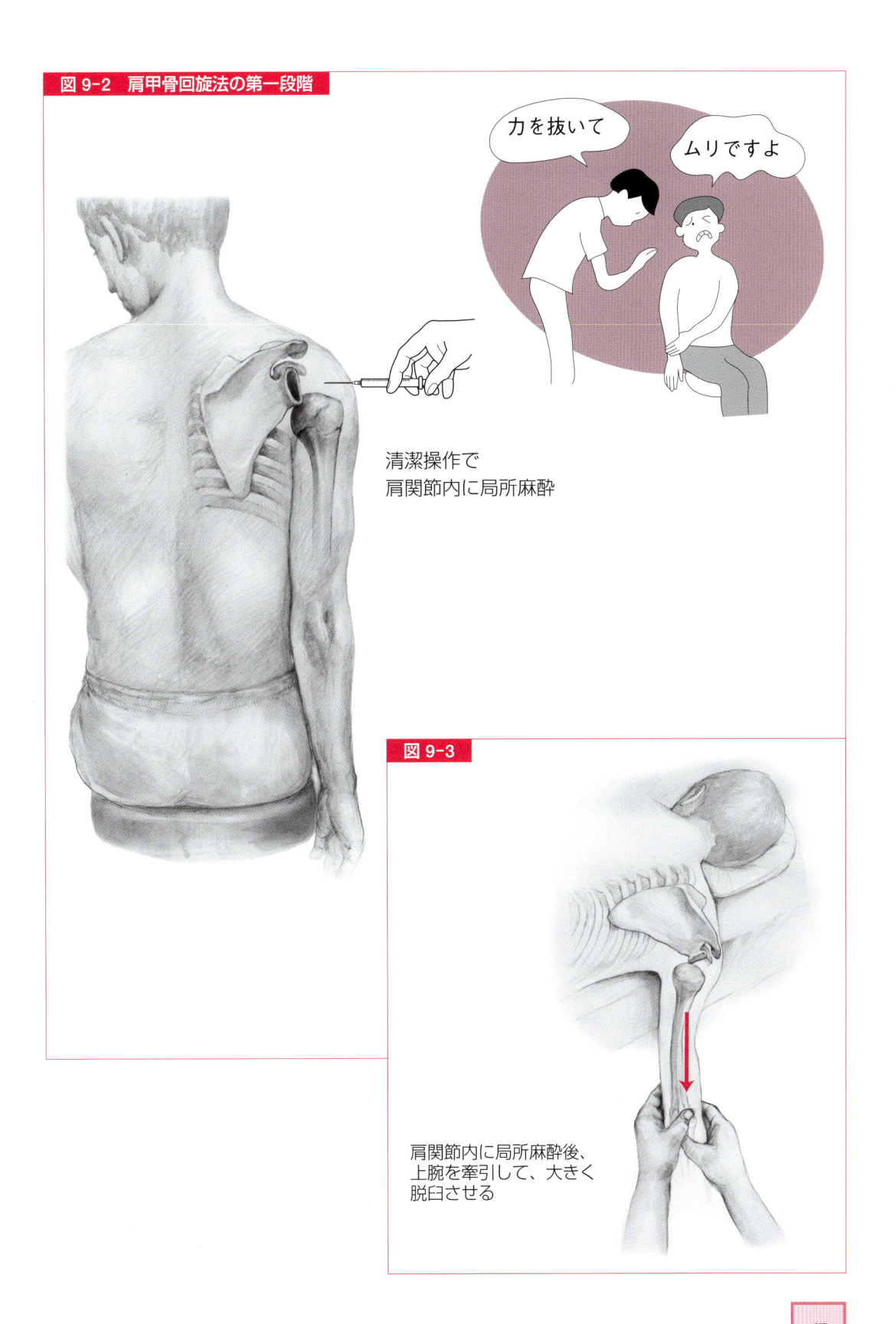

清潔操作で
肩関節内に局所麻酔

力を抜いて

ムリですよ

図 9-3

肩関節内に局所麻酔後、
上腕を牽引して、大きく
脱臼させる

図 9-4

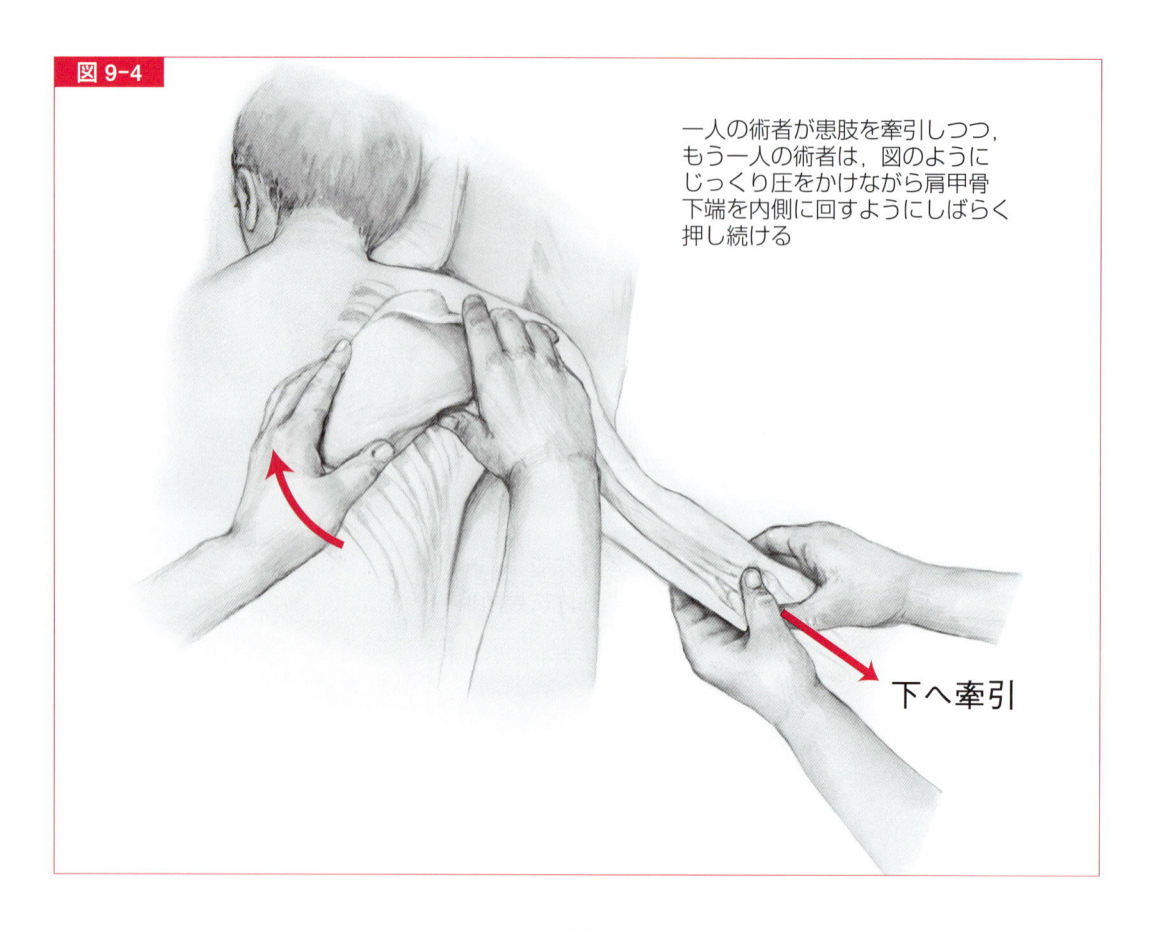

一人の術者が患肢を牽引しつつ，もう一人の術者は，図のようにじっくり圧をかけながら肩甲骨下端を内側に回すようにしばらく押し続ける

下へ牽引

　これらの 3 つのコツの頭文字から 3S 法として覚えるのが今回の裏技だ．状況によっては患者を腹臥位にできないことがあるが，この方法は仰臥位でも座位でも可能である．

　この 3S 法，他の方法と比べてすごく早く整復されることが多い．成功率も高く，ものの数分で整復されることが多い．また局所麻酔なので，整復後はすぐに帰宅できる．ただ問題点は，通常の方法と違い，ゴクッという整復感を約半数の症例で感じず，知らないうちに整復されているので，時々整復されているかどうかをチェックしないと，無駄に時間を費やすことになるのでご注意を．

　そのうえ痛みがないものだから，習慣性脱臼の患者さんはいつもの激痛を期待して治療を受けると，あまりの痛みのなさに「こんなに痛くなかったのは初めてだぁ．次回から脱臼したらここに来たい！」と感動される．この 3S

ドクター林の 3S 法（肩関節前方脱臼整復の裏技）
①**Shoulder joint injection**（肩関節内局所麻酔）
②**Stretch of affected arm**（患肢の牽引＆患者協力）
③**Scapular manipulation**（肩甲骨回旋法）

図9-5

肩甲骨の下端を内側に回す（A）と，肩関節窩が内側に回って（B），脱臼した骨頭を迎えに行く形になり，整復されやすくなる．上腕骨頭をムリヤリ関節窩を乗り越えさせるような操作をしないので，骨折の合併症を起こしにくい

Dr.林の肩甲骨回旋法

整形外科医もびっくり！

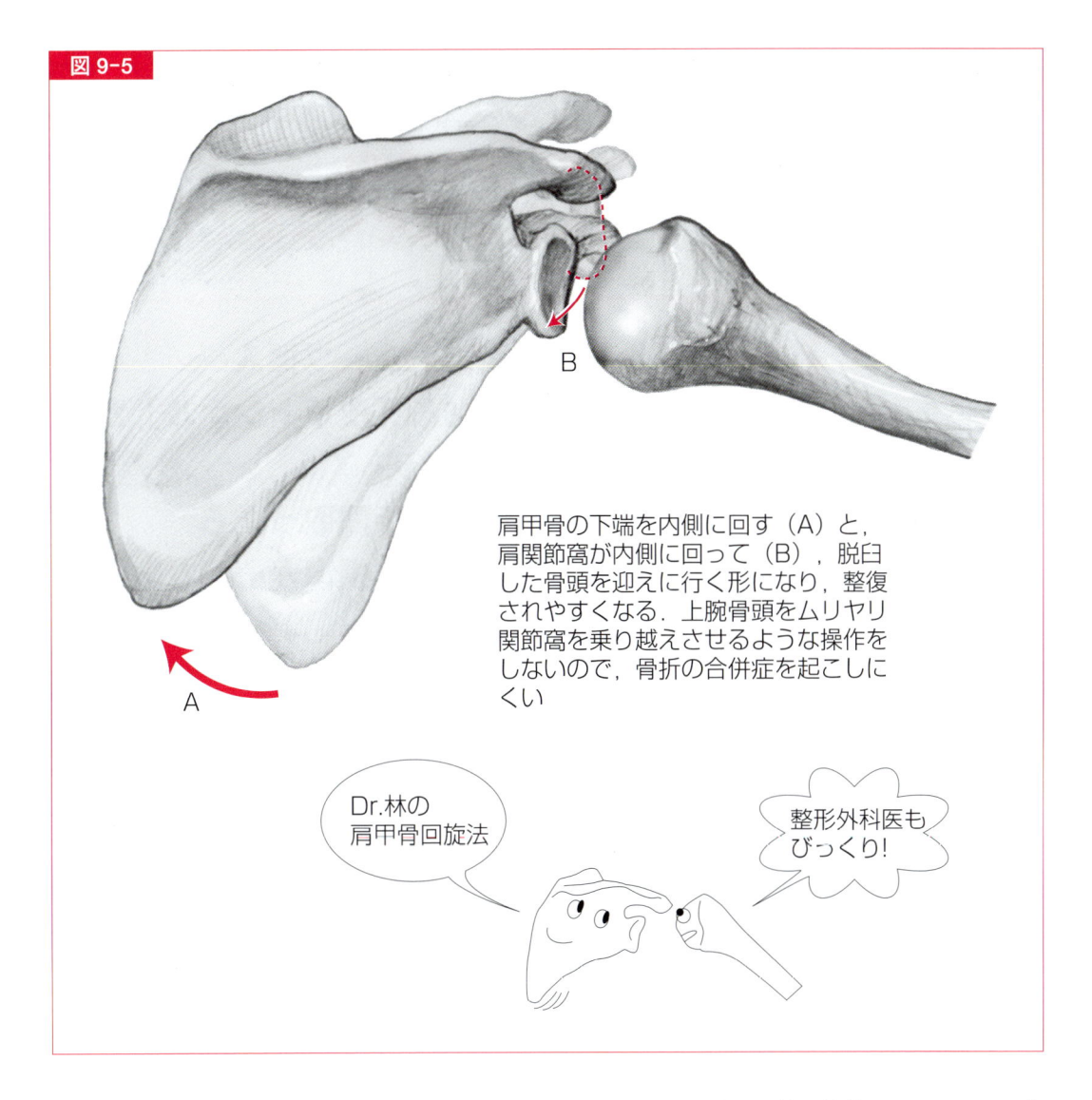

法，意外に整形外科領域ではまだ認知度が低く，整形外科医もギャフンの裏技なのだ（図9-5）．

参考文献

1) 林寛之：肩関節脱臼．一般医で整復が困難であった症例．救急医学 26：544-546, 2002.
2) Moharari RS, et al：Intra-articular lidocaine uersus intravenous meperidine/diazepam in anterior shoulder dislocation：a randomised clinical trial. Emerg Med J 25：262-264, 2008.
3) Baykal B, et al：Scapular manipulation technique for reduction of traumatic anterior shoulder dislocations：experiences of an academic emergency department. Emerg Med J 22：336-338, 2005.
4) Fitch RW, et al：Intraarticular lidocaine uersus intravenous procedural sedation with narcotics and benzodiazepines for reduction of the dislocated shoulder：A systematic review. Acad Emerg Med 15：703-708, 2008.

recipes 10

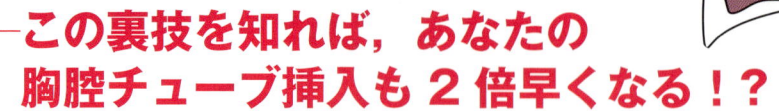

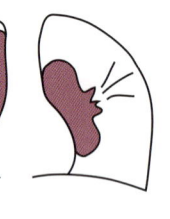

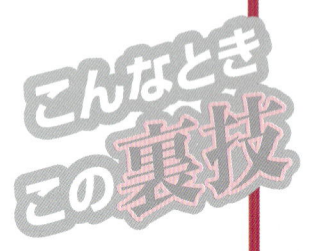

速攻裏技！胸腔チューブ挿入
―この裏技を知れば，あなたの胸腔チューブ挿入も2倍早くなる！？

こんなとき この裏技

- 緊張性気胸の胸腔チューブ挿入
- 教科書に書いてある「皮下トンネル」がうまく作れなかったら
- 肋骨上の筋肉切りに手間取ったら
- ペアンでの胸腔内臓器損傷が心配なら

　初めて気胸の患者さんに胸腔チューブを挿入したときは，随分緊張したものだったと思い起こされる．何度か手技を見て，上級医に教わり，頭の中でシミュレートし，自分ではわかったつもりでも実際やってみると違う．研修医風情におはちが回ってくるのは，十分縮んだ大きな自然気胸ってとこか．バイタルサインも安定し，どう転んでも肺実質は突き刺さないであろう症例を選んで，上級医がやらせてくれる．

　「大丈夫ですか」「痛かったらいってください」といいつつ，研修医も冷や汗，患者も冷や汗．もちろん患者の心の中では「なんでこんな若造にされるんだ．あぁ，俺はモルモットか．なんで上の医者がしないんだ．やっぱりこんな病院に来るんじゃなかったぁ」と思っているに違いない．不思議と，一般の患者さんはモルモットという言葉が好きらしい．大学病院でもない限り，モルモットとは無縁で臨床ばかりしている医者にとっては，一切患者を実験台などと思ったことはさらさらないのだが…．

　患者にストレッチャーに寄りかかってもらい半座位の状態で手技を行うが，これがまたなかなか入らない．教科書的には一肋間下に皮切を入れ，皮下トンネルを作り，そして肋骨上縁に沿ってトロッカーを入れるだけである．研修医はペアンで一生懸命筋肉を開こうとしているが，はたから見ていれば筋肉をペアンで一所懸命なでているだけ…．上級医もいつ口を出そうか苛立ちを隠しつつ見守る．

　そのうち「おい，そこは筋膜が切れてないよ．もう少し鋭的に切ったら？」という．何度かペアンで剥離し，メスで少し切り，またペアンで開くというのを繰り返し，最後にペアンでどんと突いた途端，シューッと空気が漏れて

くる．研修医はやったぁと，胸腔に達したのを喜び，患者は自分の胸腔から空気の漏れる音を聞き，「先生，気分が悪い，吐き気がしてきた」といって顔を真っ青にしている．血管迷走神経反射のせいで今にも意識を失いそうになっている…．

緊張性気胸はアドレナリン全開で対処せよ

一刻を争う

　気胸は気胸でも緊張性気胸にでもなれば一刻を争う．こんな悠長にしていたのでは患者を失ってしまう．いうまでもなく**緊張性気胸は難治性ショックを伴う気胸のこと**で，肺の破れたところが一方通行弁になり，呼吸をするたび，特に陽圧換気をするたび，どんどん胸腔内に空気が漏れ，胸腔内圧がパンパンに上昇してしまう病態だ．そうなればもう静脈血は圧の高い胸腔内には戻ることができず，ついには心臓から血液が出てこなくなってしまうのだ．この病態は胸部 X 線など撮影して時間を費やそうものなら，患者はあの世に直行してしまう．あくまで臨床診断で対処，つまり胸腔チューブを挿入しないといけない．

臨床所見

　臨床所見としては，難治性ショック（必須）＋患側呼吸音消失/減弱，患側胸部打診上鼓音，増大する皮下気腫（触診で握雪感），気管の健側への偏位，頸静脈怒張（大量出血を合併する場合にはこれは出現しない），肋骨骨折の触知などが手がかりになる．緊張性気胸を疑いながら胸部 X 線をオーダーするなんてことは，患者を見殺しにするのと同じだ．

　ひどいショックがあり，SpO_2 がどんどん下がり，気胸の所見があれば胸腔チューブは DO である．実質臓器を損傷しない手技さえ身につけていれば，もし診断が微妙でかつ患者が危険な状態の場合は，緊張性気胸の確定ができていなくても胸腔チューブ挿入は許される．胸腔チューブ挿入そのものが悪さをするのではないのだから…（ただし手技が未熟な場合の合併症は重大！だからこの裏技を読み進めてね）．

　今にも死にそうで失いつつある，または心肺停止の状態で重症外傷が搬入されてきたときに，すぐに気管挿管，急速輸液療法，気胸が少しでも疑われれば，迷わず胸腔チューブを挿入（それも皮下気腫が多くて左右どちらか分からなければ両側に）してしまうという crush protocol というものがある．出血性ショックなら速攻で輸液を，もし緊張性気胸が隠れていたならばこの状態から救命できる可能性があるというコンセプトだ．

内筒は使わない

　したがって本当に一刻を争うので，胸腔チューブについている内筒はこんな状況では決して使ってはいけない．もし気胸がなくても安全に素早く挿入できないといけないのだ．慣れれば 30 秒以内には挿入可能だ．内筒を使うのはあくまで大きな気胸があるのが分かっており，状態が安定している手術室だけであり，救急室では内筒はすぐに捨ててしまえばいい．また，内筒を使って，肺実質を突いてしまった，心臓を突いてしまったという合併症の話は昔は枚挙にいとまがなかったが，最近ではようやく ATLS® や JATEC® の

普及で内筒を使わないのが一般的になってくれた．

若い医者のよく起こす pitfall は，すべての道具が揃わないと胸腔チューブ挿入を開始しないこと．看護師が「胸腔チューブや低圧持続吸引器，縫合セットの準備がまだです」とか，「胸腔チューブはどれくらいの大きさにしますか？　えっ，その大きさの胸腔チューブはオペ室から取ってこないとないので待っててください．今，走って行って来ます」とかいうと，素直に道具が揃うのを待ってしまい，どんどん患者の状態が悪化してしまうのだ．

> **早く胸腔の空気を抜く**

緊張性気胸はとにかく早く胸腔の空気を抜けば患者は助かる．看護師が道具を揃えている間に，メスとペアンでまず胸腔に穴を開けてしまえば，ドブッシューッと空気が一気に流出して，患者の血圧はグゥ〜ンと上がってくる．その段階で指を胸腔に入れながら，フンフンと鼻歌混じりで（失礼），「じゃぁ，何フレンチの胸腔チューブをもらおうかなぁ」なんていうのが格好いいのだ．

> **胸腔穿刺**

えっ？　胸腔穿刺？　そう，確かに胸腔チューブ挿入前に，第2肋間鎖骨中線上で太いサーフローを数本刺すことで，ある程度空気を逃がすことができ，胸腔チューブ挿入までの時間稼ぎができる．ただ間違ってはいけないのは，胸腔穿刺程度で，緊張性気胸が良くなったりするわけがない．せいぜいシューッと申し訳程度に空気が漏れてくるだけ．**必ず胸腔穿刺に続いて胸腔チューブを挿入しないと最終的な治療が完了したわけではない**．

慣れた臨床家は緊張性気胸に胸腔穿刺があまり効果がないことをよく知っており，JATEC® でも手技に慣れていれば，胸腔穿刺をせず，いきなり胸腔チューブ挿入をよしとしている．今回の裏技はまさしく胸腔チューブ速攻裏技なのだ．

一肋間下から入れる裏技皮下トンネルの相対性理論！?

胸腔チューブ挿入には，まず狙う肋間よりひとつ下の肋間の高さから皮下トンネルを作ってから胸腔に達するように教科書に書いてある（図 10-1a）．これは結構面倒な手技であり，研修医は考えずにまっすぐに挿入すれば良いと教えられているところも多い．ところがそうすると胸腔チューブの先端がうまく肺尖に向かないこともある．

> **患者の腕を上げる**

胸腔チューブ挿入裏技として，患側の腕を上げてしまう．その位置で肋間にそのまま入れる．胸腔チューブ挿入後，腕を下ろせば皮膚も下がってくるので自然に皮下トンネルができてしまう（図 10-1b，図 10-2）．患者に頑張って腕を上

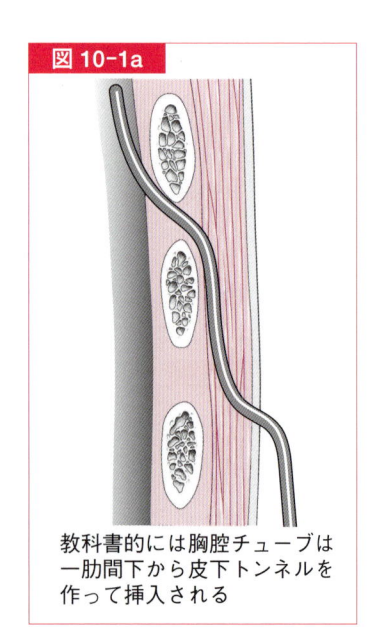

図 10-1a

教科書的には胸腔チューブは一肋間下から皮下トンネルを作って挿入される

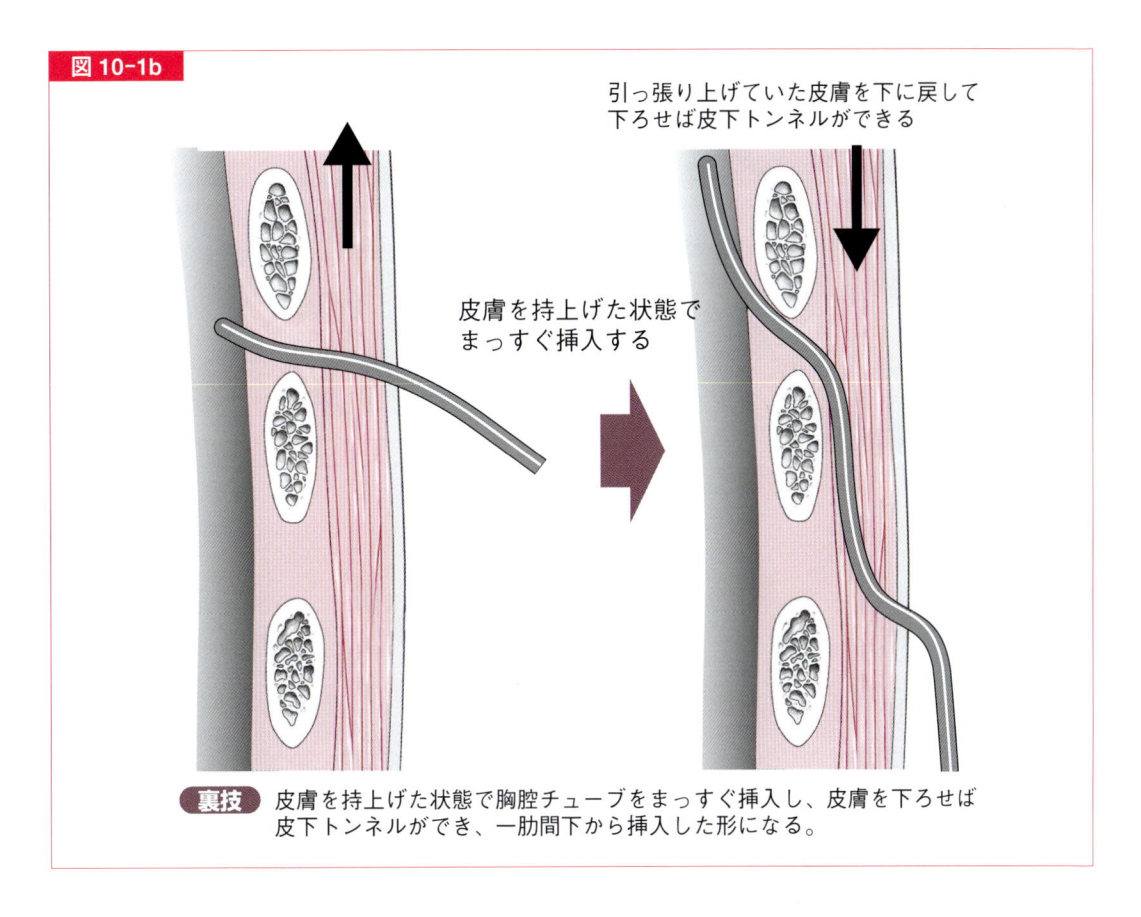

図 10-1b

引っ張り上げていた皮膚を下に戻して
下ろせば皮下トンネルができる

皮膚を持上げた状態で
まっすぐ挿入する

裏技 皮膚を持上げた状態で胸腔チューブをまっすぐ挿入し、皮膚を下ろせば皮下トンネルができ、一肋間下から挿入した形になる。

げてもらっても，腕がしびれてくるので，できれば助手が患者の腕を持つか，またはベッドに腕を縛っておく（図 10-3）．腕挙上の時間が長くなりすぎないように，準備物品が揃ってから腕を上げるような配慮が必要だ．もし腕を上げることができない場合は，助手に皮膚を引っ張り上げてもらって，その位置のまま胸腔チューブ挿入後までしっかり皮膚を押さえてもらえばいい（図 10-4）．この際は，対側の乳頭の高さを目印にして皮切を入れる（皮切部位については後述）．胸腔チューブ挿入後，皮膚を引っ張り上げていた助手の手を戻すと，皮膚が下がって，相対的に皮下トンネルができてしまうのだ．皮膚を上げてしまう裏技は，いわゆる皮下トンネルの相対性理論なのだ．

速攻皮切の裏技

教科書には一般的に第 4～6 肋間で中腋窩線のやや前が胸腔チューブ挿入部になる．しかし緊急の場合は，いちいち肋間の数など数えている暇などない！　患者を半座位にできれば横隔膜が下がり安全だが，多発外傷などで，患者が仰臥位のままで胸腔チューブを挿入するとなると，第 6 肋間では低すぎて，脾臓を突いてしまったという報告もある．**横隔膜は呼気終末時には乳頭ラインまで挙上してくるからである**．

図 10-2

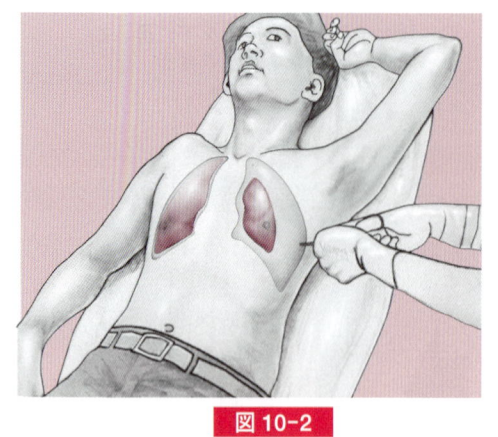

図 10-3　上げてもらった腕が疲れない工夫

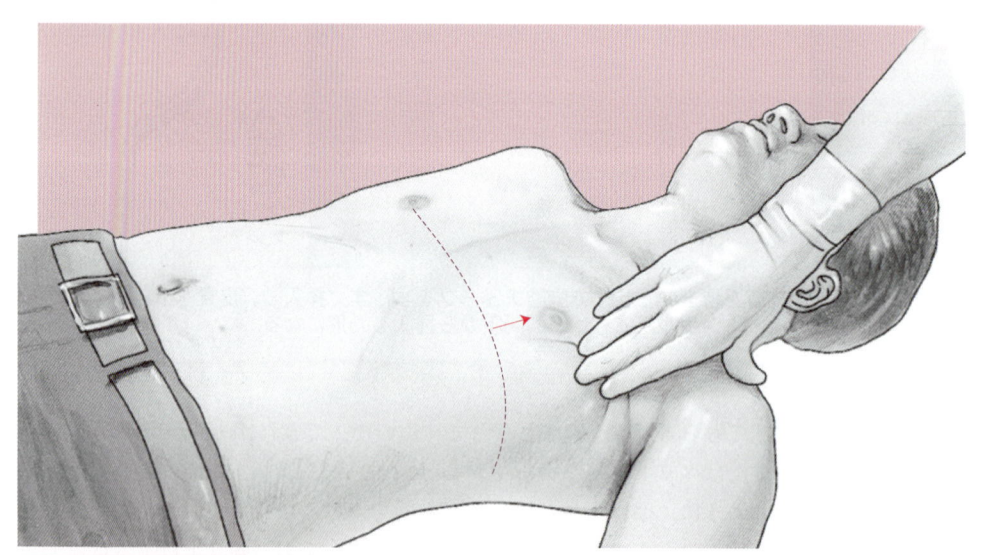

図 10-4　皮膚を引っ張り上げている図：皮膚の持ち上がりに伴い，乳頭も上に上がっている

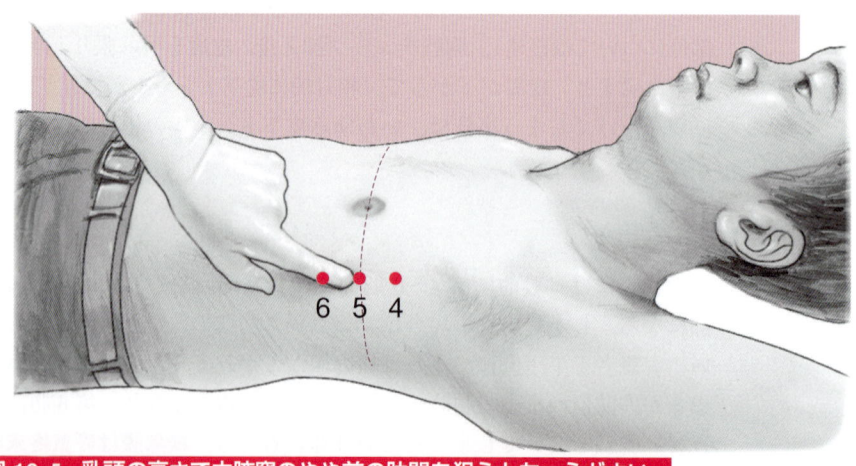

図 10-5　乳頭の高さで中腋窩のやや前の肋間を狙うとちょうどよい

この点は外傷患者治療の上では大事なポイントであり，左右の乳頭線より下の胸郭の穿通性外傷では，胸部外傷と思っていても，横隔膜を貫いて腹部外傷も合併することがあるので，必ず腹部外傷も合わせて検索する必要がある．したがって第6肋間は避けて，第4～5肋間で挿入するのがベストだ．

乳頭の高さ

実は乳頭の高さで狙えばちょうど第4～5肋間になる（図10-5）．ATLS（Advancd Trauma Life Support）でも同様なrecommendationになっている．もちろん，男性の乳頭の高さを想定しないといけない．場所を同定したら，皮下，肋骨直上，肋骨上縁，胸膜に十分量の局所麻酔を注射する．筋肉内にたくさん局所麻酔を打つのは意味がない．

図10-6

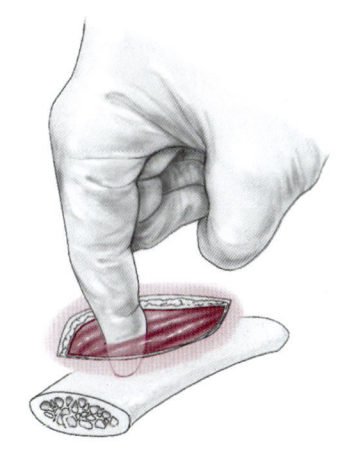

- 肋骨に沿って、皮膚を約3〜4 cm切る
- 指で下の肋骨を確認する
- 肋骨の真上で肋骨に沿って約2〜3 cm 筋肉をメスで一気に切る
  （肋骨はまな板代わりではあるものの、押し付けては切らない）

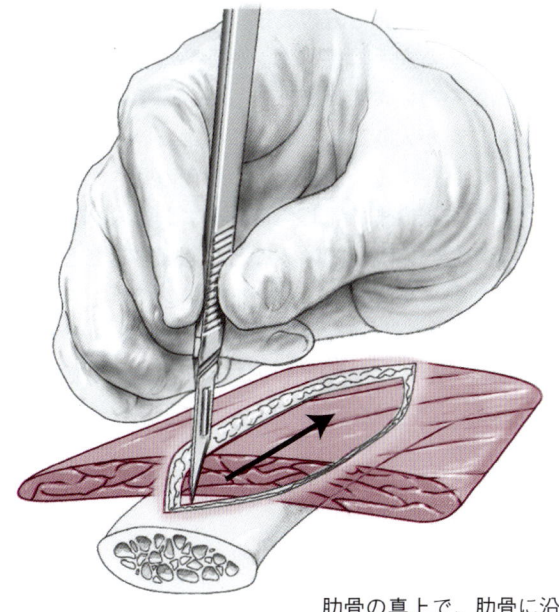

肋骨の真上で、肋骨に沿って
筋肉をメスで一気切り！

多くの研修医がするミスは筋肉をしっかり鋭的に切らないために，胸腔まで達するのに時間がかかってしまうことである．さすがに肋間を思いっきり切るのは度胸がいるし，危険だ．そこで皮切の裏技，**肋骨の直上で肋骨に沿って一気に筋肉を切るべし！** 肋骨の直上でまず皮切をし，そして手袋をはめた清潔な指でしっかり下の肋骨を触れ（皮膚のみ最初に切ってから確認するほうが肋骨を触れやすい），肋骨の走行を確認する．皮切が小さすぎるとうまくいかないので注意を．そして肋骨にほぼ触る（もちろん肋骨に触っても良い）程度の深さで，肋骨に沿ってメスで約 2～3 cm 水平方向に筋肉を一気に切るのだ．ちょうどまな板の上で肉を切るのと同じように，**肋骨を細長いまな板と見立てて，そこで筋肉を一気に切ってしまう**．あくまで奥にメスが入り込まないように，メスで肋骨を押さえつけるような切り方はせず（肋骨を切るつもりはないのだから，垂直方向に力を加えてはダメ），肋骨を触れることで深さを確認し，その深さを保ちつつしっかり水平方向に切るつもりで手技を行う（図 10-6）．ホラこれで，筋肉をペアンでグニョグニョいちいち開く作業は不要になった．

ペアンでドンと突くときの裏技

次にペアンで肋骨を触り，そのまま上にずらして肋骨の上縁に沿ってペアンを胸腔に刺して胸腔に達すればいい．もう筋肉は切ってあるので，あっという間に素早く胸腔に達することができる．ここで注意するのは，ペアンで胸腔までの穴を開けるとはいえ，ペアンがあまりにドンと奥まで入ってしまうと，胸腔内臓器損傷をきたしかねない．

ペアンの持ち方の裏技は左手にある．右手は通常の持ち方をするが，右手に添える左手は，ペアン先から 3 cm ぐらいでしっかり把持しておく．壁側胸膜を勢いよく貫いたとしても左手がストッパーになって，胸腔内に大きくペアンが入り込むということはない．ペアンの先からどれぐらいの長さを左手で把持するかは，患者の胸壁の厚さによって微調整する（図 10-7）．ペアンが胸腔内まで達したら，ペアンで穴を鈍的に大きくし，**必ず指を穴に入れて胸腔内に達していることを確認**するとともに，指でも鈍的に穴を大きくする．続いて胸腔チューブをペアンではさみ，胸腔内に挿入する．決して内筒は使わない．挿入前に肺尖までの距離を確認しておく．胸腔チューブの深さが深くなりすぎないように，チューブの深さに注意する．血胸なら肺座へ向ける．創を縫合閉鎖し，胸腔チューブを糸で固定し，低圧持続吸引器につないで終了．

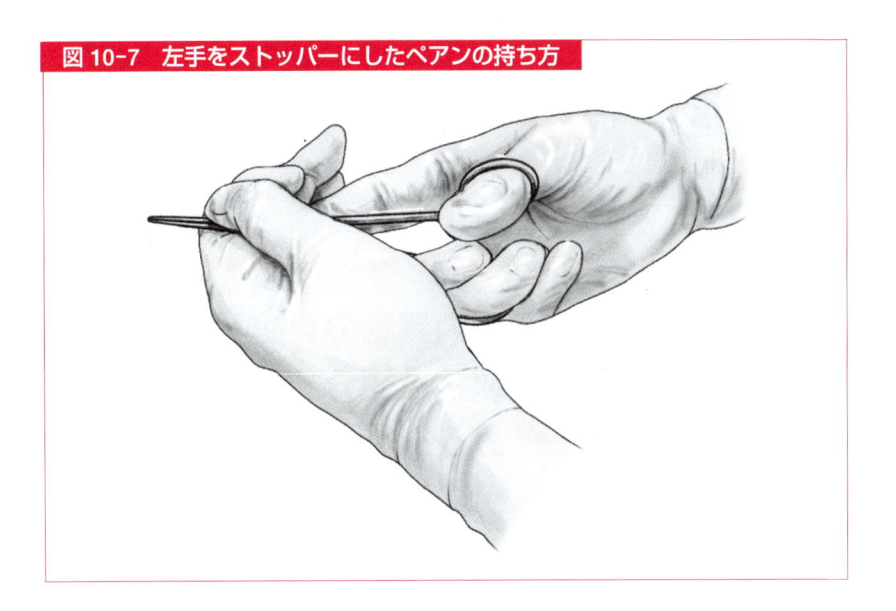

図10-7　左手をストッパーにしたペアンの持ち方

Dr. 林の胸腔チューブ速攻裏技
- 皮膚を持ち上げた状態で，胸腔チューブ挿入手技を
- 乳頭（♂）の高さで狙えばよい
- 肋骨の直上で筋肉を一気切り！
- 左手ストッパーのペアン把持で安心して胸腔突破
- 内筒は絶対に使わない安全主義（手技）

recipes 11 創内異物除去の裏技

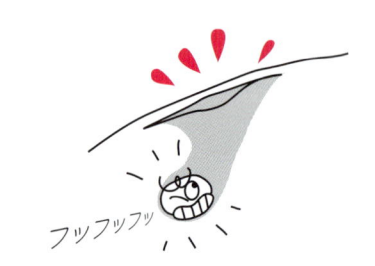

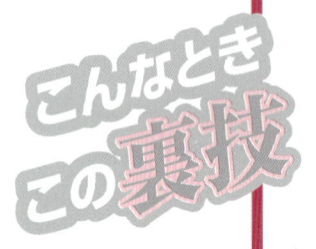

こんなとき この裏技

- 創内異物の見逃しが心配なら
- 裏技を紹介する具体的事例
  ガラス片・金属片・木片，植物のとげ・足の裏のうにのとげ・釣り針抜去
- 創内異物にエコーを使おうと思ったら

医療訴訟のトップランク

　なんでもござれの救急外来では，いろんなマイナーな外傷も多い．創傷処置はただ縫えばいいというものでもない．実は創内異物の見逃しや骨折の見逃しが，救急での医療訴訟ではトップランクにあげられる代物だ．
　アメリカでは創内異物は医療訴訟の5番目に多いのだ（Ann Emerg Med 17：496-500, 1988）．初診時の身体所見だけでは，手の創内異物の見逃し率は38%にも及ぶという．
　ただ，異物はなんでもかんでもあったら悪いわけではない．創内深く，悪さをしないものなら何年持っていても悪くない．当然だが人口弁や人工関節などは異物に他ならないが，体内にあっても問題がないのは当たり前．また戦時中に敵の鉄砲の弾が当たって，体の中に入ったままという人もいるが，元気に暮らしている．基本的に鉄砲の弾は髄液などの体液にさらされていれば鉛中毒になるので摘出が必要になるが，肉芽で囲まれてしまえば問題がないのもうなずける．
　それにしても創傷処置が終わったと思っても，後日感染を起こしてくるようなことは避けないといけない．ひとつ異物が取れたとしても安心してはいけない．複数の異物が入っていることもあるのだ．体の中にあってもそれほど悪さをしない異物を相手に，「ココ掘れワンワン」でがんがん創を大きくして，創の仕上がりが醜くなってしまっては本末転倒だ．皮下異物のほとんどはすぐその場で取らなくてもいい．取れる物はとりましょうというぐらいのスタンスでアプローチし，異物による損失と創傷治癒の損失をてんびんにかけて，その日はどこまで頑張るかを決定しないといけない．
　なるべく早めに（といっても多くは次の日までは待てる）摘出すべき異物とは，感染を起こしやすい異物（木，植物，汚染した異物，服の繊維，足底

の異物），神経血管にかかる異物（これは絶対に専門医が手を出すこと），機能障害を伴う異物である．もちろん皮下の浅いところにある簡単な異物は取り出しましょう．

ガラス片・金属片（表11-1）

X線に写る

ガラスや金属はX線に写る．あるのがわかったら，マーキングをつけてもう一度X線を撮り直してどこにあるのかをはっきりさせるといい．以前はガラスに鉛が含まれているからX線に写ると信じられていたが，実は鉛の含有量は関係ないことがわかっている．ガラスはX線に写る！ **ガラスでケガした場合に，X線を撮っていないと，訴訟になった場合には60％の確率で負けるという**．ガラスも2mm以上の大きさならX線で99％見つけることができ，1mm大なら83％，0.5mmなら61％と報告されている（Ann Emerg Med 19：997-1000, 1990）．ガラスでケガをした場合は，ルーチンにX線を撮影すべきだ．

ところが，創の底まで開いたとしても，X線に写ったガラス片を7％の確率で見つけられないという報告がある（Am J Dis Child 146：600-602, 1992）．深い創で底まで開けない場合は21％が見つけられない．外来で創内異物を取り出す決心をしたものの，X線にはくっきりと写っているのに，創を開いて延長切開を入れても入れても創内異物が見つからず，一方どんどん他の患者がたまってきているときほどストレスフルなことはない．**創内異物はなめてかかると痛い目に遭うものだ．深追いは禁物だ**．もし可能なら透視下で探せばいいが，結構時間がかかるものと思って，人と時間，器具をしっかり準備しておかないと創内異物のアリ地獄にはまるのでご注意を．

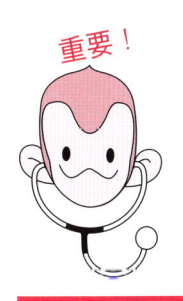

表11-1 創内異物除去のポイント
●ガラスによる創傷ならX線検査は必須！
●ガラス片が2mmなら99％，1mmなら83％，0.5mmなら61％，X線に写る！
●木片は手軽なエコーを使うと見つけやすい！
●20〜30分を目安に，異物が見つからなければ，深追いしない！
＊うにのとげ除去のポイント
●エピネフリン入りキシロカイン®で局所麻酔を！
●トゲの底に注入すると浮き出てくる！…ことも

木片，植物のとげ（表11-1）

木のとげやプラスチックは，X線に写らないので厄介である．でも患者が「創の中に何かある」という場合は，かなりの確率で異物がある．あの皮膚を触ったときに，ピリッとする異物感は持っている人にしかわからない．それ

でいて最も鋭敏な所見だ．木のとげは，特に膿みやすいので，見逃し厳禁だ．

これらはX線には写らないものの，CTやMRIではなんとか見つけることは可能だ．CTでは注意深い読みが必要で，一緒に空気が入っていることが手がかりになる．ただし，受傷から48時間以上経過してしまうと，木や植物が水を吸い込みCTで周囲組織とのdensityの差がうまくでなくなるので見逃しやすくなる．

救急外来で異物を摘出するのをあきらめた場合は，次の日には専門医に行く必要がある．異物検索にはMRIのほうがCTよりもはるかに役に立つことはわかっているが，果たして創内異物の検索のために，高価なMRIの適応を広げるかどうかは議論の余地がある．その点では，エコーによる異物検索はなかなかいい成績を示している．1×2 mm以上の大きさの異物なら，高周波数のエコーで皮下組織を調べると，感度はなんと95〜98％，特異度は89〜98％というおいしい結果である．ただしエコーは経験が必要なのが難点だ．エコーの見え方はポイント参照．

エコーは好成績

> **創内異物エコーの裏技**
> - 金属はcomet tailサイン．ガラスはもう少し弱めのび漫性の尻尾をひく．
> - 石や砂利は胆石みたいにacoustic shadowをひく．
> - 木片やプラスチックは弱い高輝度エコーになる．
> - 異物の周囲の水→炎症による！
>   （木，植物は炎症反応がでやすい）
> - 異物近くの空気→見逃す原因．
>   圧迫して空気を潰せば異物が見えてくる！

> 木片は…絶対取るべし！
> X線には写らない！
> エコーを利用すべし！

創内異物除去は引き際が肝心！

どちらにせよ，すべての創内異物を100％見つけることができる検査はなく，一生懸命創内を探しても異物が見つからないときがあることを，肝に銘じておかなくてはならない．もし外来で簡単に取れないと判断したら，深追いは禁物だ．**おおよそ20〜30分を目安にして，それ以上時間をかけても見つかるものではない．**創内に埋まった異物は1 mmずれてもなかなか見え

ないことがあり，たとえ透視下で行っても1時間以上時間がかかることだってある．創内異物検索には，引き際も肝心．

創感染を起こしやすい異物を疑う場合は，いつごろ感染を起こしやすいか，いつごろ創のフォローアップをすべきか，創感染の徴候は何かを詳細に患者に説明しなければならない．無益に創を大きくして美容上機能上に問題を起こすのでは本末転倒であるので，ライトや器具の揃っていない時間外であまり粘るのは賢明ではないこと，そして後で専門医がいい設備の元で取り出すほうが創にもいいことを患者に十分説明し，同意してもらう必要がある．

きちんと説明をすれば，その場では一期的に創を閉じるが，後日専門医が異物を摘出する可能性があることを，ほとんどの患者は理解してくれる．誰でもへたくそに（失礼，実はライトや器具，時間の要因が大きい）創を大きくされるのはいやなものだ．大事なのは，

カルテ記載

- 今は一生懸命創内異物を探したこと
- 探し出せない異物がありうること
- 創の治癒のためにも創を大きくするのは得策ではないこと
- 後日異物を取り出すことがあり，きちんとまめにフォローアップすること
- 感染の徴候として気をつけないといけないサインを患者が理解したこと

を，カルテに詳細に記載しておくことだ．

足底のうにのとげ（表11-1）

海水浴をしていて，うにを踏んでしまったと患者が来ることがある．うにのとげは実にもろく，鑷子（せっし）でつまむと，モロッとくずれて創内にうにのとげが残って後で膿んでくる羽目になってしまう．したがって，少しメスで切開を入れて，助手に創をカウンタートラクションをかけてもらい，創の奥まで鑷子を入れて，トゲを持ち上げるといい．

とげをひっぱらない

決して目の前に見えているとげをそのままつまんでひっぱってはいけない．モロッ…ほら！　その際には必ずエピネフリン入りのキシロカイン®で局所麻酔をするといい．切開を加えても出血してこないし，何より周囲の血管が収縮するため，うにのとげが黒く浮き上がって見えて処置がしやすい．通常のエピネフリンなしのキシロカイン®では，出血も伴い泥沼状態になってしまう．またとげの底にも注入するととげが浮き出てくることがあるのでトライする価値はある．

> うにのとげ…まず出血のコントロールを
> 無理に引っ張るとくずれてしまう！
> 適切な皮切を追加

指の異物

やはり出血しないほうがはるかに異物は取りやすい．エピネフリン入りのキシロカイン® 様さまだ．ところが指の場合は，盲端動脈なのでエピネフリン入りキシロカイン® 使用は原則禁忌になっている（最近の報告では，血管の病気がない限りエピネフリン入りキシロカイン® は必ずしも禁忌ではないが…）．指の根元を縛って処置を行う人もいるが，それでも指一本分の血液が出きってしまうまでは，処置中は出血してしまう．そこで，駆血帯による裏技を紹介しよう．

駆血帯止血法

通常通り，まず指ブロックを施行する．麻酔が効くまで十分（10～15分）に待つ．異物除去用の器具などの準備が整ったら，おもむろに駆血帯を取り出そう（大仰な！？）．用意するのは駆血帯とペアン．指先から駆血帯でぐるぐるを指の根元まで隙間なく，でも重ならないように巻いていく．その際に指の血液を全部手のひら側に送るイメージを持って行う．指の根元まで来たら，指の根元を3回ほど駆血帯で巻いて，緩まないように押さえておく．

次に，指先からゴムをぐるぐるはずしていく．根元まではずしてきたところで，根元だけ2～3回ぐるぐる巻きの駆血帯をぎゅっとひっぱりペアンでとめる．ホラ，真っ白な指が出来上がり（図11-1）．わざわざペアンを使わなくても，駆血帯を分解して，駆血帯ピンチをペアン代わりに使うこともできる．この方が経済的だよね．平らな面が肌に当たるように工夫しよう．

この状態で切開してもまったく出血しないので非常にやりやすい．駆血時間は最高30分とすると安全．あわてて指ブロック前に駆血したらダメだよん．駆血時間はきっちり守るために，看護師さんにタイムキーパーになってもらうといい．言うまでもないけど，患者さんは処置中は必ず寝かせること．痛み刺激だけでも血管迷走神経反射でひっくり返りそうなのに，血の通わない自分の指を見ると気持ち悪くなって倒れちゃうよ！

広い範囲の駆血は？

ではサボテンに突っ込んでしまい，いっぱいとげが刺さっている場合はどうするのかというと，次のようにする．局所麻酔をチマチマ注射してとげが取れればいいけど，深い場合はやはり切開を入れる．出血がやはり最大の難敵だ．その際は前記方法を応用すれば，出血を抑えることができる．

> 指の異物除去には…
> - 駆血帯止血法をマスターせよ
> - 出血しないだけでこんなに楽チン

11 創内異物除去の裏技

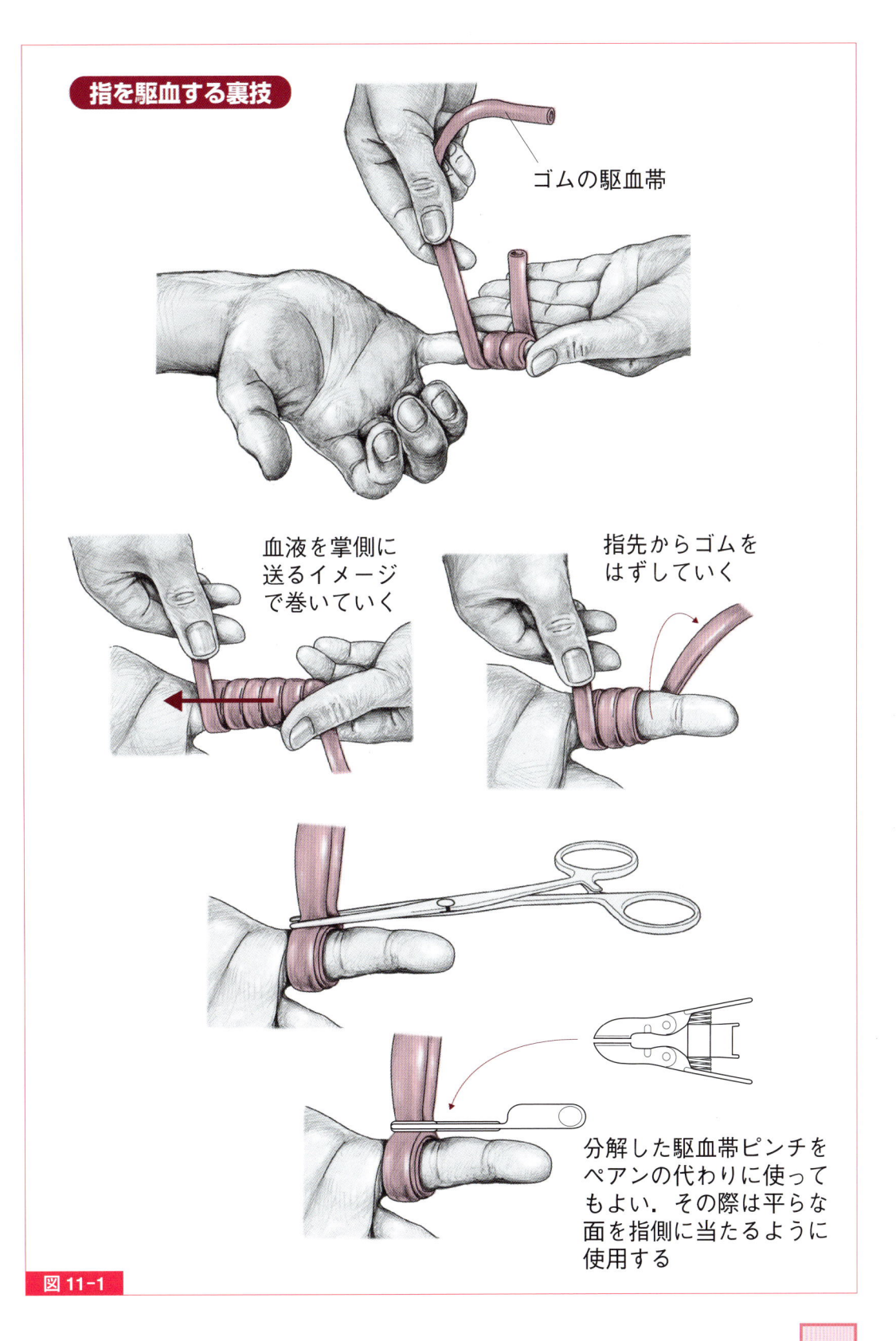

指を駆血する裏技

ゴムの駆血帯

血液を掌側に送るイメージで巻いていく

指先からゴムをはずしていく

分解した駆血帯ピンチをペアンの代わりに使ってもよい．その際は平らな面を指側に当たるように使用する

図 11-1

83

太いゴムで止血　今度はエスマルヒという大きなゴムを使う．幅広のゴムなのでほんの少しだけ重ねて巻いていくとよい．無駄な出血をさせないで異物を取り除けるので便利だ．あくまでも駆血時間は長くなりすぎないように配慮されたい（図11-2）．

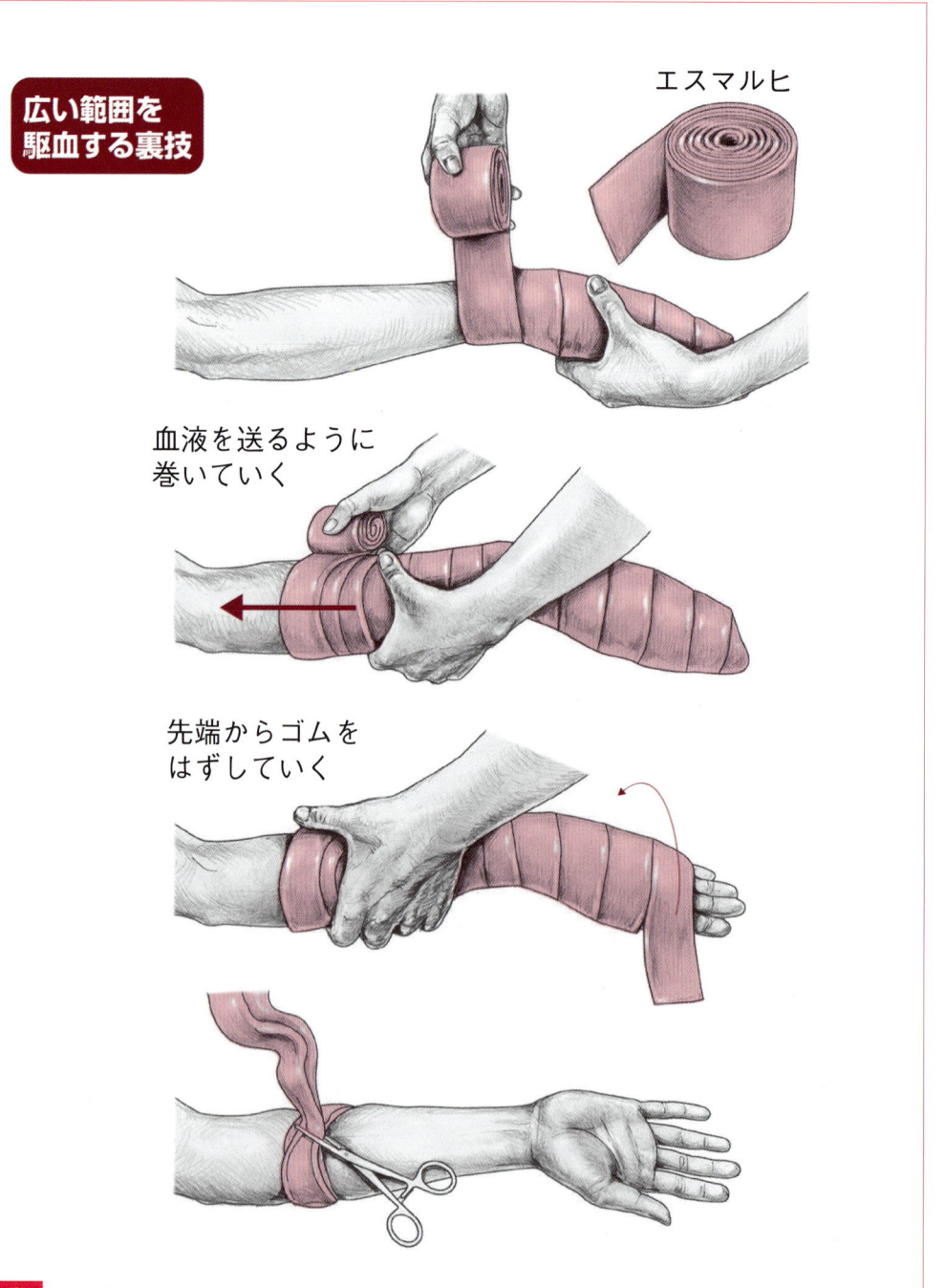

広い範囲を駆血する裏技

エスマルヒ

血液を送るように巻いていく

先端からゴムをはずしていく

図11-2

簡単な擦過傷内の砂をどうとる？

砂は絶対取る

運動会で子どもたちがひっくり返ると，きまってひざに擦過傷を作ってくれる．創感染は異物がなければ起こさないわけだから，創にめりこんだ砂は絶対に取らないといけない．まちがっても○○ドライなんてふきかけて異物をそのままにするのはご法度だ．もちろん局所麻酔をして，創部をブラッシングすればいいのだが，その前にもっと簡単な方法がある．ハイカラな局所麻酔貼付シートなんていらない．

キシロカインゼリー＋密封15分

水道水で簡単にとれる異物を取った後，キシロカインゼリーを創部にボドッと置いて，そのキシロカインゼリーを逃がさないように，接着できるサランラップみたいな素材（オプサイト®，ドレッシングテープ®）を貼って15分放置すればよい．これがまたうまく効くので，そのまま水道水で洗浄しながら歯ブラシでこすることもできる．「痛くないよ」といいつつ，うそをつく医者ばかりではないことを子どもたちに見せつけることができる．なんといっても自分の子どもがケガしたとき，私はこの裏技で親子関係をぐっと近づけたのだから…．

- 止血してみせましょう腕一本，足一本
  - 太いゴム（エスマルヒ）を使って止血を
- 皮を削った擦過傷なら
  - キシロカインゼリー＋密封15分で局麻はOK

釣り針抜去の裏技

創内異物ではないけれど，釣り針は目の前に見えているのに，引っ張ったってそうそうとれないのはストレスが多い．簡単に抜けないからこそ，釣り針なのである．成書にはいろんな方法が書いてあるが，それはとりもなおさず，決定的な方法があるわけではないということ．ここにいくつか紹介するので知っておくと便利．

針を押し進める

1．釣り針を進めてしまえ！（図11-3）

「引いてダメなら押してみな」ってことで，釣り針を押し進めてやる．この際に皮膚の外に出ている釣り針を十分消毒しておくこと．皮下に押し込むのはなるべくきれいにしておかないと感染を助長する．十分な麻酔のもと，釣り針を回転させるように進めて釣り針の先を皮膚から出す．この先をペアンでしっかり把持した後，尻尾側の針をペンチで切り落とす．この際に切れた針の根元が飛ぶことがあるので注意する．ペアンでそのまま引っ張り出す．

釣り針が三又になっている場合は，もし可能なら他の針は切除しておくといいが，切れそうになければ他の2つの針には，間違って刺さらないように，前もってセロテープまたはビニールテープを貼っておくといい．

|針を押し進める|

2．18Gの針を使ってみよう（図11-3）

釣り針の返しの位置を知っていれば取りやすい．針を引っ張った状態で，針全体を皮膚に押しつける．そうすると返しに食い込む皮下組織は少なくなる．そのまま引っ張り出せることもあるぐらいだ．そこで，18Gの針を刺してうまく釣り針の返しにかぶせることができれば，ひっかかりがなく抜くことができる．

参考文献
1) Tibbles, CD, et al：Procedural applications of ultrasound. Emerg Med Clin North Am 22：797-815, 2004.
2) Chan C, et al：Splinter removal. Am Fam Physician 67：2557-2562, 2003.
3) Halaas GW, et al：Management of foreign bodies in the skin. Am Fam Physician 76：683-688, 2007.

11　創内異物除去の裏技

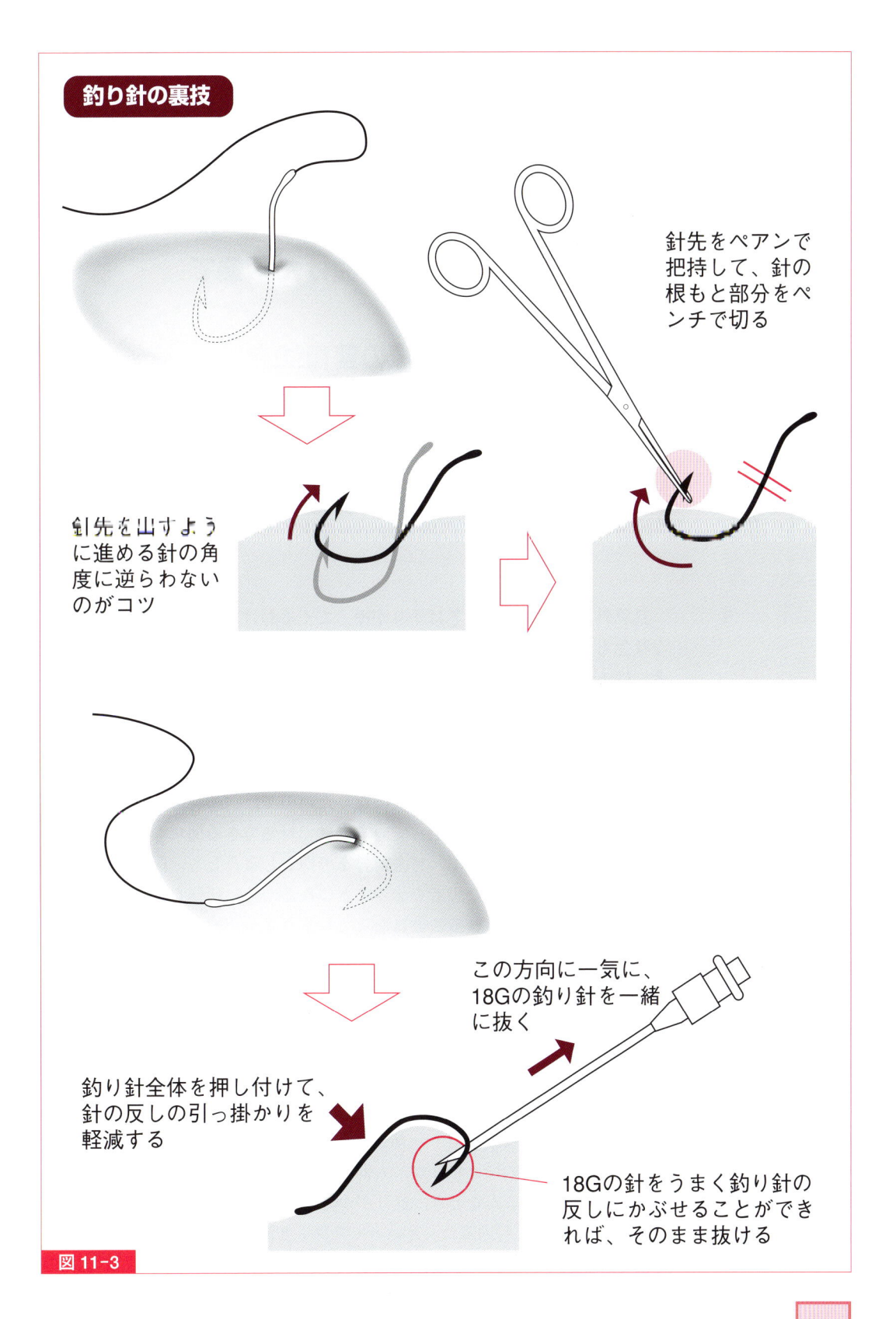

釣り針の裏技

針先をペアンで把持して、針の根もと部分をペンチで切る

針先を出すように進める針の角度に逆らわないのがコツ

この方向に一気に、18Gの釣り針を一緒に抜く

釣り針全体を押し付けて、針の反しの引っ掛かりを軽減する

18Gの針をうまく釣り針の反しにかぶせることができれば、そのまま抜ける

図 11-3

recipes 12 知ってると便利な脱臼の裏技

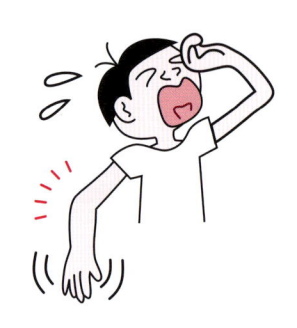

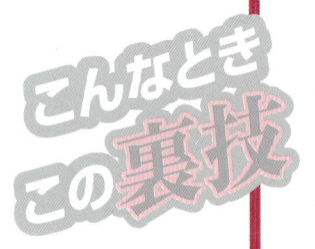

こんなとき この裏技

- 子どもが肘を軽度曲げた状態で痛がっていたら
- 実用的な肘内障の整復法をマスターしたいとき
- 顎関節脱臼の患者さんに，「口を大きく開けてください」と言って失敗したとき

　救急外来は別に3次救急ばかりがやってくるわけではない．実にマイナーな救急も当たり前のようにやってくる．軽症，軽症といっても，専門外の医者にはチンプンカンプンのことも多く，専門医を夜に呼びつけようものなら，「なんだ，こんな程度で呼びやがって！」（チッ！　舌打ちの音）とイヤミのひとつもいわれることになる．
　そういう意味でも各科ローテーションの新医師臨床研修制度は意味があるのだ．自分は将来○○科の専門医になりたいので，他の科の勉強はしたくないとさぼってはいけない．知っているだけで対処できる簡単な初歩的知識を吸収するのも重要なことで，将来何科を専門としようとも，医者となったからには当直していろんな患者を診ることになるから，研修を手抜きしたのでは，将来先が思いやられることになってしまうよ．

肘内障の裏技

　肘内障は1～4歳の子どもに多い整形外科救急である．子どもの手を引っ張ったときから急に痛がって，手を動かさないといって受診して来ることが多い．1年目研修医が，子どもだからといって，小児科医にコンサルトすると，「小児科は，外傷は見ないんだ！　コラッ！」と不思議と怒られてしまう．別に怒らなくてもいいのにと思うが，人間，分からないと不機嫌になるものだ．許してあげよう．こんなとき，通りがかりの他科ローテーション中の2年目研修医が，「あぁ，肘内障ね」といってスコンと治して格好よく去っていったら，1年目研修医の羨望の眼差しを浴びるのは間違いない．

そう，肘内障の整復法なんて知っていればなんてことはないのである．ちなみに肘内障は英語では nursemaid elbow という．「子守女の肘」というが，子守女が子供の手を引っ張って，ついついこうなっちゃうんだ．

患児は，自分で手首を押さえてくることが多く，手首を痛がっているのではないかと親がいうことがあり，受傷部位を誤りやすいので要注意．手首のX線を撮ってもダメだよン．なかには親が，子どもの肩が脱臼したといってくる場合があるが，子どもの肩関節脱臼はまれである．

単に手を動かさないといっても，実は肩から落下して鎖骨が折れていることがあり，**手を動かさないという場合は，鎖骨から手の先まで診察をする必要がある**．

手を引っ張ったという病歴があれば，まず肘内障であることに間違いないので，肘内障整復術を行えばよい．この場合に，ろくに診察もしないで，安易に先にX線のオーダーをしてしまうと，X線の2方向を撮影する際に肘をひねって肘内障が治ってしまい，X線室から帰ってきたら痛がらなくなり，結局診断名は迷宮入りしてしまう羽目になる．

肘内障を疑った場合には原則X線検査は不要である．患児が手を上げられないといっても，痛みをがまんして肘を頭の高さぐらいまで上げることはできるので，スパッと肘を伸ばして手を上にまっすぐに上げられない場合は，やはり肘内障があるのではないかと疑ったほうがいい．

寝相が悪い子どもを抱っこして，向きを変えたとき（手が体の下でひっかかってしまう）や，転倒したときでも確かに肘内障が起きることがあり，その受傷機転は様々であるので注意して診察したい．

子どもが手を痛がったら，何でもかんでも肘内障整復術をすればいいというわけではない．必ず上腕骨顆上骨折ではないことを確認すべきである．診察時に肘から上腕にかけて圧痛がないかを必ず子どもの顔色を見ながら，握ってみる．圧痛の有無を見ればいいが，なるべく注意をそらすようにして他のことを話しながら，目線をそらして上腕を診察するといい．**上腕骨顆上骨折を疑ったら，肘を捻るのは厳禁であり，X線を優先すべきだ**．

> 肘内障かな？　と思ったら…以下をチェック！
> - 好発年齢（1～4歳）かどうか
>
> できれば診断のポイントを…
> - 手を引っ張った病歴かどうか
> - 上腕骨顆上骨折を見逃してはダメ
>   （上腕骨の触診を丁寧に）
> - 肘内障と思ったらX線は不要

回外と回内

肘内障の整復といえば，教科書的には手首を回外（spination）させて，肘を曲げるということになっている．これで治らなければ，回内（pronation）

させると記載がある．はてさて，本当にまず回外させたほうがいいのかというと，最近の報告では**回内のほうが整復率が高く，痛みも少ないことがわかっている**（Acad Emerg Med 7：207-208, 2000., Acad Emerg Med 7：715-718, 1999）．Lewis の文献的考察によると，回内での成功率は 80〜95％，回外では 69〜77％であり，肘内障整復にはまず回内してみるほうがいいと報告している[1]．

ここで，秘技：「アイ〜ンのおじさん」の裏技を伝授しよう．まず左の肘内障があるものと想定してみよう．**図 12-1** のようにアイ〜ンのおじさんのポーズを頭に思い浮かべて欲しい（別に顔はアイ〜ンのおじさんにする必要はないが…）．患児の手をこのようなポジションにして，術者は患児の橈骨頭を指で触れておく．**図 12-2** では術者の右手親指を軽く，患児左橈骨頭の上に置いている．整復時のクリック感を感じるためにここに指を置いているのであり，押さえ込む必要はない．そして，患児の手を回内していけば，術者の右手親指にクリックを感じて整復される（**図 12-3**）．患児も 1 歳ぐらいだとゆっくり回内しても楽に戻せるが，年中さん（4 歳）になると少し素早く大きく回内したほうがいい場合がある．

整復後

肘内障整復後は，なるべく 3 週間は手を引っ張らないように指導して欲しい．簡単に治るから楽勝楽勝，と思ってはいけない．肘内障といえど，何度も何度も繰り返して癖になってしまうと，靱帯がゆるんでしまい，患児は将来小学生になっても，腕立て伏せや手押し車ができない，つまり肘がガクンとしてしまうような状態になってしまうのだ．

アメリカでは，一瞬の整復で肘内障整復に対して 400 ドルも請求する．日本でも 6,000 円（保険請求点数として 600 点）も請求できる．秘技「アイ〜ンのおじさん」は一瞬で 6,000 円なのだ！ あ，あ，あくどい…？

Kaplan らは，肘内障を繰り返す場合は，整復法を電話で親に教えても安全にうまくいくと報告している[2]．しかし親が信頼できるかどうかが鍵であり，顔の見える関係のできている家庭医，小児科医でないとなかなか電話でアドバイスするだけではだめかもネ．ただし，患児の年齢も大事であり，年長さんや小学校になっての肘内障はまれであり，まず骨折を疑うべきであり，電話で肘を捻ってみてごらんなんて，いってはダメ．

肘内障整復の裏技
- アイーンのおじさん
- 過回内（superpronation）のほうが回外より better！

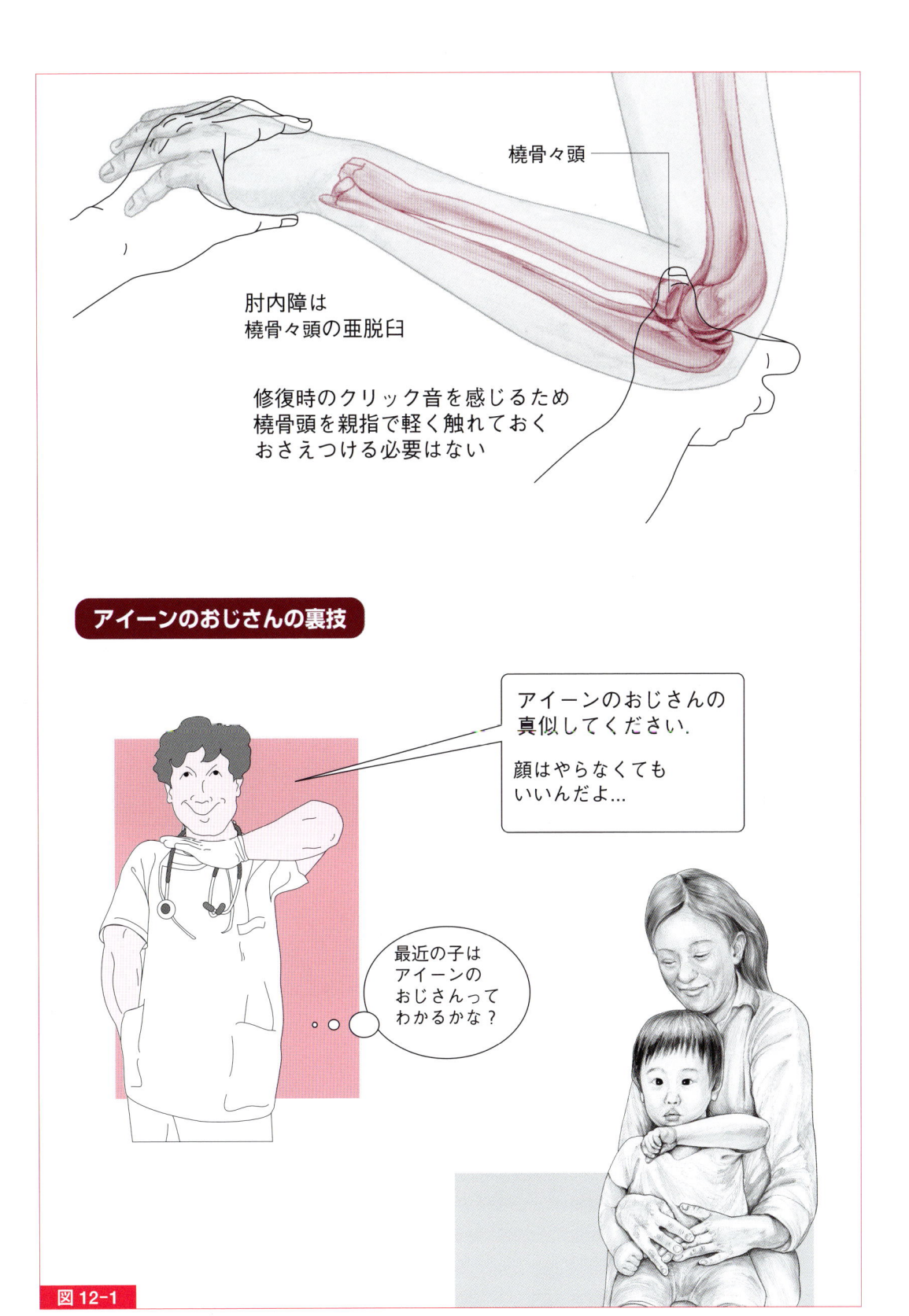

12　知ってると便利な脱臼の裏技

橈骨々頭

肘内障は
橈骨々頭の亜脱臼

修復時のクリック音を感じるため
橈骨頭を親指で軽く触れておく
おさえつける必要はない

アイーンのおじさんの裏技

アイーンのおじさんの
真似してください．

顔はやらなくても
いいんだよ…

最近の子は
アイーンの
おじさんって
わかるかな？

図 12-1

図 12-2

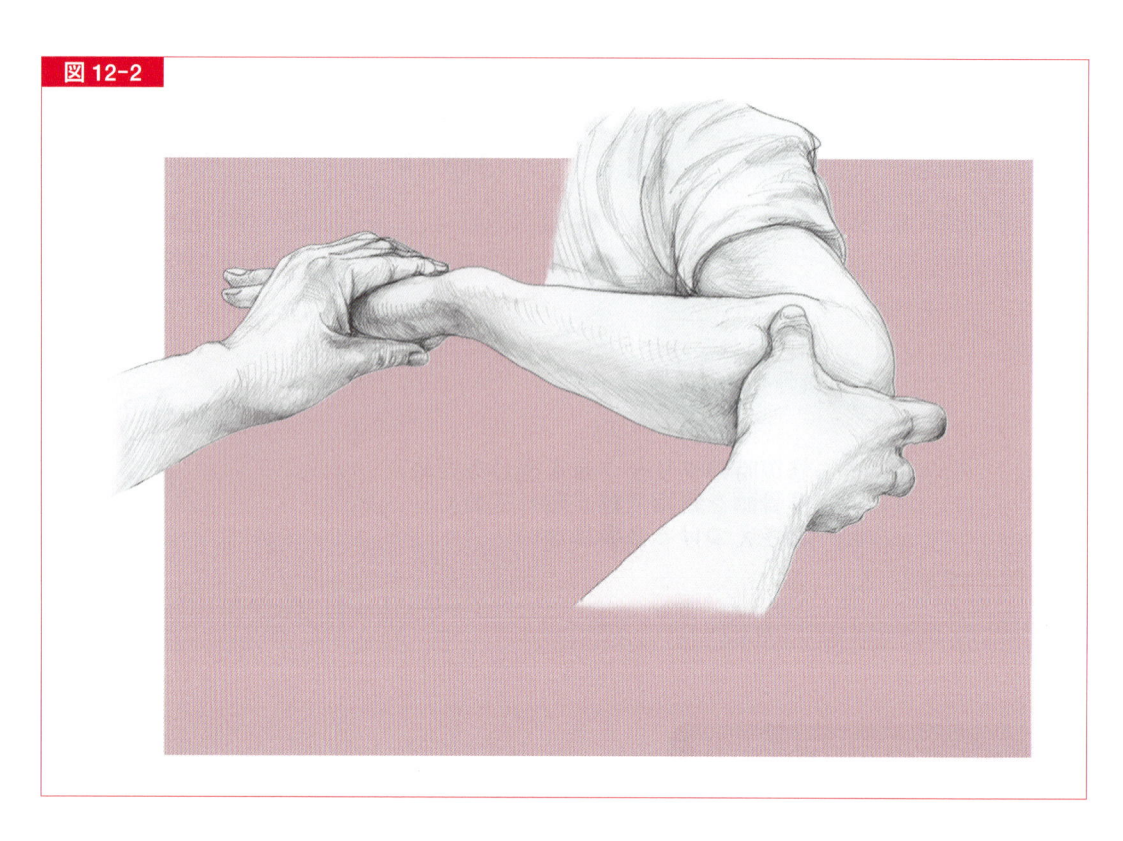

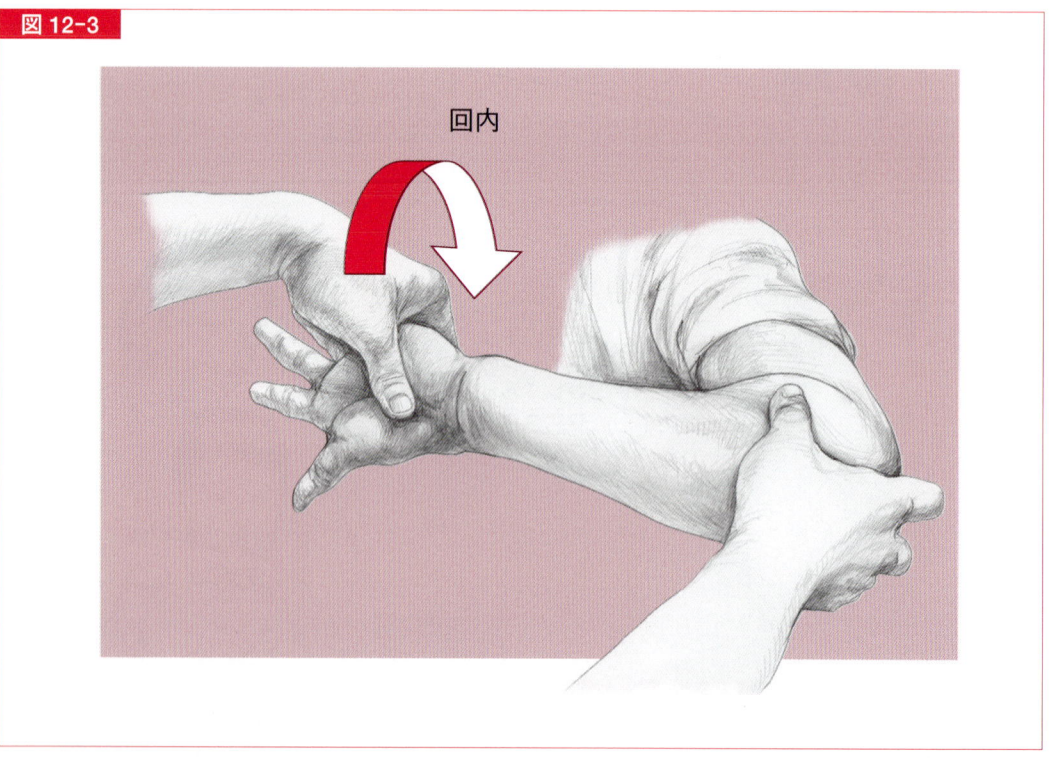

図 12-3

回内

顎関節脱臼の裏技

　顎の関節脱臼もよく遭遇する．顎関節を大きくはずせば，脱臼を整復できることはみんな知っているのだが，なかなかうまく整復できずに転送されてくる場合がある．若い女性（べつに若くなくてもいいのだが）が，顎をはずしてしまい，「アグアグアグ」とよだれをたらしながら，涙を流して救急を受診してくる様は，なんとなく哀愁を誘う．

　私が学生のころ，友人のアイスクリームを横から大口を開けてバクッと横取りした瞬間に顎が外れたことがある．口は閉じられないし，アイスクリームは口に残ったままだし，どうしようかひどく狼狽した．友人は顎関節脱臼の治し方を知っているといいつつ，私の頬を思いっきり平手ではたいてきたが，それで脱臼が治ってしまった．こんなふうにして治すのかと感動した覚えがあるが，それはまったくのうそっぱちだと医者になってようやくわかった．アイスクリームの横取りの代償がビンタだったってだけのことか．

　多くの医者が顎関節脱臼の整復に失敗する理由は，「口を大きく開けてください」と患者に話しかけることにある．顎関節は開口すると，余計ひっかかりやすくなってしまうのだ（図 12-4）．患者も一生懸命口をあけて医者の役に立つようにしているに，逆効果なのである．

口を閉じる

　むしろ患者にはリラックスしてなるべく口を閉じてもらうようにしたほうが，顎関節を大きくはずせる．術者の親指にガーゼを巻いて，患者の口腔内に入れ，奥歯に親指を置いて顎全体をむんずと両手でつかむ．ガーゼを巻くことで自分の親指をかまれるのをふせぐ．そうしないと患者の歯が食い込んで，親指に歯型がついてしまう．そして患者の顎を手前に引きつつ（図 12-5①），術者の薬指小指で患者の顎先を上げるように力を加える（図 12-5②）．同時に患者になるべく口を閉じてもらうように頼む．そのまま奥歯に置いた親指をぐっと下に押さえ込んで（図 12-5③）大きく顎関節をはずしてから，奥に（後ろに）戻せばゴクッと吸い込まれるように自然に整復される（図 12-5④）．

奥歯を下げて顎先を上げる

　ホラ，明日から顎関節脱臼の患者さんが来院してくるのが楽しみになってきたでしょ？

顎関節脱臼整復
× 「口をあけて」ブッブー
○ 「口を閉じて」ピンポーン
○ 奥歯を下げて，顎先を上げるように

顎関節脱臼の裏技

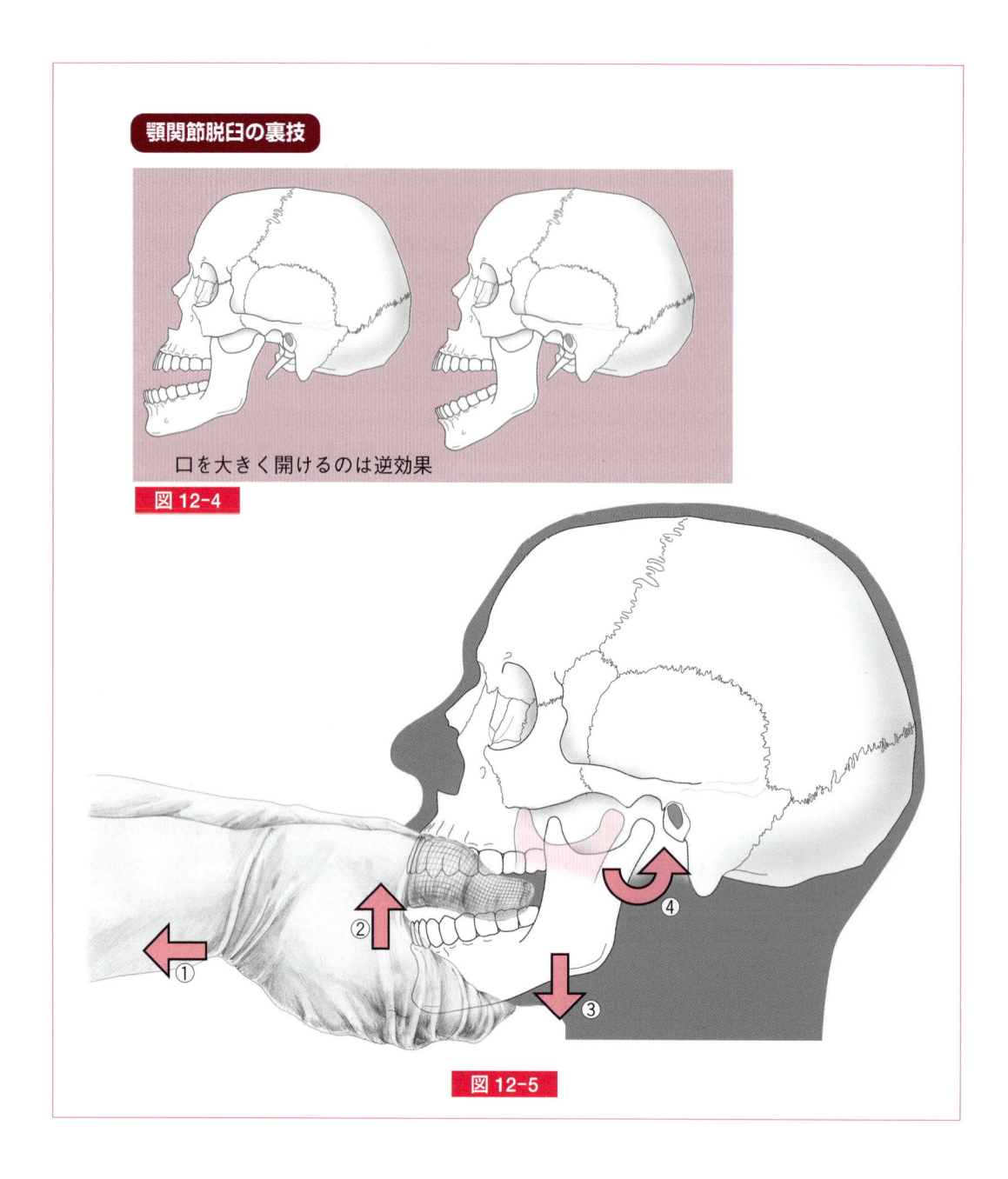

口を大きく開けるのは逆効果

図 12-4

図 12-5

参考文献
1) Lewis D：Reduction of pulled elbows. Emerg Med J **20**：61-62, 2003.
2) Kaplan RE, et al：Recurrent nursemaid's elbow（annular ligament displacement）treatment via telephone. Pediatrics **110**：110-171, 2002.

コラム (5) 声かけの裏技 ― 患者さんへ,看護師へ

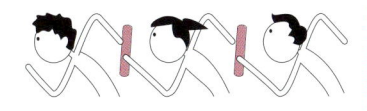

1) 患者さんへの声かけ

患者さんの採血や処置をした後,そのまま待たせがちだが,その際結果ができるまでどれくらい待たないといけないのか,おおよその時間を必ず告げよう.黙って待たせると 15 分でも待てないものだ.しかしおおよその待ち時間を言っておけば,その時間は待ってくれる.できれば通常の待ち時間よりも少々長めに言っておく.いつもなら 40 分ぐらいで血液検査が出る場合,『結果が出るまで約 1 時間ほどお待ちください』と告げておく.そして 40 分で結果が出たら,『あら,早いじゃない』と思われてみんなハッピーだ.また告げた時間を過ぎても呼ばれなければ,受付に一度ご確認くださいと付け加えておくといい.忙しいとついつい重症に気をとられて最初に出した検査結果を振り返らずに,知らぬ間に随分長く待たせてしまい,患者さんに申し訳ないことになってしまうことがある.患者さんが『もう 1 時間経ったんですけど』と言ってきたら,『すみません,今日は込んでいてあと少しで結果が出ますので』とか,『はい,もう結果が出て今お話しようと思っていたところです』と言えばいい.そう,丁度お蕎麦屋の出前の催促をした時の,あの対応と同じだね.

2) 看護師へ

自分さえ患者さんのマネージメントを知っていれば良い訳ではない.忙しい救急外来では人が入り乱れることもあり,オンコールで呼び出された医師は最初に『どの患者さん診ればいいの』などと必ずまず看護師に聞いてくる.救急担当医がオンコール医を呼び出せば終わりではなく,きちんと申し送りをして初めてバトンタッチは完了する.したがってどのベッドの患者はどうしたいのかを,必ず看護師にわかるように声かけをしておく.患者さんの持ち物ひとつをとっても,自分でビニール袋に入れて管理しているつもりでも,看護師にもきちんと声かけをしておかないと,自分が不在の際に紛失物として大騒ぎになることもあるのだ.チーム全員にきちんと声をかけておくことで多くの煩雑なことがスムーズに流れることは多いものだ.

recipes 13 腰椎穿刺の裏技

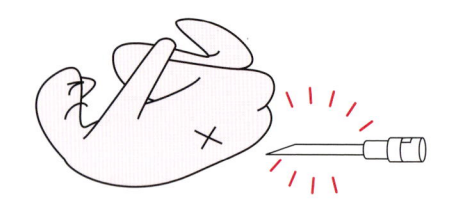

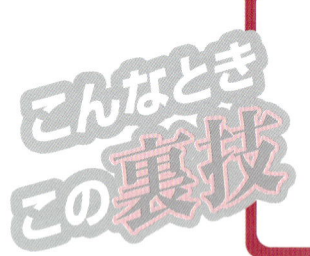

こんなときこの裏技

- 腰椎穿刺に関する次の基本技能,ポジショニング・位置決め・穿刺の深さの予想をマスターしようと思ったら
- 腰椎穿刺後頭痛を予防したいとき

「こんなに頭が痛い風邪は初めてだ」

患者さんがこう言ったら髄膜炎を疑わないといけないキーワードだ.首が固いか,固くないかなんて除外のためにはクソ(失礼!)の役にも立たない.多くの患者が首が柔らかいのに,髄膜炎だなんてことは経験する.がちがちに首が固くなるまで待っているのはダメチンだ.もちろん Jolt accentuation test(頭をぶんぶん振る)は,感度100%,特異度54%(陽性尤度比2.2,陰性尤度比0!)であり,髄膜炎の除外には使える診察法なので知っておくといい.

腰椎穿刺の裏技

さて,小児の場合特に,白衣の巨人(子供にはそう見える…はず)に押さえつけられて,腰に注射を刺されるなんて,この上なく恐い手技である.見えないところで操作されて逃げないほうがおかしい.穿刺時にどうしてもお腹をひっこめてしまうことが予想される小児の場合は,介護者は上に乗って,介助者の左腕でお腹を引っ込まないようにブロックしておく(図13-1).消毒液が垂れて来るので手袋をお忘れなく.結構この姿勢は介助者が疲れるので,穿刺の準備が十分できてからこのポジションをとってもらい,なるべく短時間ですむように心がけたい.患者の下肢を介助者の足ではさみ,患者の肩を右手で押さえて患者の体を丸くなるようにする.介助者の右手で患者の頭を押さえるのは禁忌だ.頭を過屈曲させると気道閉塞を来たしてしまう.必ず SpO_2 をモニターしよう.

位置決め

うまく腰椎穿刺を成功させるためには,一に位置決め,二に位置決め,三に位置決めだ.ちゃんと穿刺できるところに針を刺さないと絶対に入らない.むやみにぐりぐり針で位置を探すことこそ,かわいそうで,かつ traumatic tap を作ってしまう羽目になってしまう.

13 腰椎穿刺の裏技

図 13-1　介助者の左腕でお腹が引っ込むのをブロック

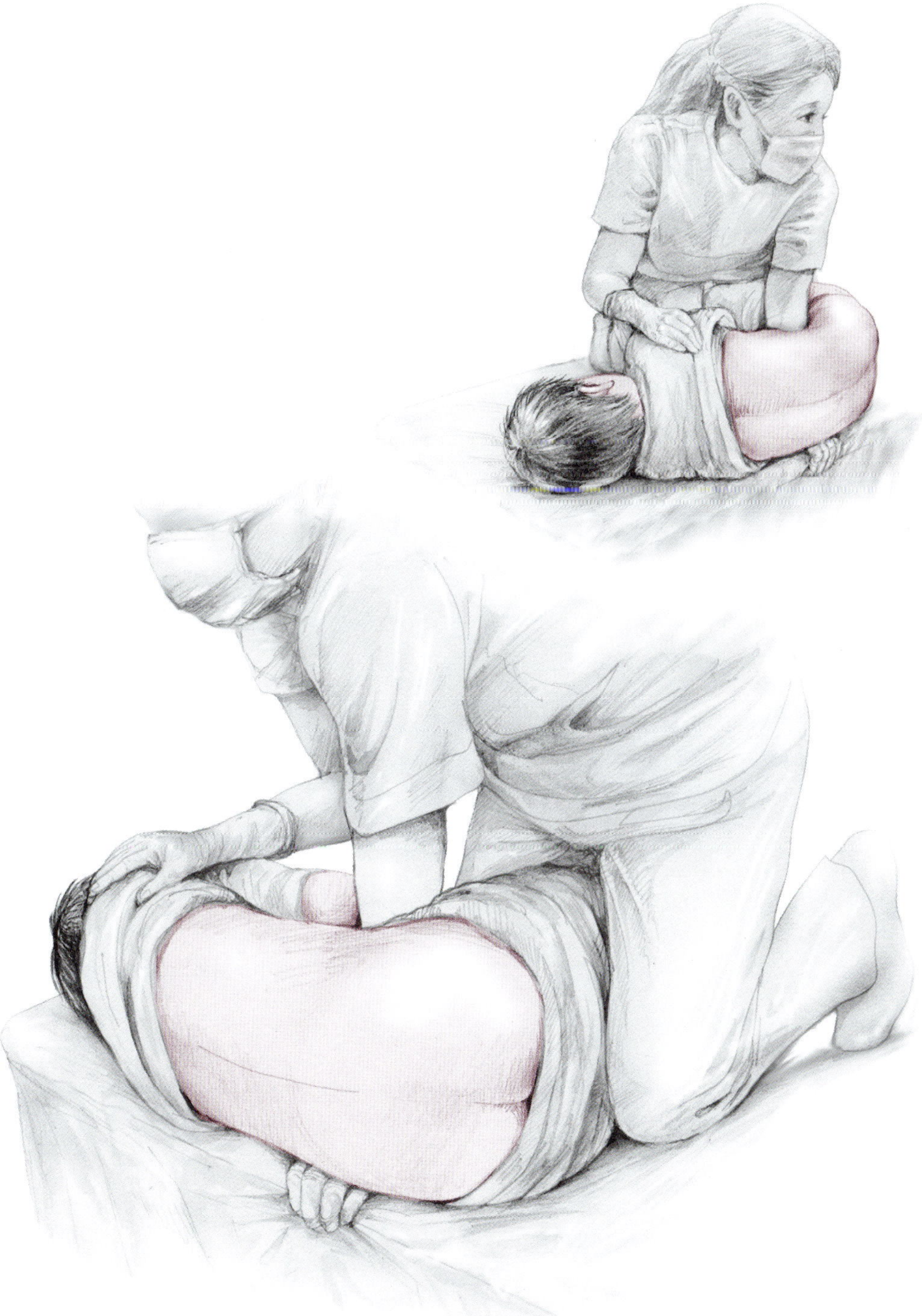

①患者のポジショニング

患者をエビのようになるべく丸くなるように指導することが多く，もうこれ以上丸くなれないと言うくらい「コンチクショー」てなもんで体位を丸くしようとするが，それは無駄であるだけでなく，腰椎穿刺の成功確率を低下させる．腰椎穿刺針を正中にまっすぐ脊柱管に向かって刺入していくには，針の向きのみでなく，体もきちんとした体位であるべきだ．**患者の背中の面は地面に対して垂直になるように位置するようにしたほうがいい**．体を丸めようとするあまりに，上になる方を前に入れすぎるとどうしても背中の面が斜めになってしまうので，そうなると，腰椎穿刺針はやや斜め下の方へ刺すという離れ業をやってのけなくなってしまう．患者の背中を丸くして棘突起の間隔を広げるのは大事だが，それに固執すると背中の面がうまくキープできなくなるので注意されたい．必ず穿刺前に背中が地面に対して垂直になっているかどうか確かめる癖をつけるといい（図13-2）．

> 背中は地面に垂直に

図13-2 背中を地面に垂直になるようにする

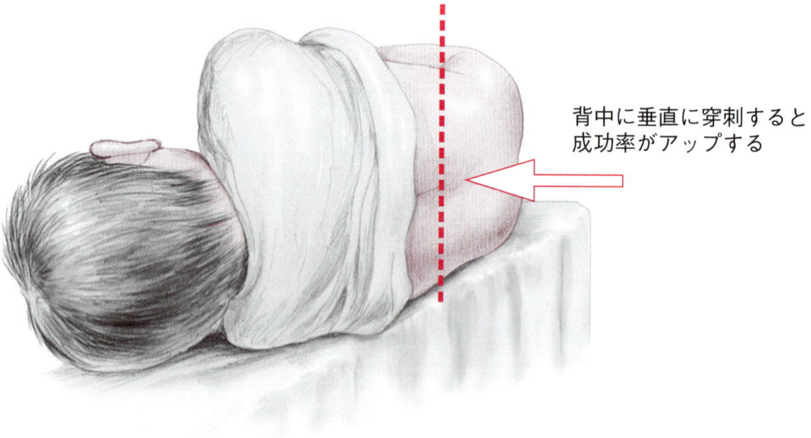

背中に垂直に穿刺すると成功率がアップする

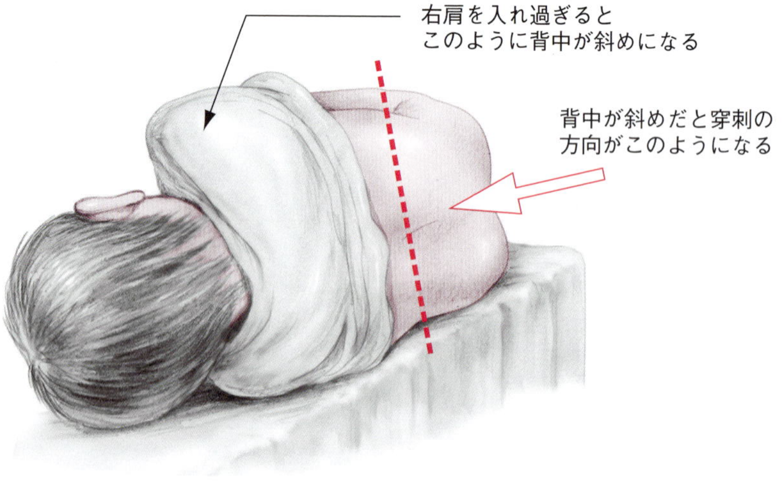

右肩を入れ過ぎるとこのように背中が斜めになる

背中が斜めだと穿刺の方向がこのようになる

②位置決めの Tips

棘突起がよく触れる場合は，L3/4，L4/5 の位置を決めるのは簡単である．穿刺部が左右にずれないか，棘突起の間はどこかを，時間をかけて確認すればいい．穿刺の失敗の多くは左右にずれてしまうことにある．ただし，いざ穿刺をした途端に患者がお腹を引っ込めてしまい，穿刺部位が変わってしまうのはよくあることで，これを患者のせいにして怒ってはいけない．**穿刺部を決めたらその位置の頭側の棘突起に，術者の左手母指を当てて，穿刺直前まで決して放さないのがコツである**（図 13-3）．位置決めをしたら，穿刺部を爪でバッテン印をつけて跡をつけてもいい．イソジン消毒でバッテンが浮き出てわかりやすい．

個人の好みにもよるが，27 G の針を使い E 入りキシロカイン® で局所麻酔をするほうが，穿刺の際に暴れなくていい．なるべく細い針で皮膚表面だけを少々（約 1 ml）局所麻酔をゆっくり注入するだけでよい．局所麻酔の際には逃げても，実際の穿刺には「今度は背中を触るだけだから」と言えば，逃げないので穿刺はずっとしやすくなる．

③穿刺の深さを予想する

ではどれくらいの深さ穿刺をしたらいいのか？ これがわかれば一番苦労しない．様々な穿刺の距離の予想式がある．ある程度深さが予想できれば，その深さまで一定のスピードで穿刺針を進めることができる．そうすれば，硬膜をやぶった感触もつかみやすい．盲目的にズブッと刺すのに比べてずっと安心できる．ただし計算機がないとなかなか計算できないような式も多い（Arch Dis Child 77：450, 1997；Coll Antropol 27：623-626, 2003；Am J Emerg Med 23：742-746, 2005）．

エコーが最適

そこでやはりとっておきの裏技はエコーだ（図 13-4）．特に BMI 30 を超えるような患者の場合は，棘突起も触知しづらく，穿刺部位や深さを同定するにはエコーが最適の方法だ．

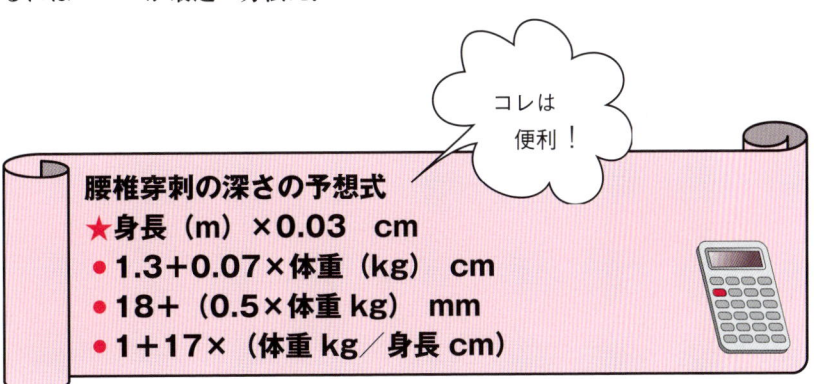

腰椎穿刺の深さの予想式
- ★身長（m）×0.03 cm
- ● 1.3＋0.07×体重（kg） cm
- ● 18＋（0.5×体重 kg） mm
- ● 1＋17×（体重 kg／身長 cm）

コレは便利！

図 13-3　目印のために棘突起に左手親指を置いて，穿刺直前まで決して放さないこと

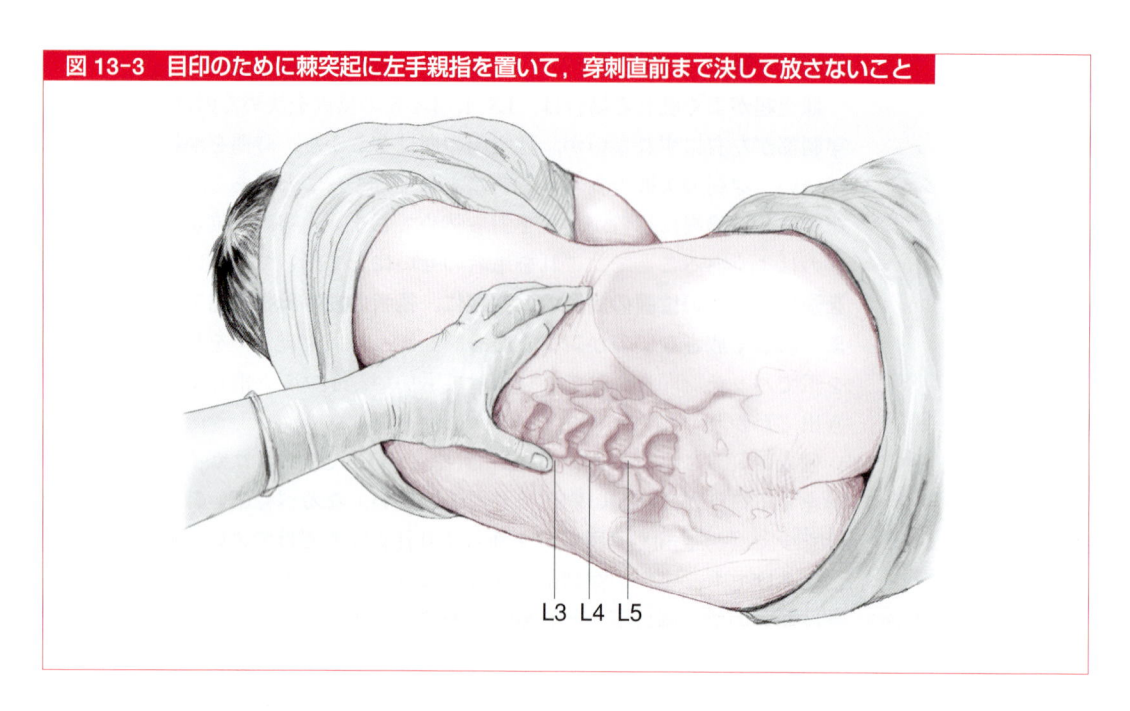

L3　L4　L5

図 13-4　エコー

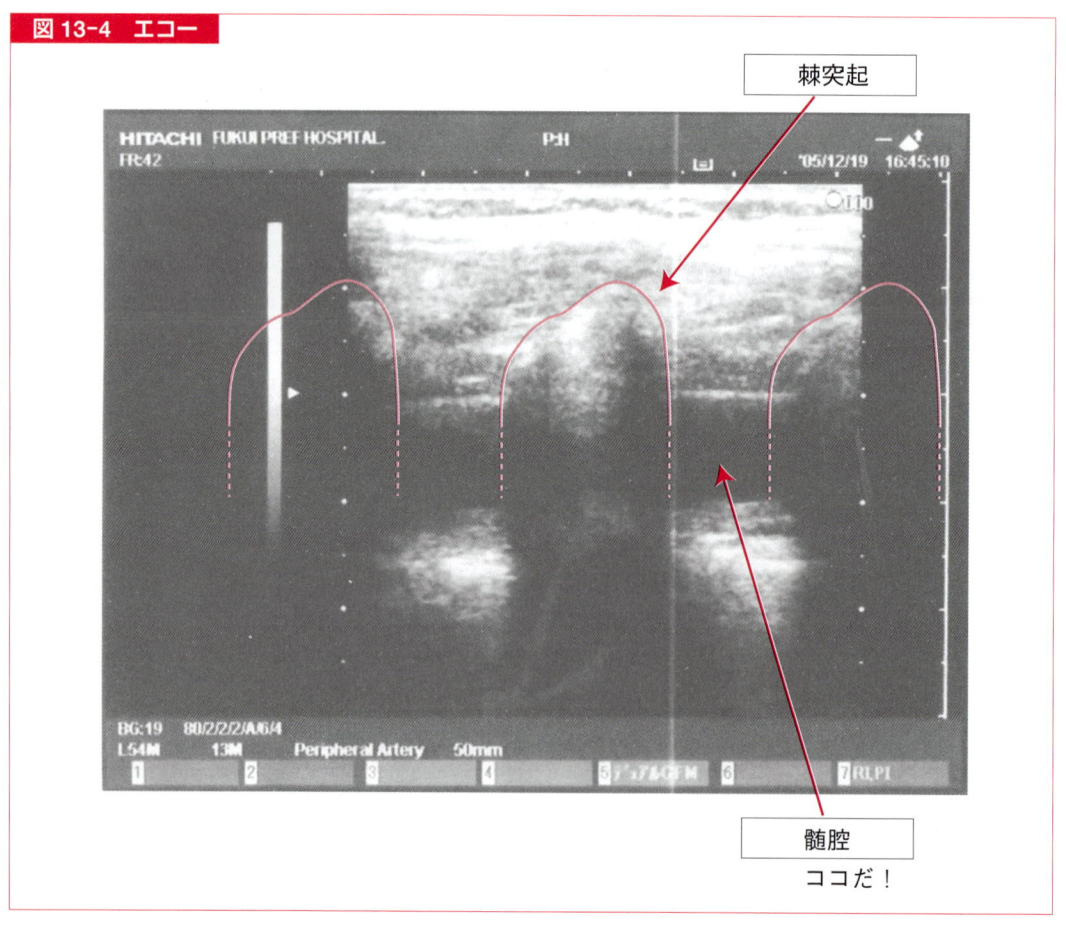

棘突起

髄腔
ココだ！

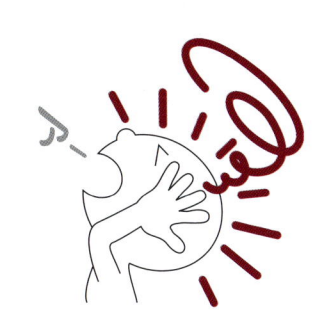

腰椎穿刺後頭痛の予防のウソ・ホント

　腰椎穿刺といえば，腰椎穿刺後の頭痛予防のために，穿刺後2時間ベッドに寝ていましょうとか，腹臥位に寝ているほうがいいとか言われているが，実はそれはすべてマユツバだってことがわかっている．でもなんとなく腰椎穿刺の儀式としてベッドに寝てもらいたくなってしまうので，いまだに2時間寝てもらってしまっているが…．現在のエビデンスでは**なるべく細い針でなおかつ atraumatic needle という特殊な穿刺針がいい**（これはなかなかERには置いてないけどね）．できれば23Gのような細い穿刺針のほうがいい．欠点は，ゆっくりしか排液されてこないので，じっくり待たないと，どんどん深く穿刺してしまうことになってしまう．気長に髄液が出てくるのを待とう．

　また**穿刺針のカット面（ベベルという）を硬膜の線維に平行にすることで，針で線維を切断することなく，穿刺でき，この方が腰椎穿刺後の頭痛は少ない**．気をつけて見てもらえばわかるが，内筒と外筒の接合部にポッチ（凹）があるが，これを上に向ける，または圧測定用の3方活栓の接合部を上に向けたまま穿刺をすればOKだ．穿刺の前に針のカット面（ベベル）をよく見ておこう．

　腰椎穿刺後は必ず内筒を戻してから抜針しないと腰椎穿刺後頭痛の頻度は高くなってしまう（表13-1）．

表13-1　腰椎穿刺後頭痛の予防のためのエビデンスとは…？
●腰椎穿刺針は細いほうがいい（20Gより細めを）
●穿刺針のカット面を硬膜の線維に平行にする（図13-5）
●穿刺針抜去の際には内筒を戻してから抜去する 　（non-cutting needle の使用：一般的でない）
×エビデンスなし：以下のものは腰椎穿刺後の予防には役に立たない 　安静臥位の有無，安静時の体位，髄液採取量，穿刺後の補液，カフェイン摂取，髄液初圧の程度，医師の経験，精神的要因

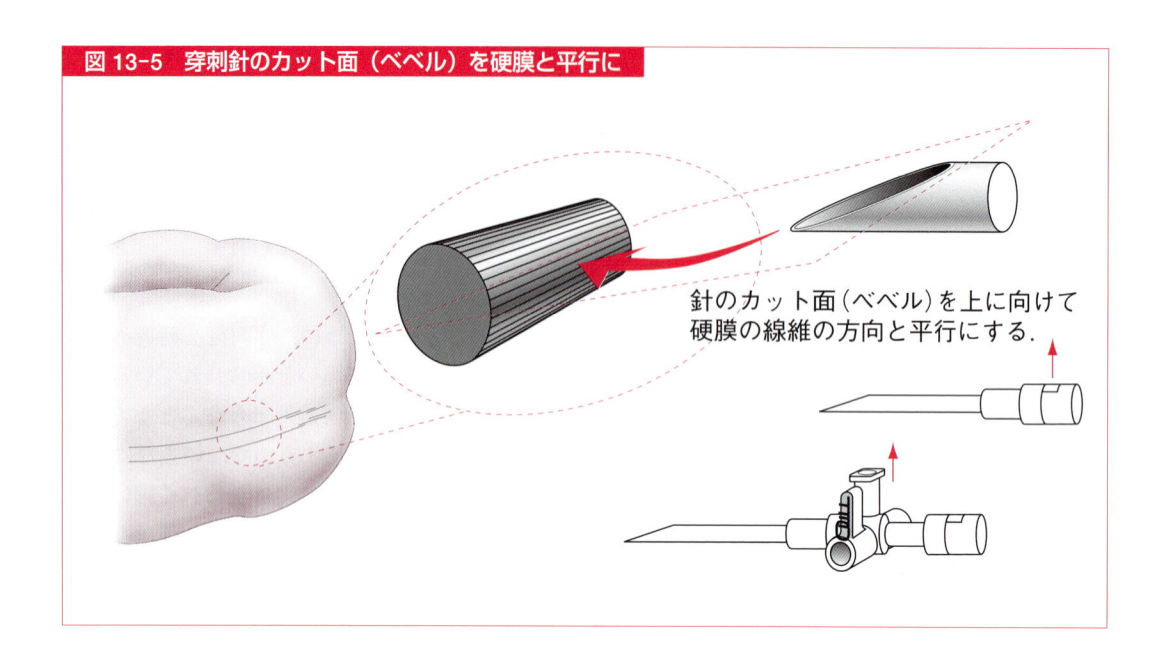

図 13-5 穿刺針のカット面（ベベル）を硬膜と平行に

針のカット面（ベベル）を上に向けて硬膜の線維の方向と平行にする．

参考文献

1) Peterson MA, et al：Bedside ultrasound for difficult lumbar puncture. J Emerg Med **28**：197-200, 2005.
2) Seupaul RA, et al：Prevalence of postdural puncture headache after ED performed lumbar puncture. Am J Emerg Med **23**：913-915, 2005.
3) Nakasone TAF, et al：Lumbar puncture needle length determination. Am J Emerg Med **23**：742-746, 2005.
4) Evans RW, et al：Assessment：Prevention of post lumbar puncture headaches. Report of the Therapeutics and Technology Assessment Subcommittee of the American Academy of Neurology. Neurology **55**：909-914, 2000.
5) Stiffler KA, et al：The use of ultrasound to identify pertinent landmarks for lumbar puncture. Am J Emerg Med **25**：331-334, 2007.

14 一歩深く読む頸椎評価の裏技
―側面だけじゃ物足りない！？

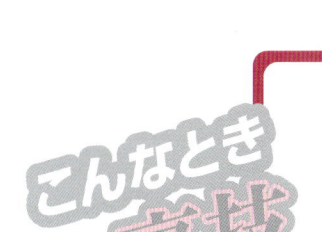

> - 頸椎 X 線，CT 読影法を確認する
> - 頸椎固定の基準を確認する
> - 頸椎 X 線撮影基準を確認する
> - 頸椎 CT 追加のタイミングを確認する

　近年では外傷患者が搬送されれば，頸椎カラーを着用しないで救急隊が連れて来ないなんてことはないくらいに，頸椎保護は北米並みに徹底されるようになった．プレホスピタルでは強迫神経症並みの扱いで頸椎保護は徹底されるようになったので，病院では頸椎の正しい評価は責任重大だっていうことだ．残念ながら系統だった頸椎 X 線の読影は，大学教育でもなされておらず，医師免許はもらったものの，頸椎 X 線をシャーカステンに「ウゥ〜ン，ま，いいんじゃない」ってな感じで自信のありそうな，なさそうな返事をしてはいないだろうか？　頸椎にまつわる Pitfall と Tips の裏技をみてみよう．

頸椎固定の基準と頸椎 X 線撮影適応の違いってあるの？

　これだけ「頸椎固定強迫神経症的教育指導」つまり JPTEC® （Japan Pre-hospital Trauma Evaluation and Care）が普及してくると，それなりに予防が行き届いて，まれではあるもののよもやの事態，つまり頸椎骨折があっても頸髄損傷までは作らないぞってなもんで，患者の生活予後に大きく影響を及ぼす頸髄損傷は予防できているだろう．とってもいいことだが，プレホスピタルや病院の初療医が「頸椎固定」の一点張りで専門医に渡しても，専門医は不愉快な頸椎カラーをずっと患者に装着していくのは忍びない．中にはまともに評価しないで頸椎カラーをさっとはずしてしまい，周囲を白けさせてしまうこともある．反対に何でもかんでも頸椎 X 線を撮って検査前確率が低い検査をしまくって医療コスト増大に貢献している初療医もいたりする．頸椎固定の基準と頸椎 X 線撮影の適応は必ずしも一致していないことに注意しよう．表 14-1 を見ると，左右ほぼ同じ項目が並ぶが，実は⑦の鎖骨以上の外傷の有無は，念のため固定はするが，診察のうえ，必ずしもそれ単独で頸椎 X 線が必要になるわけではない点に注意されたい．以前は鎖骨より上部に

外傷を認めた場合は，頸椎損傷の合併は 15％ にも上ると報告されたが，最近の追試による文献では，多発外傷の頸椎・頸髄損傷の頻度は 1〜6％ であるのに対して，鎖骨以上の外傷があれば特に頻度が増えるかというと変わりがないとわかった．鎖骨以上の外傷は注意はするが，X 線撮影の適応として考慮に入れても感度は上がらないので，他の所見をしっかりとって判断しましょうということだ．

表 14-1　頸椎固定基準　vs　頸椎 X 線撮影適応	
頸椎固定基準	頸椎 X 線撮影適応
①意識障害 ②Distracting Painful Injury 　注意をそらすような他部位の激痛 ③アルコール，中毒 ④頸部痛（自覚症状，他覚症状） ⑤対麻痺など神経異常所見あり ⑥受傷機転 　（急速減速性外傷，追突など） ⑦鎖骨以上の外傷がある場合	Ⅰ．正確な所見がとれない場合 　左の①〜③に加え，高齢者，乳幼児，精神疾患などを含む Ⅱ．頸部痛（自覚症状，他覚症状） Ⅲ．対麻痺など神経異常所見あり Ⅳ．受傷機転 　（急速減速性外傷，追突など）

頸椎 X 線，CT 読影の裏技

　頸椎読影の基本は表 14-2，図 14-1 に示すとおり．この基本的アプローチはマスターしておきたい．この辺りは，JATEC®（Japan Advanced Trauma Evaluation and Care）に参加すれば丁寧に教えてくれる．まだ覚えていない人はしっかり覚えよう！

表 14-2　頸椎 X 線読影の基本
頸椎側面　系統だった頸椎側面の読影法「ABCD」
①まず C7 まで写っている X 線であることを確認 ②A：Alingment ③B：Bone ④C：Cartilage ⑤D：Distance of soft tissue

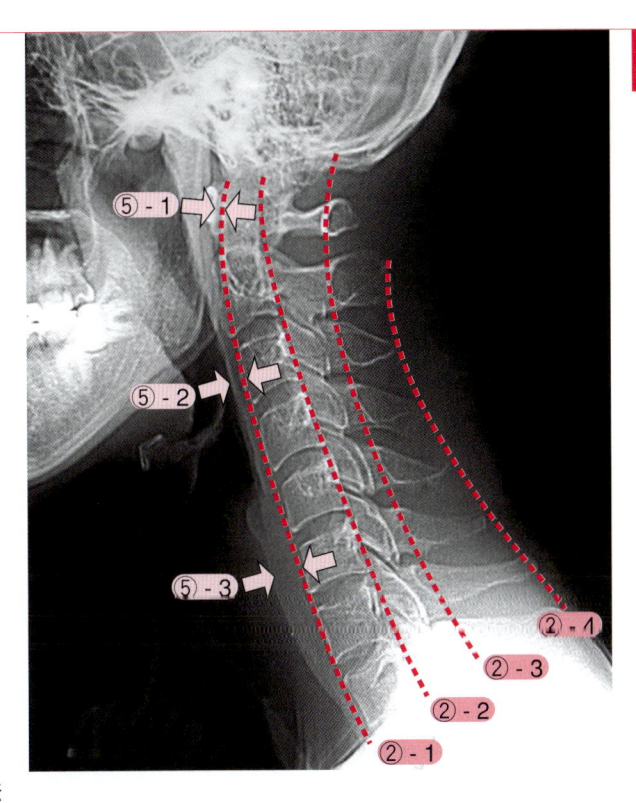

図 14-1 頸椎読影の基本

- 頸椎側面の読影法
  - 4つのカーブの滑らかさをチェック（②-1〜②-4）
    特に椎体後面（②-2）と脊柱管後面のライン（②-3）が重要（階段状にずれていないかチェック！）
    骨の辺縁をチェック
  - 椎間関節，椎間板の幅をチェック
    ⑤-1：C1-2：環軸椎距離：正常≦3 mm
    ⑤-2：C2-3 の椎体前軟部組織距離：正常≦7 mm
    ⑤-3：C6 の椎体前軟部組織距離：正常≦21 mm
  - Dr. 林の C-spine ルール　数値の覚え方：上から，3×7＝21 と覚える
    ⑤-4：棘突起間の開大　他と比べ 1.5 倍以上の開大は異常

- 頸椎正面の読影法
    ①A：Alingment
    ②B：Bone
    ③C：Cartilage
    ④D：Distance of Pedicle

  - 棘突起の Alignment をチェック（中心にそろっているか，間隔は一定か）
  - 椎体辺縁をチェック
  - 椎間関節をチェック
    （椎間関節は正面からは斜めになるのでうまく見えないのが正常．きれいに見えたら異常）
    椎弓根 Pedicle をチェック
  - 椎弓根間の開大の有無，椎弓根の骨折の有無
- 開口位の読影法
    ①環椎（C1）の側塊の外側変位の有無…1 mm でも C1 側塊が C2 に比べて外側にずれれば異常
    ②軸椎（C2）の歯突起骨折の有無

| 裏技その① | **ハリスのリング（Harris ring）** |

　何かしらテレビゲームの特別アイテムのような名前だが，これが紹介されたのは結構古い（Radiology 153：353-356, 1984）．そういえば，ハリスのフーセンガムっていうのもあったなぁ．知らないだろうなぁ．頸椎側面で椎体まで骨折が及んでいる typeⅢ の C2 歯突起骨折の場合に見られる所見だ．**C2 を横から見ると，C1 と構成する関節面がなんとなく丸い輪っかのように見える**（図 14-2）．これを **Harris ring** という．そこにひびが入っているの

図 14-2　Harris ring

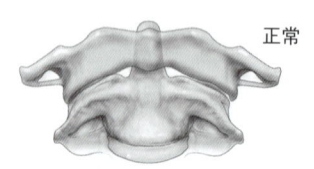

正常

Harris rimg

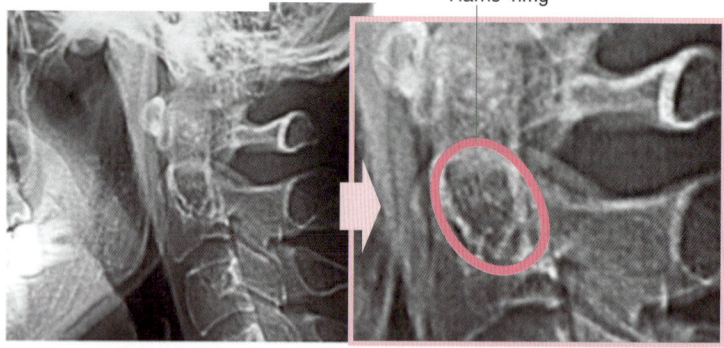

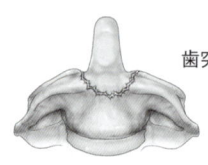

歯突起骨折TypeⅢ

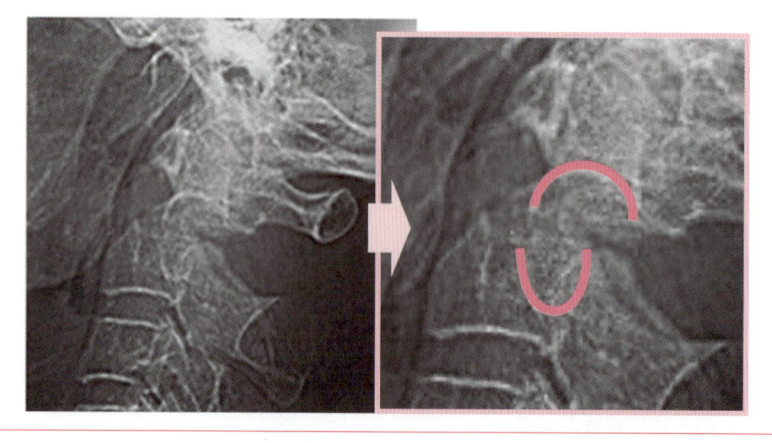

106

14 一歩深く読む頸椎評価の裏技

を見つければ，Harris の ring が壊れたということで，歯突起骨折があると，側面の X 線でわかるのだ．あぁ，知っていると格好いい！

裏技その②　逆ハンバーガーパンサイン

　頸椎の話題でハンバーガーなんてなんのこっちゃって感じ？ bun（バン）とは英語でパンのこと．パンってもともとフランス語だよね．実はこれはCT 所見において，椎間関節は，ハンバーガーのパンみたいに見えるっていうサインのこと．上関節突起と下関節突起が重なって丁度ハンバーガーのパンのように見える．これが，脱臼して上関節突起が下関節突起の前に出てしまうと，丁度ハンバーガーのパンをひっくり返したように見え，これを逆ハンバーガーパンサイン（reverse hamburger bun sign）という（図 14-3, 4）．ちょっと知ってるとうれしいマニアックな裏技だ．間違えてもマックサインといってはいけないよ．

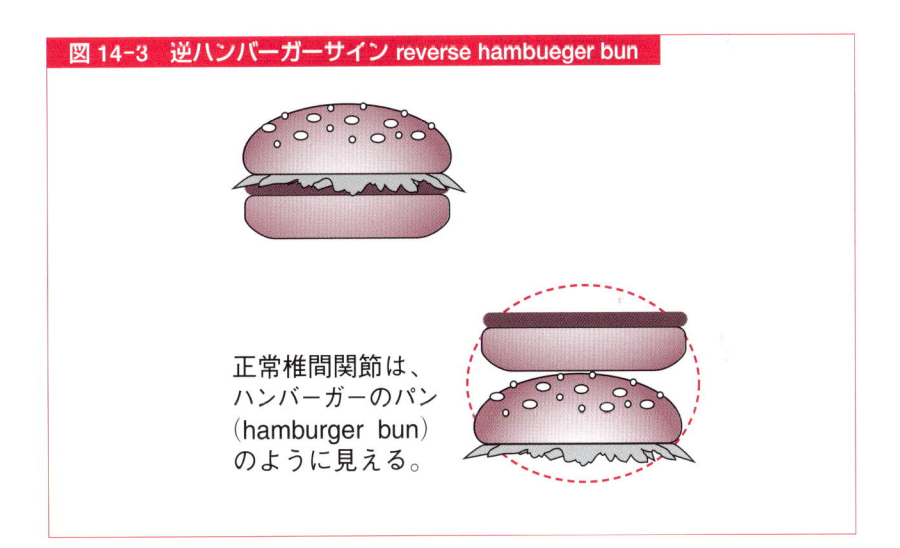

図 14-3　逆ハンバーガーサイン reverse hambueger bun

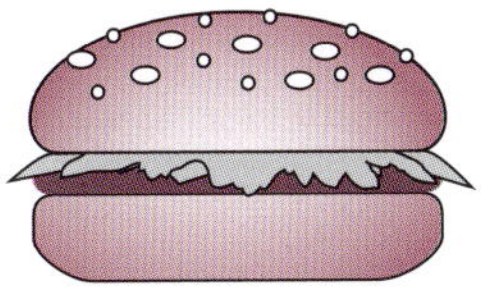

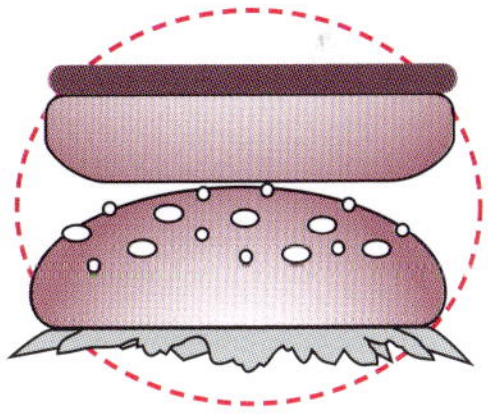

正常椎間関節は、ハンバーガーのパン（hamburger bun）のように見える。

裏技その③　頸椎 CT 追加はいつ必要？

　当然頸椎 X 線でしっかり骨折を認めたときは CT を撮る必要がある．頸椎 7 つすべてが写っていない X 線では評価しようがなく，不十分な X 線しか撮れない時も CT を追加しないといけない．頸椎 X 線読影の Tips は，なんとなく辺縁がおかしいと思ったときも絶対に CT を撮影しないといけない．こんなファジーな読み方でも，CT を追加すると，22〜42％に骨折が見つかったという報告もある．

　現実には，**頸椎の評価でどんなに頑張っても X 線検査はやっぱり CT にはかなわない**．リスクの高い患者や症状や所見が強い場合は単純 X 線の結果

図 14-4

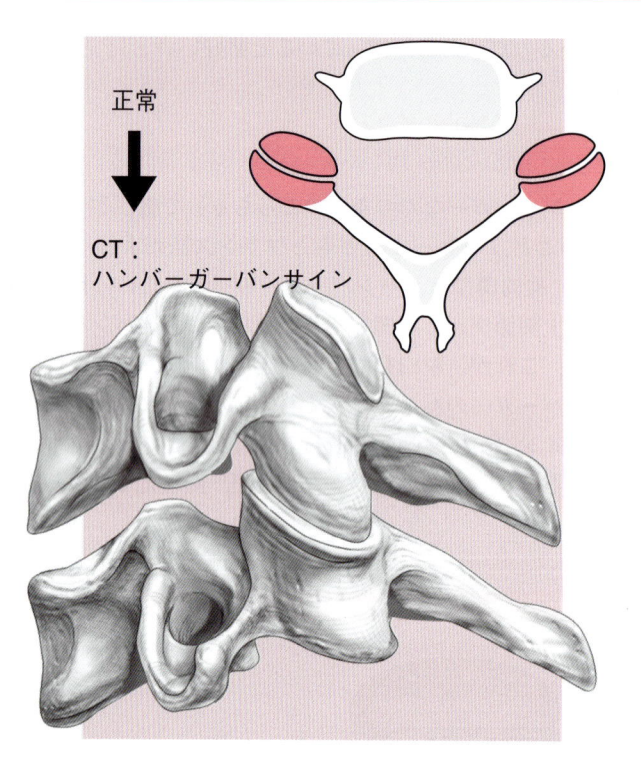

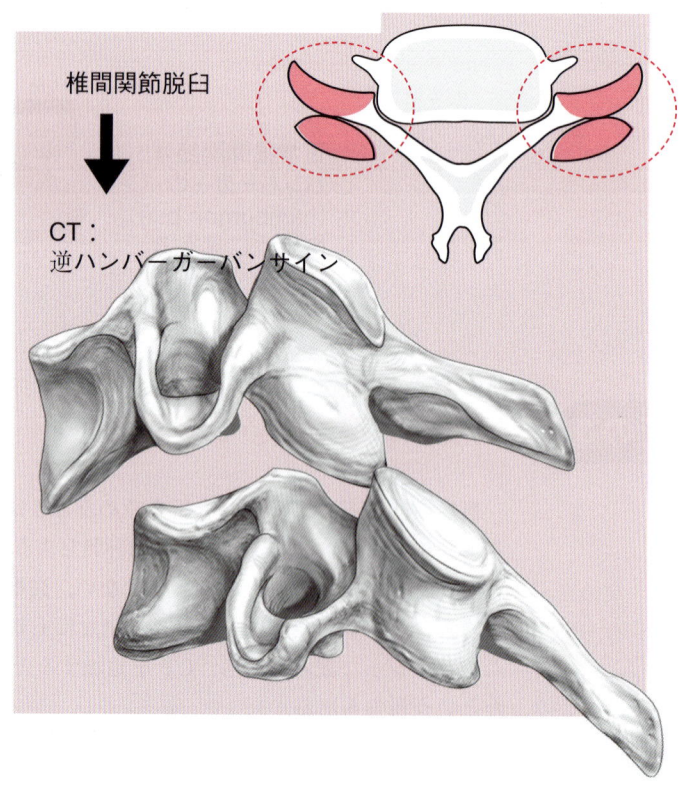

正常
↓
CT：
ハンバーガーバンサイン

椎間関節脱臼
↓
CT：
逆ハンバーガーバンサイン

108

に関わらず，頸椎 CT を撮影したほうがいい．また，X 線で安定骨折なら CT まではいらないと思っていると，大間違いで，CT を追加すると 1/3 に 2 つめの骨折が見つかり，1/4 は離れたところに 2 つめが見つかったという (Ann Emerg Med 47：129-133, 2006)．単純 X 線で大したことがない骨折だと思っても，そんな場合は頸椎 CT を追加したほうが賢明だ．CT は axial だけじゃなく sagittal（矢状断）や coronal（冠状断）も使って読影すべし．

もうひとつの落とし穴として，C1 と頭をつなぐところの後頭顆 (occipital condyle) の骨折を見逃さないようにしたい．後頭顆を C0 としてきちんと探せば，同部位の骨折も CT で見つけることができるんだから！

頸椎 CT 追加のタイミング
- **C7 まですべて写っていない写真では見落とすので CT を追加**
  - 下位頸椎が十分写っていない場合
  - 開口位が撮れなかった場合（意識障害，気管挿管）
- **オヤッと思ったら CT を！**
  - ファジーな所見は，じゃまくさがらずに CT 追加！
- **痛みが強い時，所見が疑わしい時は CT 追加**
- **X 線で小さい骨折や大したことのない骨折が見つかっただけと思っても，CT を追加すべし．1/3 で，2 つ目が見つかる．そのうち 1/4 が離れた頸椎に骨折が見つかる**

頸椎 CT を撮ったら
- **C0，つまり後頭顆（occipital condyle）の骨折も探しましょう！**

参考文献
1) Daffner SD, et al：Computed tomography diagnosis of facet dislocations：The "Hamburger bun" and "Reverse hamburger bun" signs. J Emerg Med **23**：387-394, 2002.
2) Gale SV, et al：The inefficiency of plain radiography to evaluate the cervical spine after blunt trauma. J Trauma **59**：1121-1125, 2005.
3) Bagley LJ：Imaging of spinal trauma. Radiol Clin North Am **44**：1-12, 2006.

recipes 15 ちょっとセコい注射・点滴の裏技

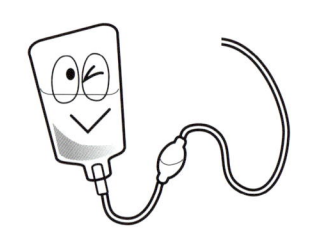

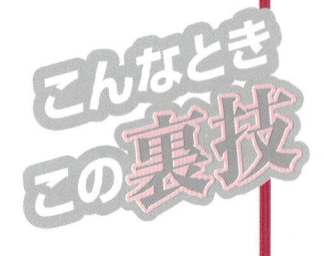

こんなときこの裏技

- 注射を2～3回やり直して「ヤブ医者」と言われたら
- 血液ガスがうまく採れなかったら
- 血液ガスと採血を同時にとるには
- 点滴が詰まったかなと思ったら
- 創洗浄に点滴セットを使おう

　日常臨床には実はいろいろなセコイ裏技があるが，これがなかなか本には載っていない．そんな裏技をいくつか紹介しよう．たかが注射，されど注射で，へたくそな医者にされる注射ほど痛いものはない．医者側からすれば，血管に注射が入らないときは入らないものだから，「病気を治すためには仕方がないだろう」と，人の痛みに鈍感になってしまう傾向にある．ところが，患者個人にしてみればそうそう病気になるわけもなく，注射はやはり苦手なものだ．2～3回注射するのは当たり前なんて思っていると，患者から「3回も！刺すなんてひどい！」と思いもかけない言葉を浴びせられることになる．「3回ぐらい日常茶飯事だよ」なんて言い返そうものなら，「ヤブ医者！」と言い返されるだけ…ウゥ，つらい….

血液ガスなんて簡単だ

　　上級医：「オイ，きちんと指先で拍動触れてるか？」
　　研修医：「ハイ」
　　上級医：「お前，本当に触れているか？　触れてるならどうして採れない」
　　研修医：「ハァ，触れているんですが…」

と血液ガスがなかなかうまく採れないとこんな会話が展開される．熟練の技を身につけるというのも大事だが，日本には世界に誇るエコーという機械がとても普及している．これを使わない手はない．**エコーを当てて，圧迫しても潰れにくいものが動脈，簡単に潰れるのが静脈だ**．動脈の走行を同定し，その径の長さ，動脈の深さを知ることで，『絶対にここに動脈がある！』と信

じて血液ガスを刺せば，うまくいくに違いない．信じるものは救われる，ってか？

動脈の触知のしかた

　動脈の触知のしかたにはいろいろあるが，ここでは左手の指2本で触知し，その間を穿刺する方法の Tips を解説しよう．

Tips 1　動脈内の血液の流れを考えて，流れてくる方向に針穴が向くようにして穿刺する．無茶苦茶な方向を向いているのでは，スムーズに血液が上がってこない．

Tips 2　動脈を押さえる左手の指先に集中して，動脈を固定するが…ここでなんでもかんでも動脈をぎゅっと押さえてはいけない．動脈の内径は驚くほど狭くなっていたりして，これでは名人でも狭い動脈腔内で針先を止めるのは困難．左手の指先2本の間を穿刺する場合は，動脈を押さえる**頭側の指はなるべく軽く押さえる．尾側の指先はしっかり押さえることでよりしっかり拍動が触れる**．するとちょうど血液がうっ滞するので動脈径も大きくなるのだ（図15-1）．

> **血液ガス成功の秘訣**
> - エコーで動脈の走行，深さをあらかじめ確認しておくべし
> - 針穴はきちんと血液の流れの上流に向いているか？
> - 左手の指先は頭側は緩めに押さえるのがコツ

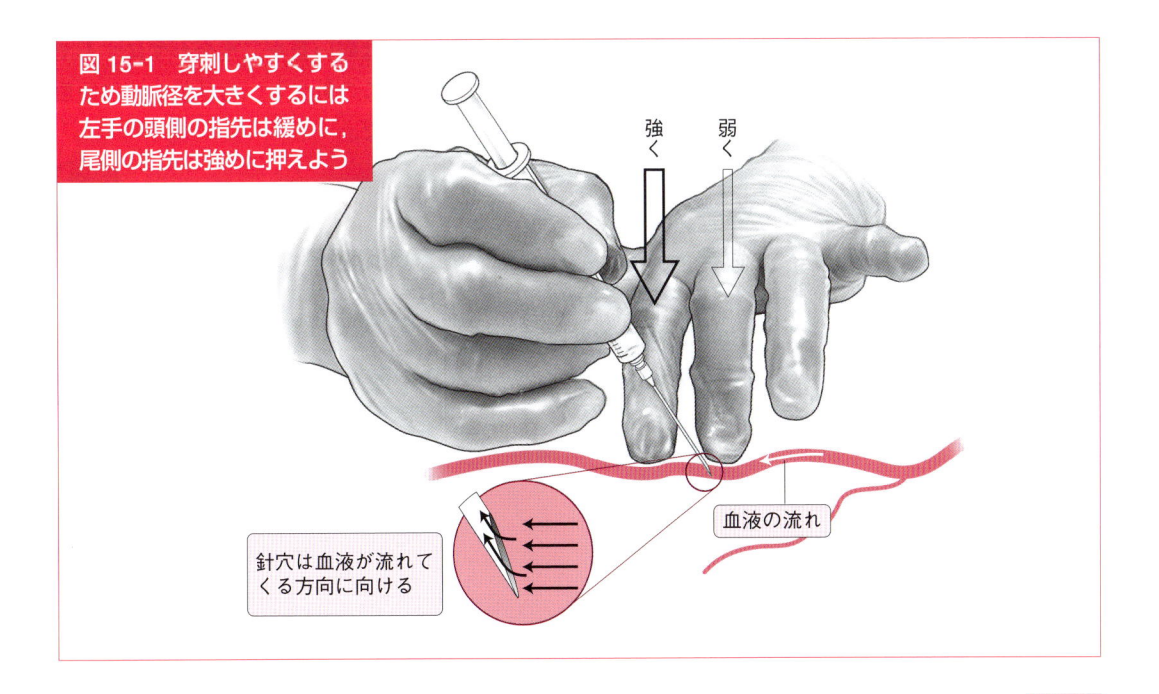

図15-1　穿刺しやすくするため動脈径を大きくするには左手の頭側の指先は緩めに，尾側の指先は強めに押えよう

針穴は血液が流れてくる方向に向ける

血液の流れ

強く　弱く

痛いのは少ないほうがいい

　血液ガス＋採血：一度で2得の採血法血液ガスが必要な場合，採血も一緒にとってしまうほうが，注射の回数は1回で済み，患者さんも痛い目に会うのが1回分少なくなる．血液ガス注射器を三方活栓に付けてもう一方に注射器をつなぐと，目的は達することは可能だが，実はこの方法だと，血液ガス注射器に血液が上がった後，三方活栓を回す際に，針先が動いてしまう．左手指先で動脈を触知しながら血液ガスをとるということは，皮膚を圧迫した状態で針先は動脈に達しているということだ．したがって三方活栓を回すために左手を離せば，皮膚は弾力で戻ってしまい，針先と皮膚の距離が変わってしまい，三方活栓を回した途端「アレレ？」と血液が引けなくなってしまうのだ．こんな苦い経験をした人は多いはず．

　ここはじゃまくさがらずに翼状針またはエクステンションチューブで針と三方活栓の間に距離を置くようなキットを作る（図15-2）．皮下組織が厚い人の場合は，翼状針では届かないので，その場合はエクステンションチューブの先に通常の針をつなげればよい．採血する人は採血に専念し，三方活栓を回す人は，針先にテンションをかけないように三方活栓を回して採血することに専念する．三方活栓を持つ人は，最初動脈血ガス用注射器が常に地面に垂直になるように持っておくように注意する．注射器が倒れていると血液が上がってきた際に，動脈血ガス注射器内フィルターに血液が先に触れてしまうと，もう血液が上がってこなくなってしまう．垂直にした動脈血液ガス注射器内に血液が満たされたら，三方活栓を回して，通常の採血をすればよい．こうすると針先は動かずに成功率がアップするだけでなく，動脈血ガスと通常採血の両方を一度にとれるので，患者は痛い目を二度会わずにすんでしまう．当たり前と言えば当たり前だけど，この針先と三方活栓の間に距離を置くことで，うんと成功率はアップするのだ．

血液ガスの裏技
- 左手指先2本の力を入れ具合に差をつけよう
- 針穴の先の向きを確認しよう
- 同時に採血するなら，
　エクステンションチューブを使うべし

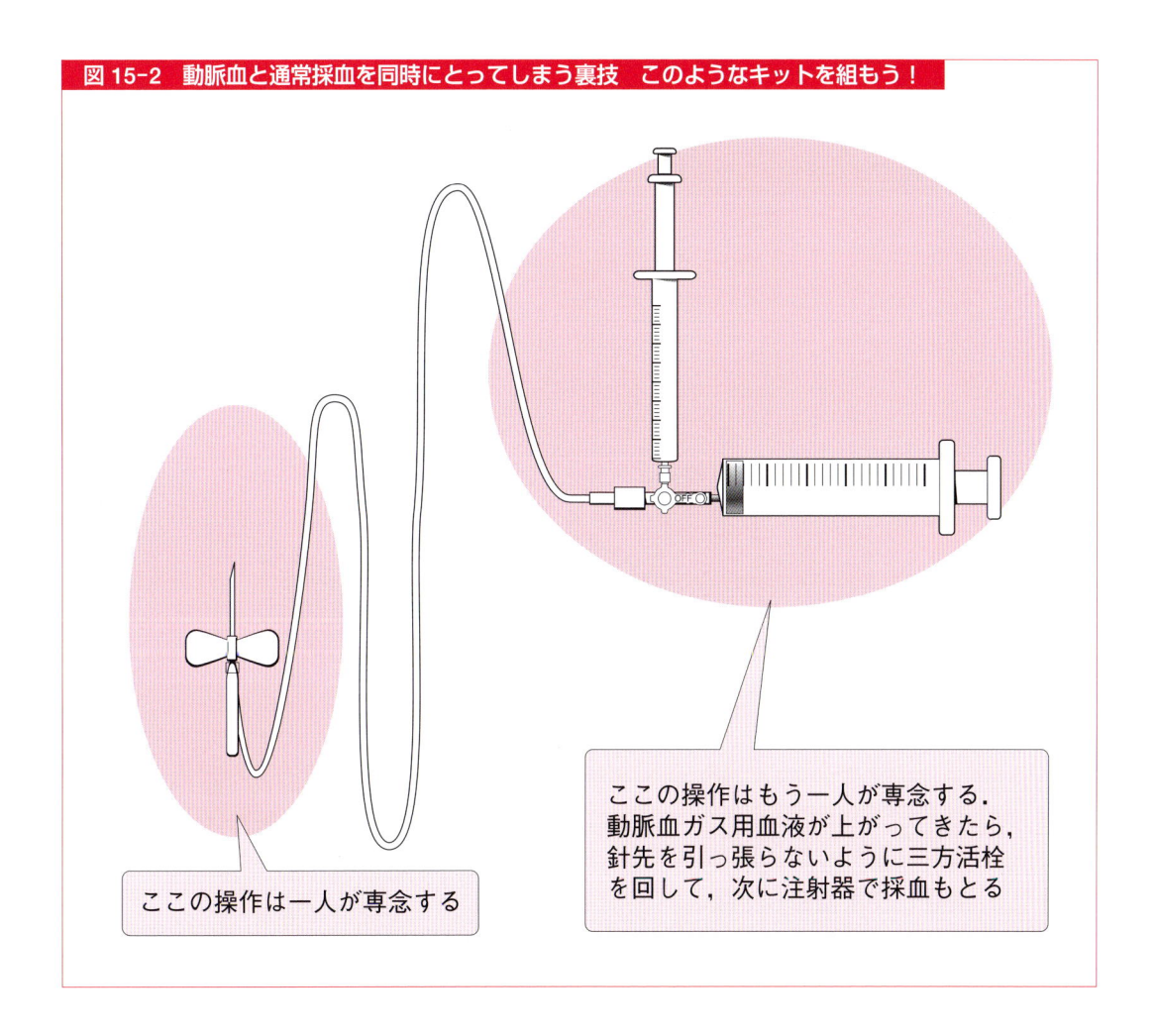

図15-2 動脈血と通常採血を同時にとってしまう裏技 このようなキットを組もう！

ここの操作は一人が専念する

ここの操作はもう一人が専念する．動脈血ガス用血液が上がってきたら，針先を引っ張らないように三方活栓を回して，次に注射器で採血もとる

点滴がつまっちゃったかも？…セコイけど，これは使える裏技

点滴セットの素材に塩化ビニールを含むものがあると話題を呼んだ昨今であるが，自分の病院・医院の点滴セットはどうだろうか？ 塩化ビニールがあると，薬の効き目が減少したり，薬によっては製品が溶け出たりする可能性があるので要注意だ．点滴を DIV（Dripped Intra-Venous）と表現するのは日本だけで，英語では普通に infusion としか言わないんだよね．やっとの思いで点滴を確保できたような細ぉ〜い血管の患者さんの天敵（ウマイ！）は点滴の閉塞だ．持続点滴をしていて，患者さんが肘を曲げていた，点滴速度が遅すぎたなどの理由から，点滴が詰まってしまうことがある．そんな時は，発見が早ければ三方活栓から注射器でプッシュしてやれば，再開通できる．

コスト削減の昨今ではこの注射器ひとつ無駄に使うと怒られるものだ．そこで注射器を使わない点滴の再開通のための裏技（チャンバーでプッシュ法）．点滴ラインのチャンバー（太くなったところ．ここで滴下していくのが見え

点滴の天敵

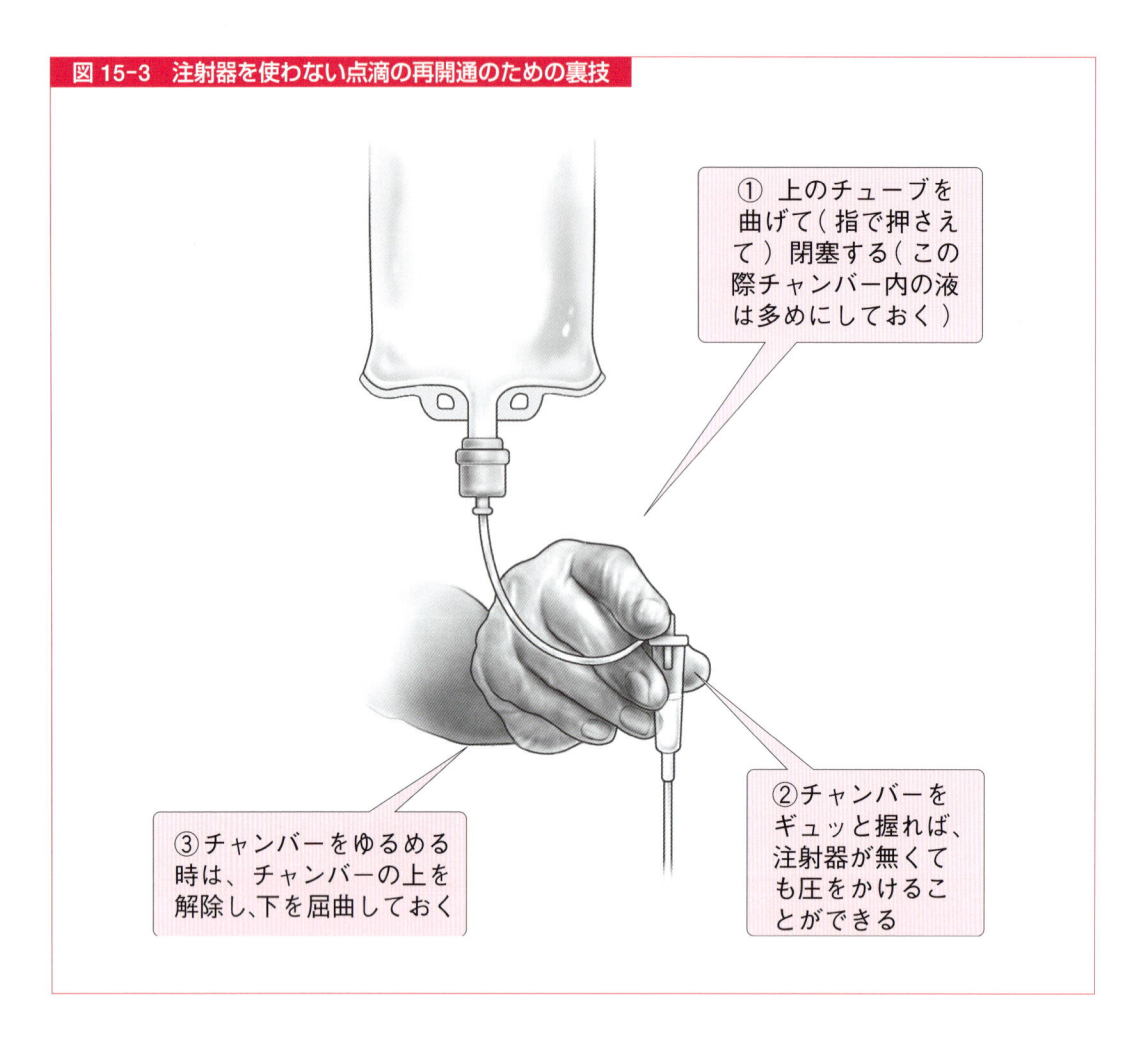

図 15-3　注射器を使わない点滴の再開通のための裏技

① 上のチューブを曲げて（指で押さえて）閉塞する（この際チャンバー内の液は多めにしておく）

② チャンバーをギュッと握れば、注射器が無くても圧をかけることができる

③ チャンバーをゆるめる時は、チャンバーの上を解除し、下を屈曲しておく

点滴の再開通

る）の上のチューブを曲げて閉塞させ，このチャンバーをギュッと押せば，ホラ　圧がかかって点滴ラインの詰まりが開通するでしょ？（図 15-3）．この際にチャンバー内の液を多めにしておくと，空気を押し込まなくてすむ．チャンバーは固くないので高い圧はかけられないが，点滴閉塞早期発見時にはこれで十分再開通できる．

　また，チャンバー内の空気が少なすぎになってしまった場合には，点滴ボトル（バッグ）内の空気を入れればいい．点滴ボトルから針を抜いて針を高く持ち上げて部屋の空気がチャンバーに入ってくるのをじっと待っているのは，ダサい．チャンバーを逆さまに持ち，点滴ボトル（バッグ）の空気が上になるようにして，チャンバーの末梢側を閉塞してキュッと押して液をボトルに戻せば，ボトル（バッグ）内の空気がチャンバーに戻ってくる．これってスマートでしょ（図 15-4）．

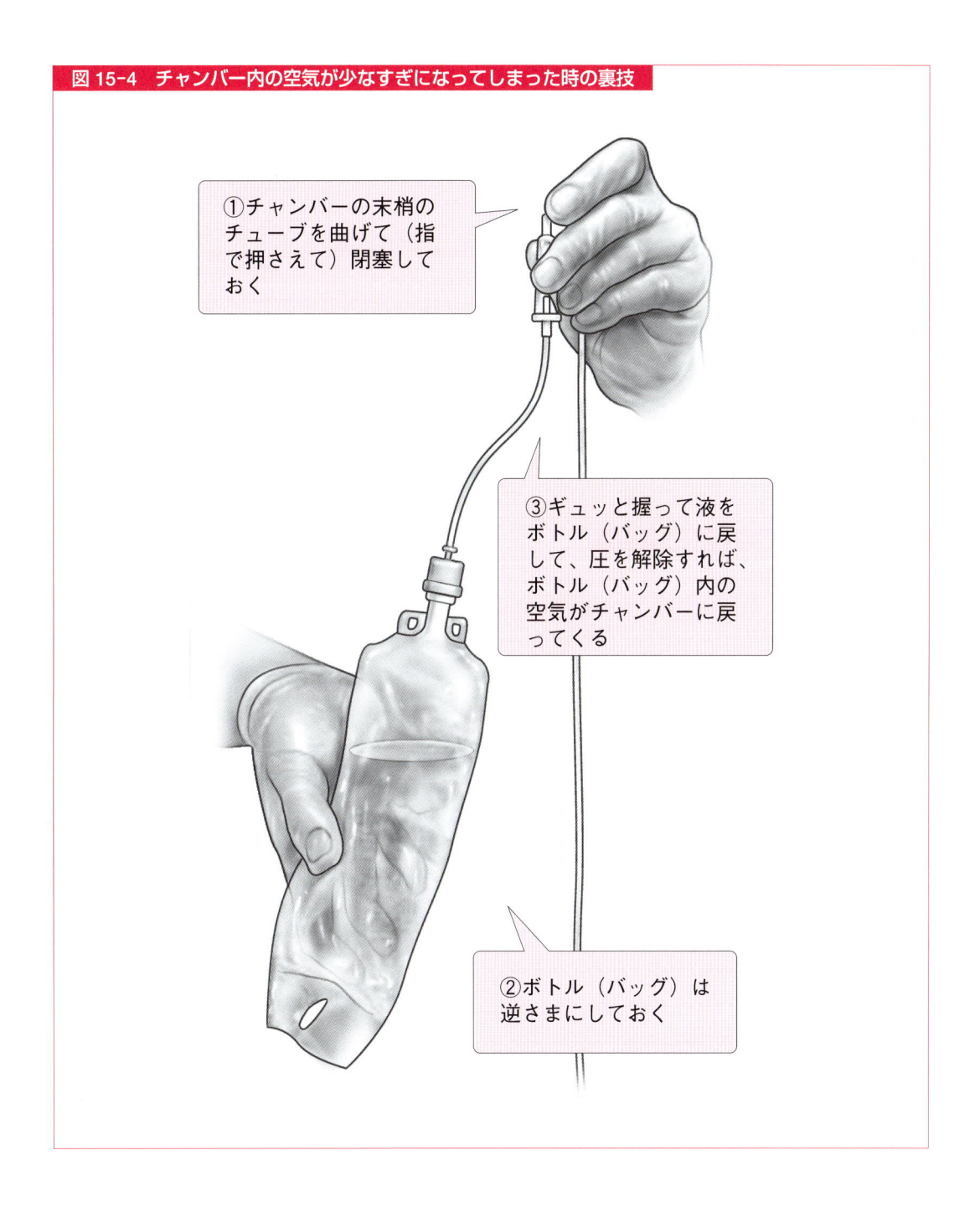

図15-4 チャンバー内の空気が少なすぎになってしまった時の裏技

①チャンバーの末梢のチューブを曲げて（指で押さえて）閉塞しておく

③ギュッと握って液をボトル（バッグ）に戻して、圧を解除すれば、ボトル（バッグ）内の空気がチャンバーに戻ってくる

②ボトル（バッグ）は逆さまにしておく

創傷処置の洗浄の裏技

　通常の創洗浄なら，水道水を使えばOK．そんなスタディは探せばいくらでも見つかる．最近外国の患者さんが来て，創を水道水で洗えばいいと説明した外科の先生が不審の目で見られたという話があった．何のことはない，

その外国の人の国では水道水は飲めたもんじゃないらしい．日本の水道局は本当にいい仕事をしてますねぇってなもんだ．外来で創を洗おうと思っても水道の蛇口まで行けない，または水道の蛇口の高さが高くて創をうまく洗えないという時には，水道の蛇口は使えない．さて，滅菌カップに滅菌水を入れて注射器で何度も行き来して洗浄するのはダサい！ここは点滴セットの洗浄裏技を使うべし（図 15-5）．生理食塩水で点滴セットを作れば，ジャンジャン清潔な水でしかも圧をかけて洗浄できる！**点滴セットの先に三方活栓をつけて延長上に 18 G サーフロー針の外筒をつけ，もう一方に 20 cc 注射器をつなぐ**．そうするとポンピングの時と同じように三方活栓を動かして点滴ボトル（バッグ）から洗浄液を補充でき，かつ圧をかけて洗うことができる．洗浄液が無くなれば，ボトル（バッグ）をつなぎかえればいいだけだ．たくさん洗浄するのも嫌じゃなくなるでしょ？ 創の下には大人用オムツを敷いておくと便利だよ．

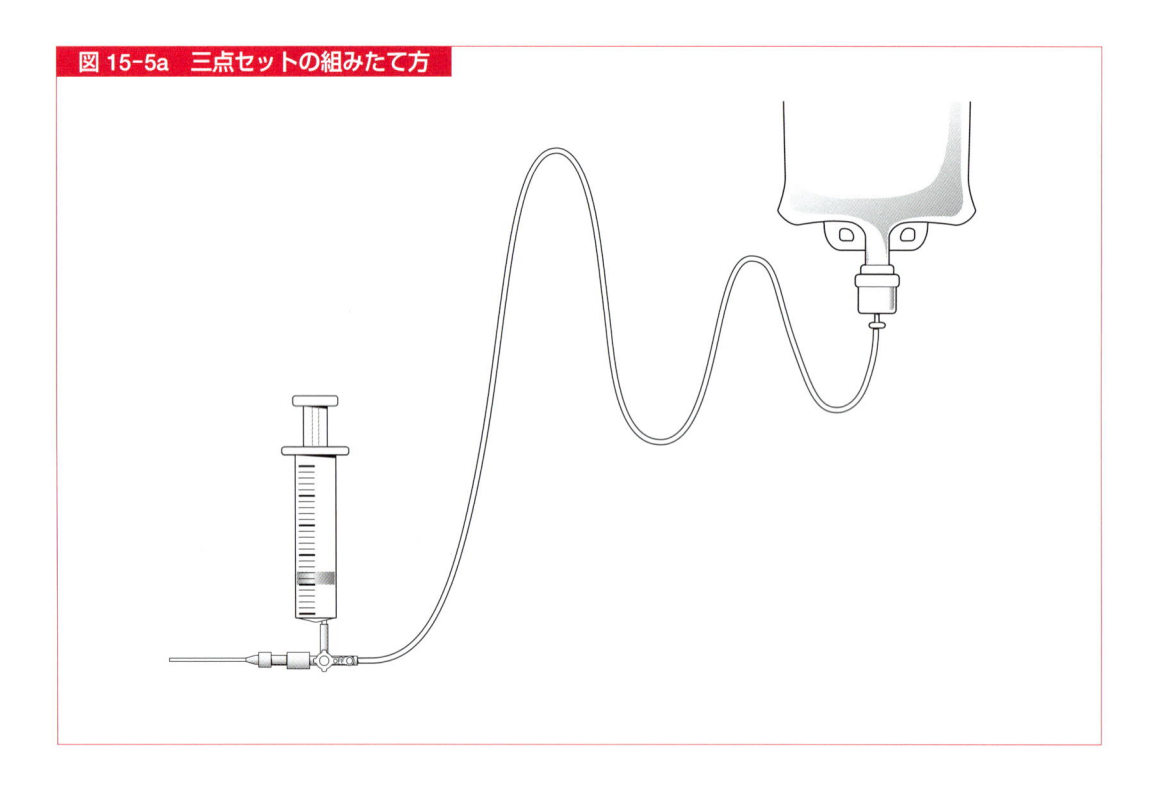

図 15-5a　三点セットの組みたて方

15 ちょっとセコイ注射・点滴の裏技

図 15-5b　生理食塩水の吸い上げ

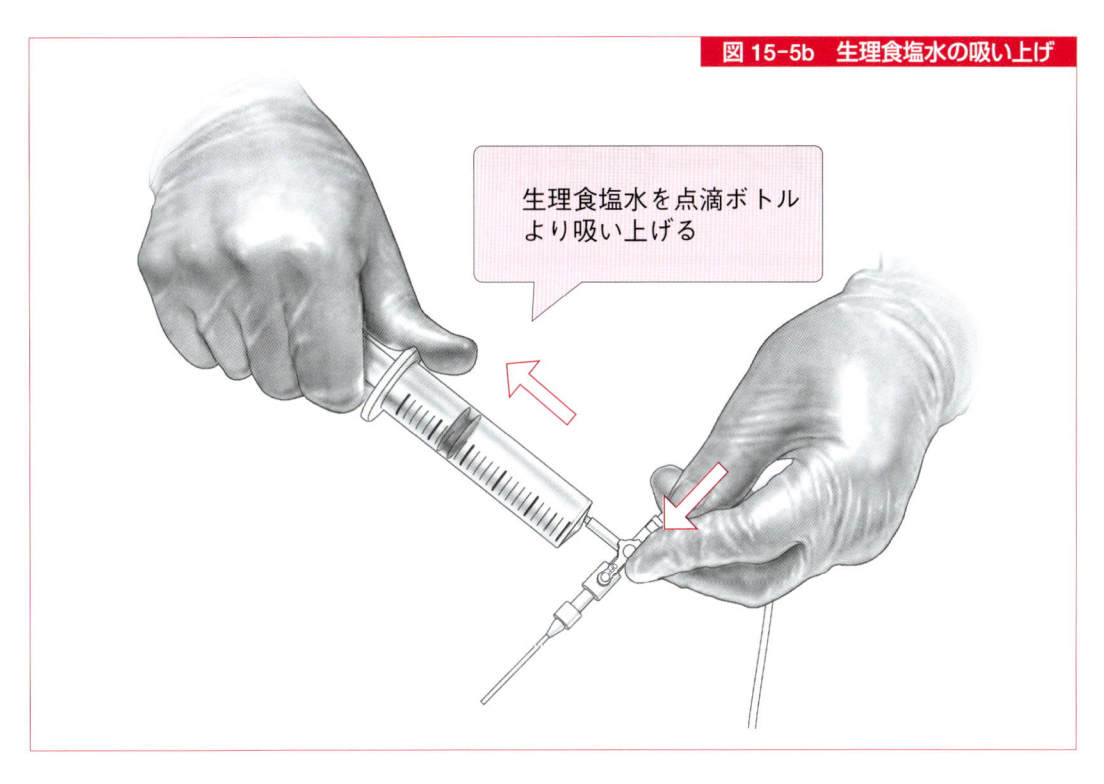

生理食塩水を点滴ボトルより吸い上げる

図 15-5c　注射器に圧をかけて食塩水を噴出させる

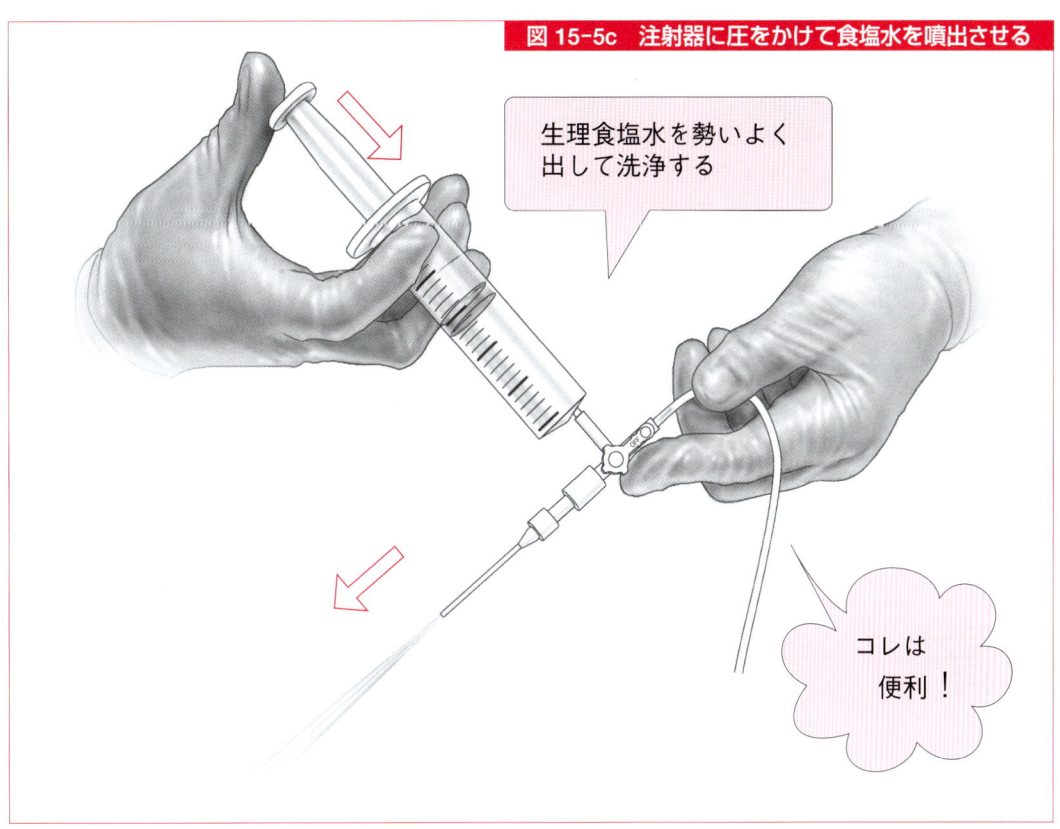

生理食塩水を勢いよく出して洗浄する

コレは便利！

recipes 16

気道確保の
マーフィーの法則

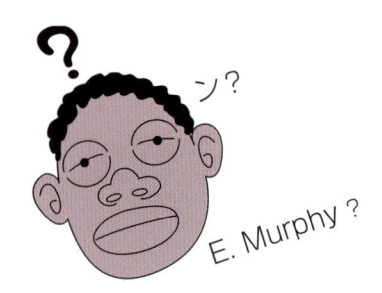

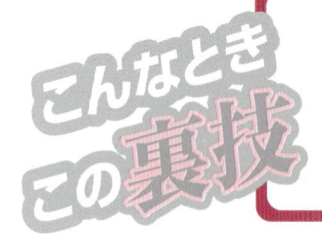

こんなとき この裏技
- 気管挿管成功を運まかせにしたくなったら
- 挿管困難の基準を確認する
- 1分以内の外科的気道確保のために

　緊急性の高い時ほど焦っていつもできることができなくなってしまうものだ．過緊張状態が嫌いな人は救急の仕事に携わるのは向いていない．火事場見物に出かけるようなヤジウマ根性を持っている人はむしろ向いているかもしれない．ただ緊急性の高い病態に会い退治するのが好きだというだけでなく，なんとかしようと思う高貴な？志を持つことに意義があり，そこで落ち着いて対処できてこそプロというもの．これが，冷や汗全開状態が大好きで鬼気迫る喜びを持つようになってしまったら，その人は十分アドレナリンジャンキー，アドレナリン中毒患者すなわち重症な職業病かもしれない．気管挿管は救急で最も大事な手技の一つでありながら，難しいものでもある．入らないのではないかと思うと，やっぱり入らなかったというマーフィーの法則は確かに存在する．入るに違いないと信じてスパッとすれば入ってしまう逆マーフィーの法則も存在する．はてさて緊急の気道確保は自分の手持ちが多ければ多いほど余裕を持って対処できるのは間違いなく，手持ちのバックアップ手段が多い人ほど他の手段を使わなくても気管挿管が入ってしまうものなんだけどねぇ．

LEMON：レモン：檸檬

　救急現場での気管挿管はうまい人でも約 2.7%はなかなか入らない（J Emerg Med 23：131-140, 2002）．初心者はもっと入らない．気管挿管が入らない時ってむしろ，十分な sniffing position がとれていない，ブレードが小さすぎる，ブレードの先の位置が浅すぎるなど単純な手技のミスによることが多い．吸引ばかりして「見えない，見えない」と言っているのを見かけることがあるが，それは吸引のせいではなく単にブレードの位置が悪いだけなんてことが多いものだ．手術室では筋弛緩薬も効いて気管挿管はしやすいが，救急現場は話が違う．救命士の気管挿管も始まったが，医者でさえセンスが要求され

16 気道確保のマーフィーの法則

るのが気管挿管であり，うまく声帯が見えたらラッキーぐらいの気持ちで臨んだほうがいい．バッグマスクやラリンジアルチューブ，ラリンジアルマスク，コンビチューブなども立派な気道確保の器具なのだ．

気管挿管困難を見分ける方法

では気管挿管は難しそうだからどれもこれも尻尾を巻いて逃げてしまおうというわけではない．**ここで気管挿管困難の見分ける方法「LEMON（LEMONs）」がある**（表16-1）．檸檬というと梶井基次郎の名作だが，なかなか漢字は書けないなぁ．檸檬と聞いて，さだまさしと答えると歳がばれるっていうもの．くりいむレモンなんていうと「おたく」ってか．このレモン，どれくらい気管挿管しにくいかを予想するのに便利なツールだ．

表16-1 LEMON

L：Look externally　外表面のチェック
　　顔面外傷，大きい門歯，ひげ，巨舌，小顎症，短頸
E：Evaluate the 3-3-2 rule　3-3-2 ルールの評価
　　門歯間距離＜3 指
　　舌骨/オトガイ間距離＜3 横指
　　甲状腺/舌骨間距離＜2 横指
M：Mallampati　分類（マランパティ分類）
O：Obstruction　気道閉塞の有無
N：Neck mobility　首の可動性

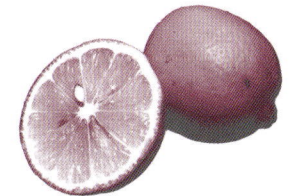

L：Look externally　外見はどうか？

そんなに感度が高いわけではないが，極めて特異的とも言える．「いやぁ，挿管難しそうだなぁ」と思うような外見はやはり難しいものだ．ここに気管挿管のマーフィーの法則が潜んでいるのだ．小顎症，巨舌，短頸などは要注意サインなのは間違いない．

E：Evaluate the 3-3-2 rule 3-3-2 の法則

3-3-9 度と言えば，意識レベルのチェックとして有名なJCS（Japan Coma Scale）だが，気管挿管の世界には 3-3-2 の法則がある．この LEMON の中でも最も気管挿管困難との関連が高い指標は，実はこの 3-3-2 の法則なのだ．

①**門歯間距離の 3**：口をあけて指 3 本分が縦に入るほど口が開くかどうか？
　もちろんあなたの野太い指ではなく，患者自身の指が 3 本入るかどうかが問題だ．カットオフを 3.5 cm とすると，感度 39％，特異度 69％となる（図16-1）．

図 16-1　門歯間距離＜3 指

門歯間距離＜3 指

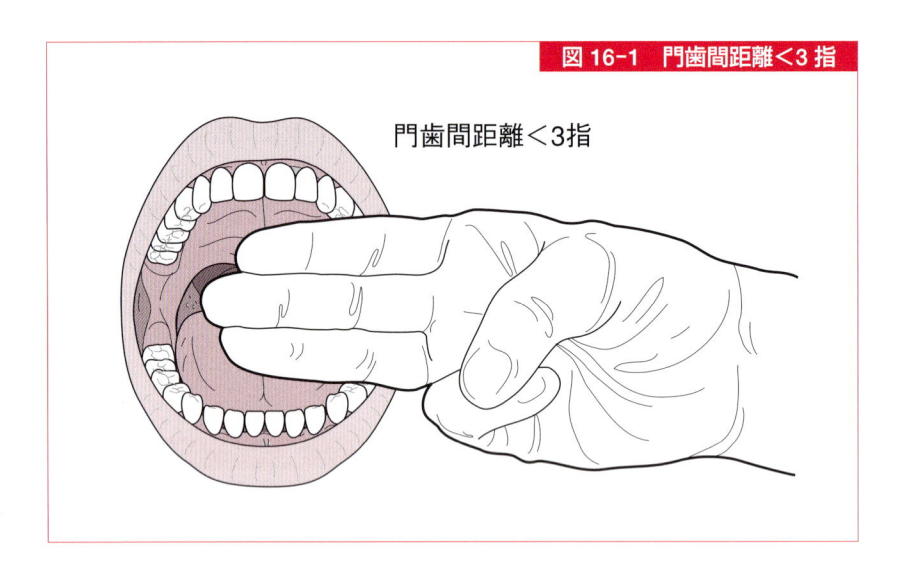

②**舌骨／オトガイ間距離の 3**：hyomental distance つまり，顎先から舌骨までの間が指 3 本入るぐらい余裕があるか？　舌骨／オトガイ間距離のカットオフを 6.5 cm にすると，感度 52％，特異度 71％という（図 16-2）．

③**甲状腺／舌骨間距離の 2**：舌骨と甲状軟骨の間に指 2 本の距離があるか？のど仏がわかりやすければいいが，わかりにくい時にはこの距離はわかりにくい（図 16-3）．

M：Mallampati classification　マランパティ分類

患者を座らせた状態で口をあけさせ舌を出させる．声を出さない状態で評価する．とあるが，緊急の状態で，「じゃ，座って口をあけて舌を出してください」なんてやってられない．これは本当の救急では絵に描いたもち的評価法かしらん？　Mallampati 分類の class 2 をカットオフに設定すると，感度 70％，特異度 60％となる（図 16-4）．

O：Obstruction　気道閉塞

つばを飲めない，ストライダー（吸気時喘鳴），muffled voice（こもった声）が気道閉塞のサインとなる．ストライダーは正常気道径の 10％以下になると出現してくる．

N：Neck mobility　頸の可動域

外傷患者で頸椎固定が必要な場合が多くなるが，そうは言っても気道確保のほうがはるかに優先される．頸椎をなるべく動かないように固定しながら

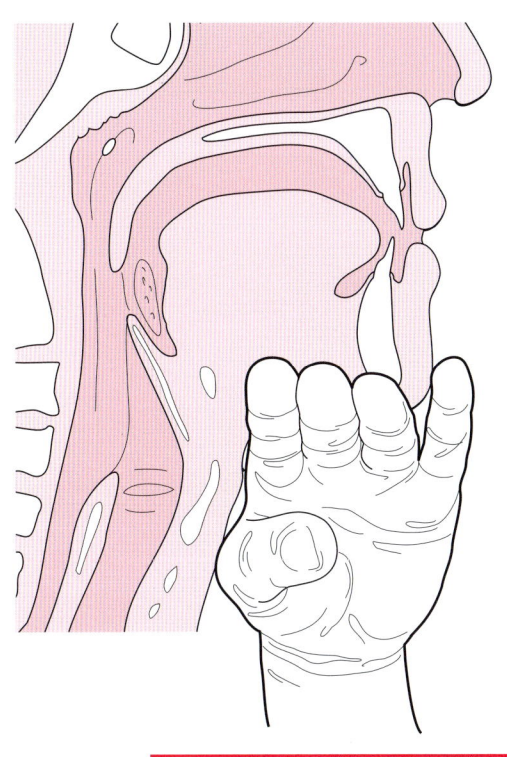

図 16-2　舌骨/オトガイ間距離＜3 指

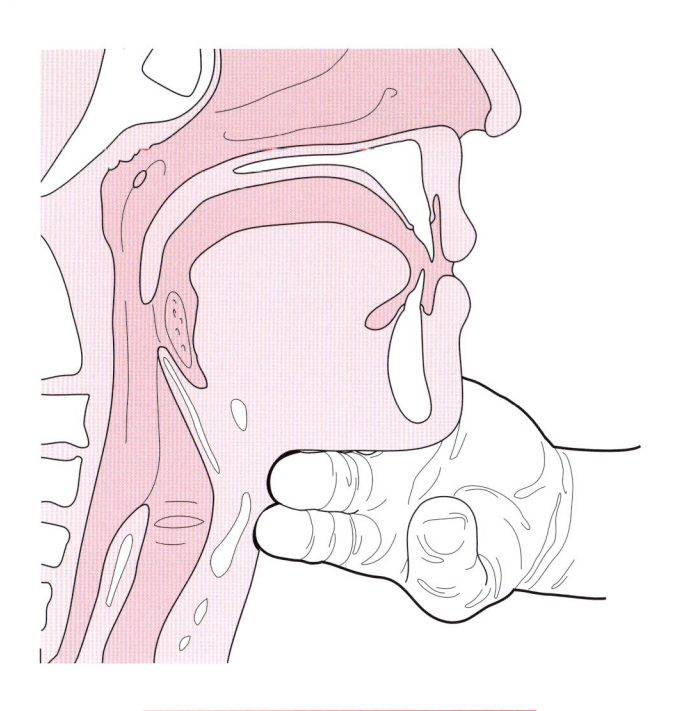

332 rule

図 16-3　舌骨/甲状腺間距離＜2 指

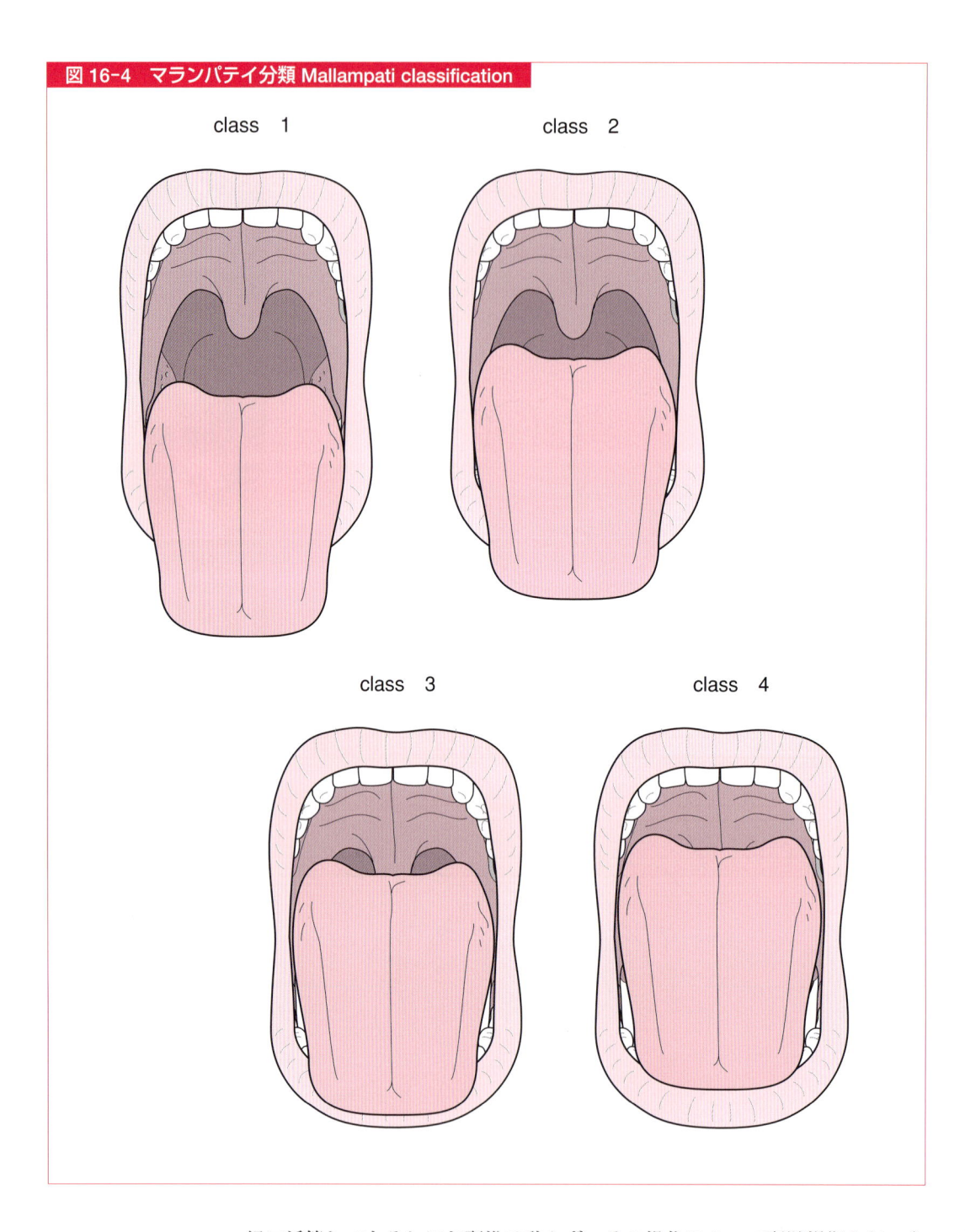

図 16-4　マランパティ分類 Mallampati classification

class 1　　class 2

class 3　　class 4

　経口挿管してもそれほど頸椎は動かず，その操作によって頸髄損傷などの合併症が増えることはないという報告が多い．したがって経口挿管をすればいいのだが，そうはいっても用手的に頸を動かさない状態では，気管挿管はかなり難しい．気管挿管の名人がすぐに対応すべき病態であるのは間違いない．外傷以外にも慢性関節リウマチや強直性脊椎炎の患者は頸が動かないので要

注意だ．頸の可動角 80°をカットオフにすると感度 13％，特異度 93％となる．

S：Saturation　酸素飽和度

通常気管挿管のしやすさを評価するのは「LEMON」であるが，Braude はそこに SpO_2 を追加して LEMONs と提唱している．気管挿管前の酸素化を行い，SpO_2 が 100％なら酸素の予備能は OK，90〜100％なら酸素化不足，**90％未満なら酸素化かなり不良で緊急性が高い**と判断する．（Ann Emerg Med 47：581, 2006）

マーフィーの法則に負けない外科的気道確保

気管挿管が入らない時もあるもんだなんてのん気に構えているわけにはいかない．自分の運の悪さ，つきのなさで患者を危険な目に合わせておいてはいけない．ここは外科的気道確保っきゃない．外科的素養がなくても可能な輪状甲状靱帯穿刺，そして外科的素養が少し要求される輪状甲状靱帯切開の 2 種類は知っておきたい．緊急気管切開という言葉は存在しない．気管切開は結構深いところを操作し，どんなに名人でも数分はかかってしまい，脳はそんな長い時間低酸素に耐えられないのだ．緊急事態は 1 分以内に気道確保ができないと意味がない．

輪状甲状靱帯穿刺

輪状甲状靱帯は非常に浅い位置にあり探しやすい．のど仏，つまり甲状軟骨と輪状軟骨の間を太いサーフロー針（14 G）で穿刺すればいいだけ．教科書的にはのど仏を触って上から下に触れながら探す．のど仏が触りにくくても大丈夫．**気管を下から触って初めて触る硬い軟骨が輪状軟骨だ**（図 16-5）．そこより約 5 mm 頭側に凹みがあり，それが輪状甲状靱帯だ．ここなら甲状腺もかぶってこないので安心して穿刺できる．詳細な手順は表 16-2 参照．穿刺針に酸素（15 L／分）をつなぐ．その間に，三方活栓または Y 字管をおき，穴を塞げば高流量の酸素が流れる仕組みだ．管に側孔を作り，穴を指で塞いでもいい．**穴を 1 秒閉鎖，4 秒開放すると（14 G で 1：4 と覚える）なんとか酸素化できる**．あくまで簡易に酸素を揺らすように流し込むだけなので，酸素化はできても CO_2 は蓄積してしまい，一時しのぎでしかない．**この方法のタイムリミットは 30 分**であり，その 30 分の間に気管挿管名人を呼んで確実な気道確保を行わないといけない（表 16-2）．

> 輪状甲状靱帯穿刺：
>   14 ゲージで 1 対 4
>   （穿刺針の太さと換気比率）

図 16-5a　輪状甲状靱帯穿刺の手順

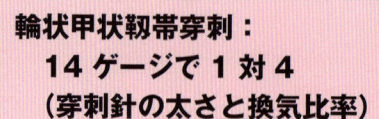

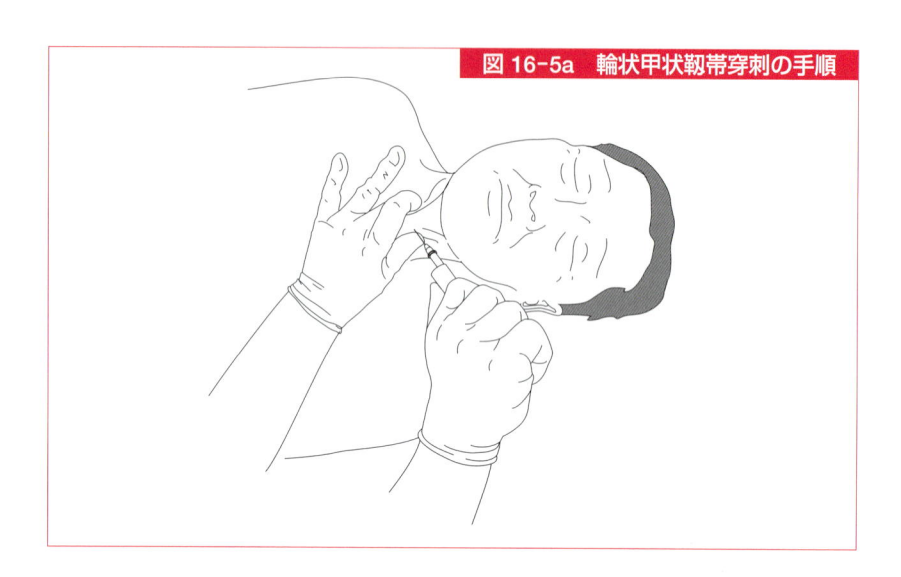

表 16-2　輪状甲状靱帯穿刺の手順

1）患者は仰臥位にして患者の左側に立つ．
2）14 G のテフロン針を用意して 5〜10 ml の注射器につける．
3）頸部を外科的に消毒滅菌して清潔操作で行う．
4）甲状軟骨と輪状軟骨の間の前方で間膜を触知．左手親指と中指で甲状軟骨を固定する．
5）2 で用意した 14 G のテフロン針を甲状輪状靱帯の直上の皮膚正中に刺す．皮膚をメスで小さく切開しておくとよい．
6）針を頭側に 45 度に傾けて注射器を陰圧をかけながら穿刺していく．
7）空気がひけたら，注射器をはずし内筒を抜き下方に進める．
8）テフロン針外筒に酸素チューブを接続して頸部で外筒を固定する．
9）10〜15 L/分の酸素流量で接続．酸素チューブとテフロン針の間に三方活栓或いは Y 字管をおき，1 秒閉鎖，4 秒開放すると（14 G で 1：4 と覚える），酸素の気流を生じ，30 分は患者を失わないですむ．

輪状甲状靱帯切開

　　　輪状甲状靱帯切開では気管チューブを挿入でき確実に気道を確保できる．解剖学的に浅いところであり，首の過伸展を要しないので短時間で施行できる．甲状軟骨を傷つけないようにしないといけない．**左手でしっかり甲状軟骨を固定したら，切開が終了し，気管切開チューブを挿入するまで左手を離**

さないのがコツだ（表 16-3）．輪状甲状靱帯を横に皮膚と一緒に一気切りをすると時間が早いが，出血や解剖学的位置がずれる可能性がある．輪状甲状靱帯の上の皮膚を縦に切ると，出血が少なく，解剖学的位置ずれを補正できるが，時間がかかってしまう恐れがある．皮膚を横に切開するか縦に切開するかは個人の好みによる．気管切開チューブが最も適するが，なければ通常の気管チューブでもよい．ただしチューブ先がひっかかりやすく，スタイレットを使わないといけないのでちょっと面倒だ．12 歳以下は同部位が最も狭く，この手技は相対的禁忌である．禁忌，適応など詳細は成書参照（JATEC® テキストなど）．

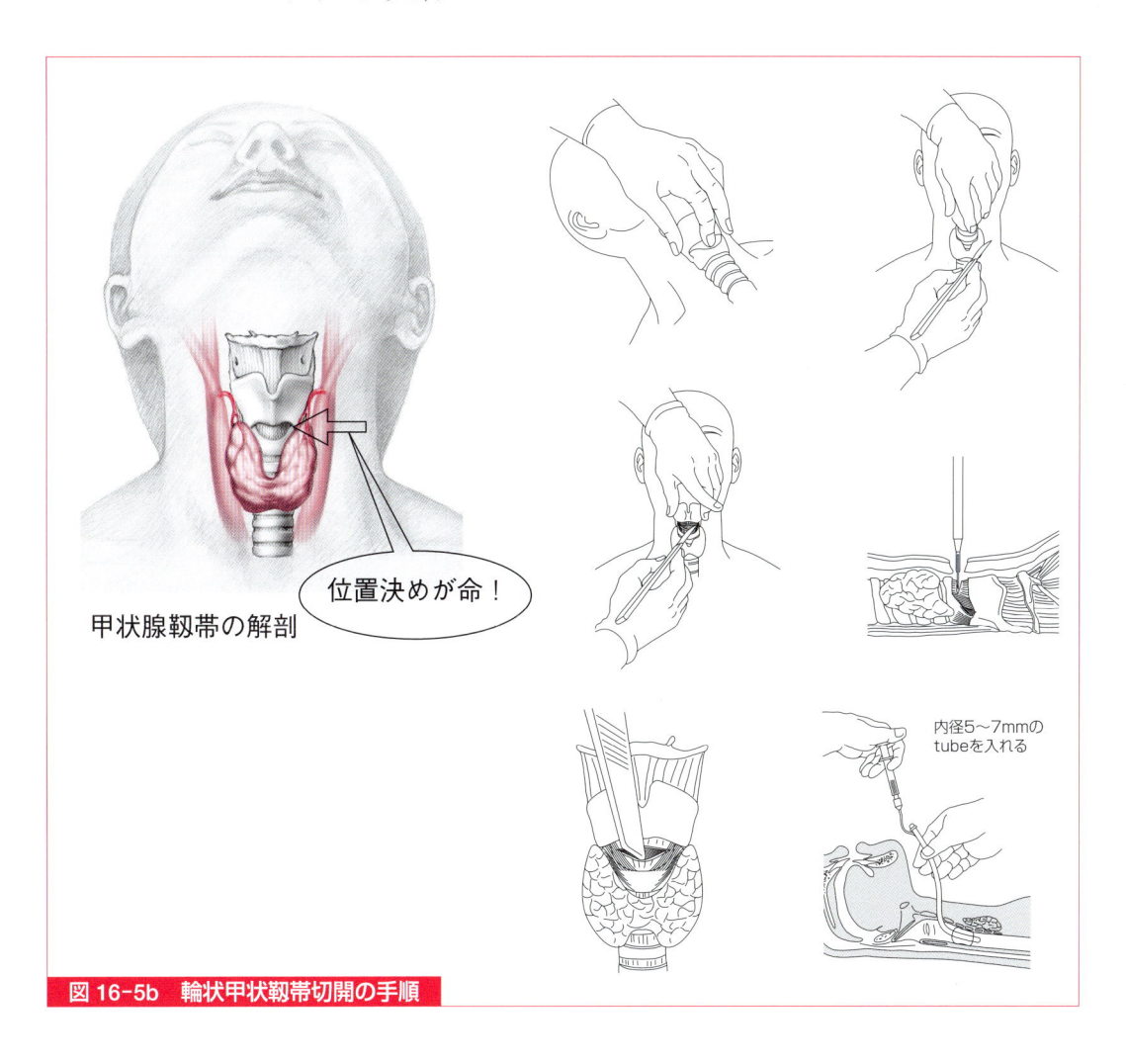

図 16-5b　輪状甲状靱帯切開の手順

表 16-3　輪状甲状靱帯切開の手順
1）輪状甲状軟骨の位置を十分確認する．メス No.10，気管チューブ 5〜7 mm を用意．患者の右側に立つ．
2）左手の親指と中指で甲状軟骨をしっかり固定して気管内にチューブを挿入するまで離さない．把持し，人差し指で位置を確認する．
3）甲状輪状靱帯上の皮膚を 1〜1.5 cm 横切開（縦切開の方が出血が少ない）後，位置を確認して，注意深く輪状甲状靱帯を一気に横に切る．
4）曲がりペアン鉗子を創にいれて気管を開く．開いたところがふさがらないように，左手第 2 指先をつっこんでおいてもよい．またはフックを尾側切開部にひっかけて引き上げても良い．
5）カフ付きの気管切開チューブを挿入する．カフが見えない程度まで挿入してからカフを膨らませ，換気する．

参考文献

1) Reed MJ, et al：Can an airway assessment score predict difficulty at intubation in the emergency department? Emerg Med J **22**：99-102, 2005.
2) Kenneth H, et al：Management of the difficult airway：alternative airway techniques and adjuncts. Emerg Med Clin North Am **21**：259-289, 2003.
3) An Updated Report by the American Society of Anesthesiologists Task Force on Management of the Difficult Airway：Practice Guidelines for Management of the Difficult Airway Anesthesiology **98**：1269-1277, 2003.
4) Blanda M et al：Emergency airway management. Emer Med Clin North Am **21**：1-26, 2003.
5) Mace SE：Challenges and advances in intubation：Airway evaluation and controversies with intubation. Emerg Med Clin North Am **26**：977-1000, 2008.
6) Mace SE：Needle cricothyrotomy, Emerg Med Clin North Am **26**：1085-1101, 2008.
7) Lavery GG, et al：The difficult airway in adult critical care. Crit Care Med **36**：2163-2173, 2008.

コラム (6) 腹膜刺激症状のうまい出し方

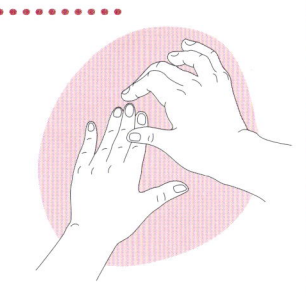

1) tapping をマスターしよう

　虫垂炎の際の Blumberg はとても有名な腹膜刺激症状チェックの所見だ．でも，ちょっと待った！ Blumberg の感度はたったの 6 割しかないのだ．Blumberg が陰性だからと言って，除外など簡単に出来ない代物だ．一方 heel drop sign はかかとから落ちて腹痛が誘発されれば，陽性ということ．

　腹部診察の際には，tapping を行ってみて欲しい．患者さんに大きな口をあけてもらい腹圧を取り除く．そして左手指をぐっと腹部の奥までゆっくりと沈み込ませ，その状態から自分の指の上から tapping すればいい．丁度打診と同じだが，最初にゆっくり腹部をおさえつけることが肝心だ．これでウッと痛がるようなら，腹膜炎はまずあるだろう．ただし細菌性腸炎でも同様に痛がるので，tapping が陽性だからと言ってすぐに開腹手術が始まるわけではない．不思議と産婦人科疾患では腹部も硬くならず（defence でにくい），tapping が鋭敏に所見を捕らえてくれる．

2) その腹痛，腹壁由来？腹部臓器？

　腹部外傷も伴うと，当然腹壁の痛みなのか，腹部内臓の痛みなのかの鑑別は困難となる．ここで Carnett サインを使ってみよう．枕なしで頭を下げる，下肢もまっすぐにしておく．その状態から，患者さんに臍を見るように頭を上げてもらう．つまり腹筋をしっかり緊張させた状態を作ってみよう．そのまま腹筋が緊張した状態で腹部触診したほうがより痛ければ，腹壁由来の痛みであると判断できる．一方，頭を枕に乗せ，膝を立ててなるべく腹筋の緊張をしないようにしつつ，腹部診察を行う．腹筋が緩んでいる状態で触診したほうが，痛みが強ければ腹部内臓疾患が原因であると予想できる．

recipes 17

知って得するマニアな裏技
―管，管，管―

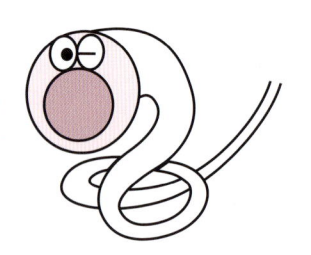

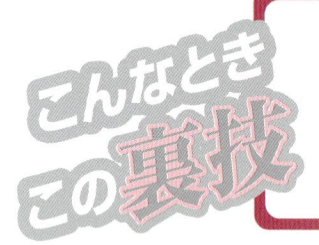

こんなときこの裏技

- 胸腔チューブの曲がりを確認するには
- NG tube が入りにくいときには
- 尿道バルーンが入りにくいときには

　ICU に入室すると「スパゲッティ症候群」などと揶揄されるがごとく，とにかく医療行為は管を入れたがる．治療のため，モニタリングのため，検査のため，様々な理由があるが，残念ながらすべてが安全なものとは限らず，正確な手技の下，合併症なく施行したい．

胸腔チューブが曲がってる！？～Mac procedure マック法～

　気胸，血胸などで胸腔チューブを挿入するが，救急の現場では緊張性気胸を解除するためにはその手技のスピードも要求される．「しめしめ，今日はスムーズに入ったぞ！　自分も腕を上げたものだなぁ」などと気をよくしていると…「あれれ？　どうもドレーンの引きが悪いぞ．おかしいなぁ，ちゃんと胸腔に入っているはずなんだがなぁ」と不安になりつつ，確認の胸部 X 線を撮ると，なんと胸腔チューブが深すぎて曲がっていることが判明し，胸腔チューブを少し引いて固定し直す羽目になる．「そう言えば，胸腔チューブが入るとうれしくて，チューブの深さも確かめずに行け行けドンドンで入れてしまったなぁ」と反省至極になってしまう…．こんな経験した人多いんじゃないかな？

　こんな思いをしないですむための裏技を紹介しよう．それはマック法．I'm lovin' it!? 100 円マックじゃないよ．依然医療業界やデザイン業界では人気の高いマックコンピューター登場…ンな，アホな．冗談はさておいて，胸腔チューブのマック法とはいたって簡単なチューブの曲がり kinking を確認する方法．半回転だけチューブを捻ってチェックする方法だ．月面宙返りなんて捻りまくってどうなっているかわからないけど，このマック法はいたって簡単．

マック法
① 胸腔チューブを固定しようと思う深さに達したら，チューブを固定しないで，まずそのまま**胸腔チューブを 180°（半回転）捻って，手を離す**（マック法，図 17-1）．

図 17-1a

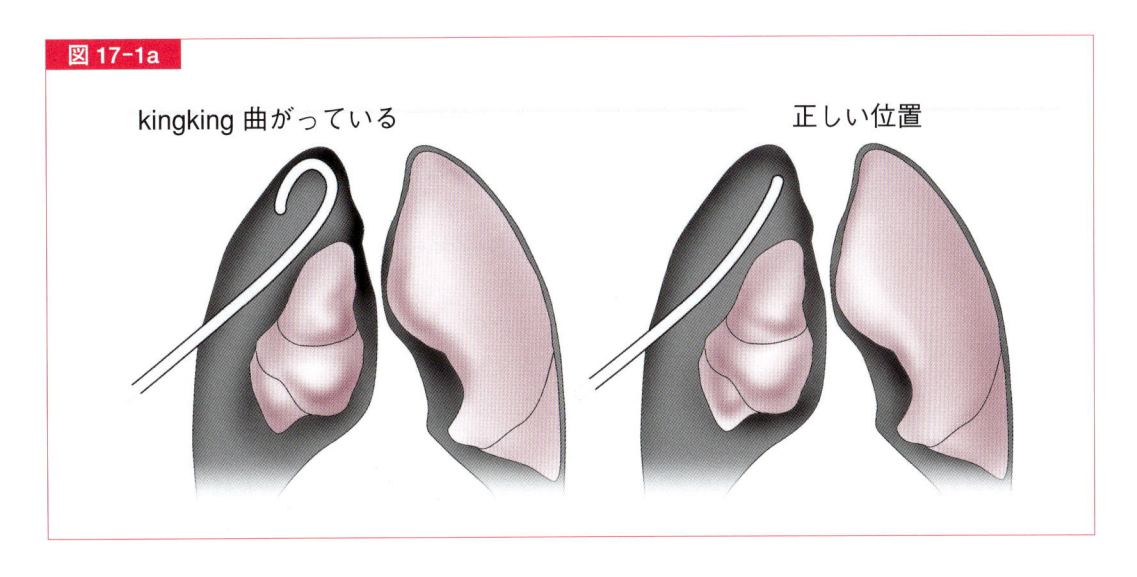

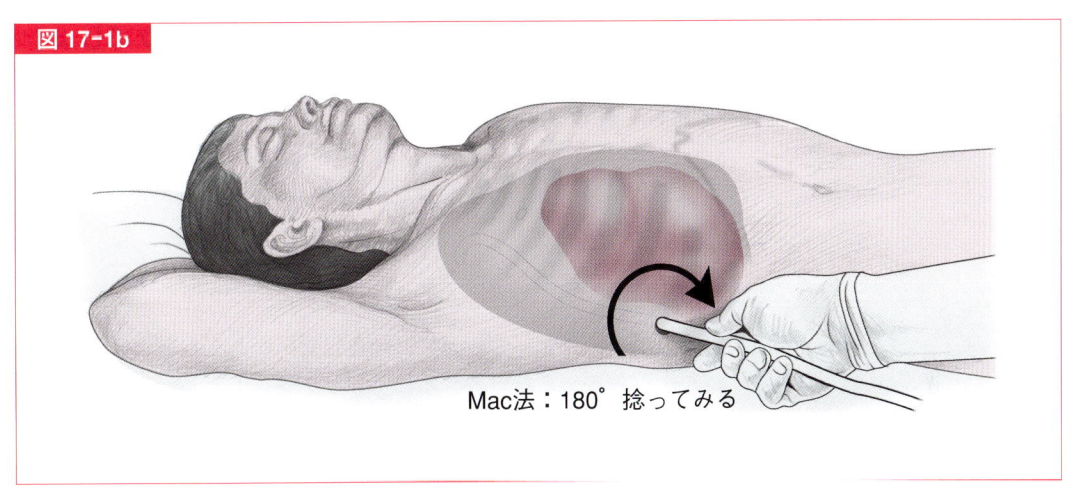

kingking 曲がっている　　　　　　　　　正しい位置

図 17-1b

Mac法：180°捻ってみる

　②胸腔チューブの捻れが戻りながら，胸腔チューブが手前に出てくるなら，胸腔チューブは既に曲がっていたということ．胸腔チューブがそのままの位置でいるなら，胸腔チューブはまっすぐで曲がっていないということで，その位置で固定すればいい．

　Adame らはこのマック法を 103 人の患者でスタディした．マック法陽性が 8 例，うち本当に胸腔チューブが曲がっていたのは 4 例．マック法陰性が 95 例で，胸部 X 線で胸腔チューブが曲がっていたのは 4 例であった．マック法の感度 50.0％，特異度 95.8％，陽性尤度比（LR＋11.9，陰性尤度比 LR－0.52，オッズ比 20.3）であった．まぁマック法陽性でも本当に曲がっているのは半分というボチボチの方法だが，胸腔チューブを半回転するだけの簡単ちぃ裏技だから知っていても損はない．「ちょっと待て，胸腔チューブ固定前にマックでしょ」．胸腔チューブ固定前にマック法をしておくと，チューブが曲がって奥に当たっている可能性はぐっと減る．このマックとは，この方法を考え

たパラメディックの名前に由来しているらしい．これもトリビアかしらン？
　ただ，本当に胸腔チューブの位置がおかしいと疑った場合は，単に胸部X線で位置を確認するのではだめである．Lim らによると，4 年の間に 28 例の胸腔チューブの位置異常を CT で認めた．そのうち 23 例が胸腔内（20 例が肺実質内，3 例が fissure 内），5 例が胸腔外（4 例縦隔内，1 例胸壁内）に位置した．**なんと胸部 X 線では 26 例中 6 例しか同定できなかった**．なぁんだ，胸部 X 線って何にも役に立たないんだぁ！ってこと．興味深いのは，位置異常を認めた 28 例のうち，胸腔チューブ機能には異常がなかったのは 16 例，機能が中ぐらいの（？）異常は 4 例，機能異常を認めたのが 8 例．であったという．位置異常なのに，機能が良かったなんて症例があるのはなんとも解せない統計の取り方であると思ってしまうが…．ま，ちょうどいい位置かどうかの確認は，胸部 X 線では胸部 CT の足元にも及ばず，やはり**胸腔チューブの位置に疑いを持ったら，積極的な胸部 CT での確認が推奨される**．

- ちょっと待て！　胸腔チューブ固定前にマックでしょ！
- おかしいな？　と思ったら，
  胸部 X 線だけでなく，胸部 CT で確認を

NG チューブが入らない！？

挿入法

　確かに NG（Naso gastric）チューブ（経鼻胃管）がとぐろを巻いてしまい入りにくいことがある．また患者さんに「ゴックーン！」といくら話しかけても，飲み込むタイミングが悪くてゲホゲホになってしまい，こんな場合に限って経鼻挿管になってしまうものだ．普通経鼻挿管なんて滅多に入らないのにこんな時には入ってしまうのが救急のマーフィーの法則だ．医者と患者さんの相性が悪いと NG チューブは入らないものだ（ウソ）．こんな時には，NG チューブを後咽頭まである程度入れておき，最後の一押しに勝負をかける（大袈裟な !?）．十分キシロカインゼリーを NG チューブにぬったうえで，または患者さんの鼻にキシロカインゼリーを垂らしてすすってもらったうえで，NG チューブを鼻腔から挿入し，咽頭通過部ギリギリまで進めておく．患者さんを座位にして，水を少し口に含んでもらう．そして医療者の合図とともに「ゴックン」と水を飲んでもらい，それと同時に NG チューブを押し込むのだ．この際，患者さんののど仏（甲状軟骨）をじっと見て，飲み込む際に一度のど仏が持ち上がり，次に**のど仏が下に下がると同時に NG チューブを一気に押し込むのがコツだ**（ゴックン挿入法，図 17-2）．決してのど仏が上がった時に NG チューブを押し込んではいけない．NG チューブがきちんと食道を通ったか，声帯に入ったかどうかを確かめるには患者さんに声を出してもらえばいい．声がかすれてしまうなら声帯を通っているかも…あぁ，

17 知って得するマニアな裏技

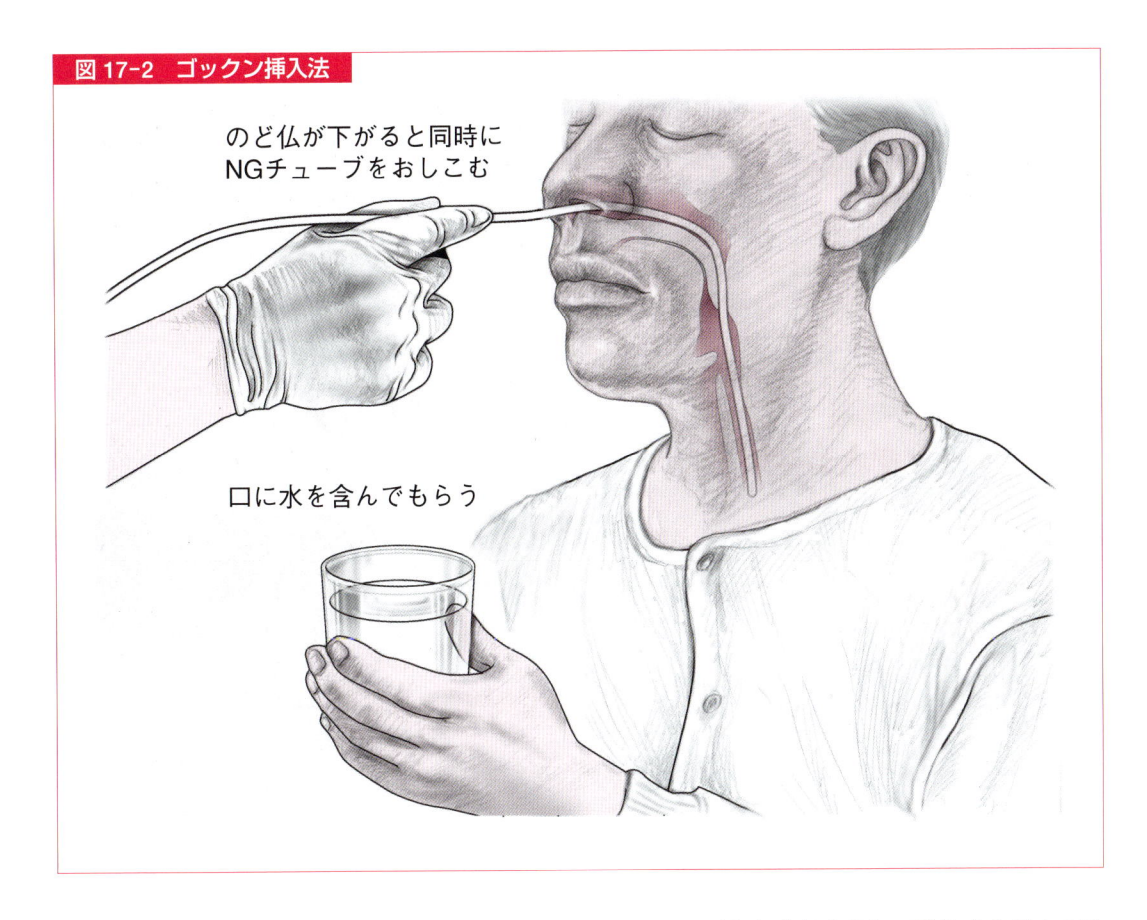

図 17-2 ゴックン挿入法

のど仏が下がると同時に
NGチューブをおしこむ

口に水を含んでもらう

ヘタクソ？ 確認のために NG チューブから空気を入れて胃泡音を聞くのは大事．

意識のない患者　では意識のない患者ではこのゴックン挿入法は使えない．そんな場合のために，**あらかじめ NG チューブを冷凍室で凍らせておくといい**．NG チューブの腰が出ると入りやすくなる．腰が強いので乱暴な扱いをすると食道が傷つくことがあるので注意が必要．そしてそれでも入りにくい時は，極端な sniffing position をとってやる．それでも入らない場合は，手を代える．人が代わると簡単に入ってしまうものだ．それでもダメなら，諦める…ガックリ．「才能ないんじゃないぃ？」という周囲の冷たい視線に耐えて，入らないのは NG チューブの腰の弱さのせいにする．

　NG チューブは患者の鼻腔の通りやすい方を選択すべきで，鼻づまりのない方を選択する．経鼻挿管をする場合は，NG チューブよりずっと太いので，左右鼻腔の選択は特に重要であるが，以前意識のない患者さんの鼻の穴に，術者がキシロカインゼリーを塗った自分の小指を突っ込んだときは驚いた．その先生の話では「小指ぐらいすんなり入るぐらいの鼻の穴なら安心して経鼻挿管できるんだよ」…とのこと．こんな荒業，さすがに裏技として紹介するには躊躇しちゃう．

- NGチューブ挿入の裏技
- 意識のある患者
  患者を座位にして少し水を口に含んでもらうと同時にNGチューブを押し込む
- 意識のない患者
  あらかじめ凍らせたNGチューブを用意しておく

尿道バルーンが入らない!?

　英語の患者さん用の何かの（忘れた）パンフレットの挿絵では，男の子の絵の股間には陰茎のリアルな絵ではなく，落花生が書かれていたことがあった．陰茎を英語でペニスというが，落花生はピーナッツだから，なんでだろうと疑問を持ったが，それを説明してくれた医師は笑顔で「発音が似ているだろぅ？」と言っていた．おぉ，確かにネイティブの発音では「ペニス」ではなく，「ピーナス」と聞こえる．ピーナス⇒ピーナッツ！　なぁるほど！

　尿量モニターは救急現場でも非常に重要なものだ．ところが尿道バルーンは結構痛い．何と言ったってバルーンを抜く時の痛みは経験した者じゃないとわからない．まぁ抜く時の痛みを云々論じるよりも先に，入れないと治療は始まらない．経験の浅い看護師は陰茎をぐいっと鷲掴みにして余計に入りにくくなっているからおかしくなる．まずはきちんとした陰茎のつかみ方をしないといけない．左手第3指，第4指の間に陰茎を挟んで，引っ張りあげる．同時に左手第1指と第2指で尿道を開いてやるのだ（図17-3）．

引っ張って引き伸ばす

①陰茎をとにかく引っ張って引き伸ばす！

　尿道バルーンを入れる際に，陰茎をぐいっと引っ張って前立腺のところの角度をなるべく直線化して入れやすくする（…というのは誰でも知っているはず）．上に引っ張ったり，下に引っ張ったり，人の息子をいい加減にグイグイ引っ張って，憐憫の情を感じた経験は，男性なら誰でもあるだろう．

ゼリー注入

②キシロカインゼリーを使う

　以前は尿道の麻酔およびすべりをよくするためにベノキシールゼリー® が使われていたが，製造中止になってしまった．トホホ．代わりにキシロカインゼリーを20 mlを入れてみる．実はすべりが良くなるだけと思われがちだが，むしろ尿道に粘調なゼリーをたくさん入れて，しばらく尿道を塞いでおき，尿道に圧をかけて少しでも尿道を広くするのがもうひとつの目的だ．だからゼリー注入後尿道口を押えてしばらく待ったら，**押えていた尿道口を解除した直後にすばやく尿道バルーンを挿入する**．ここでちんたらしていると

図 17-3

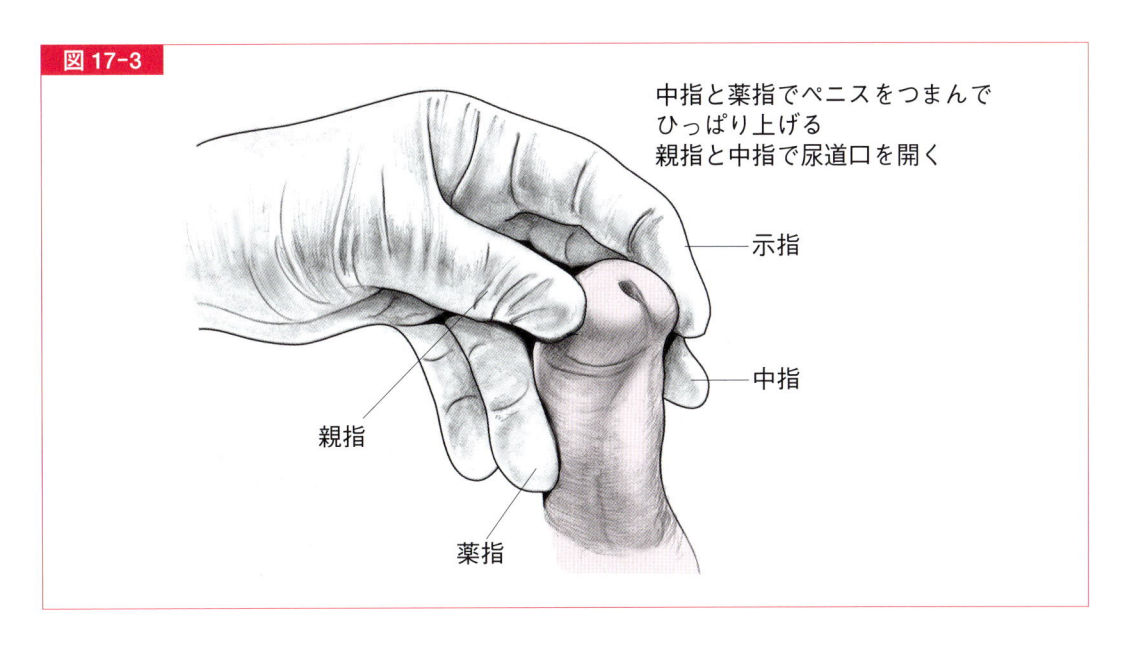

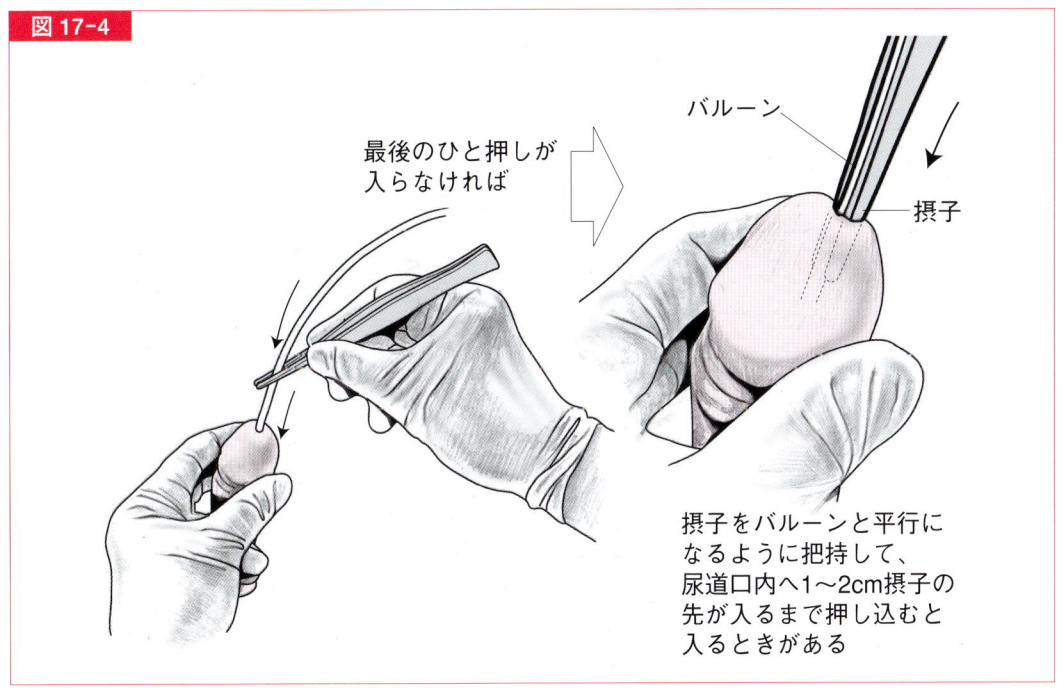

中指と薬指でペニスをつまんで
ひっぱり上げる
親指と中指で尿道口を開く

― 示指
― 中指
親指
薬指

図 17-4

最後のひと押しが
入らなければ

バルーン
摂子

摂子をバルーンと平行に
なるように把持して、
尿道口内へ1〜2cm摂子の
先が入るまで押し込むと
入るときがある

せっかく広がった尿道にバルーンを挿入する機会を逸することになる．

摂子の持ち方

③摂子の持ち方を変えてみる

　結局いかにバルーンの先に力が加わるかであり，摂子がバルーンに沿うようにして把持する（図 17-4）．そして挿入時に摂子の先が尿道口の中 1〜2 cm までバルーンと一緒に入り込むように押し込んでじっと圧をかけてやると，

最後の関門を通過することがある．これも男性方の憐憫の情を思いっきり誘う残酷物語のような裏技だが，成功率はまんざらでもない（図17-4）．

| 直腸診 |

④そこまでするかの直腸診（図17-5）

　やっぱり前立腺のところの角度が最も邪魔をしているのは間違いない．そこで2人がかりでバルーン挿入する裏技を伝授する．**助手は患者の直腸診を行い，前立腺を触れ，指で前立腺を押し上げなるべくこの部位の角度をまっすぐになるようにする**．指がつろうが，無理な姿勢で腰がヒクヒクいおうが，患者の下半身にうずくまってずっといないといけない姿勢が情けないと思おうが，頑張って前立腺を押し上げる．そしてもう一人が前述の①～③のテクニックを駆使してバルーンを挿入する．成功した時は，喜びは2倍になる…はず．

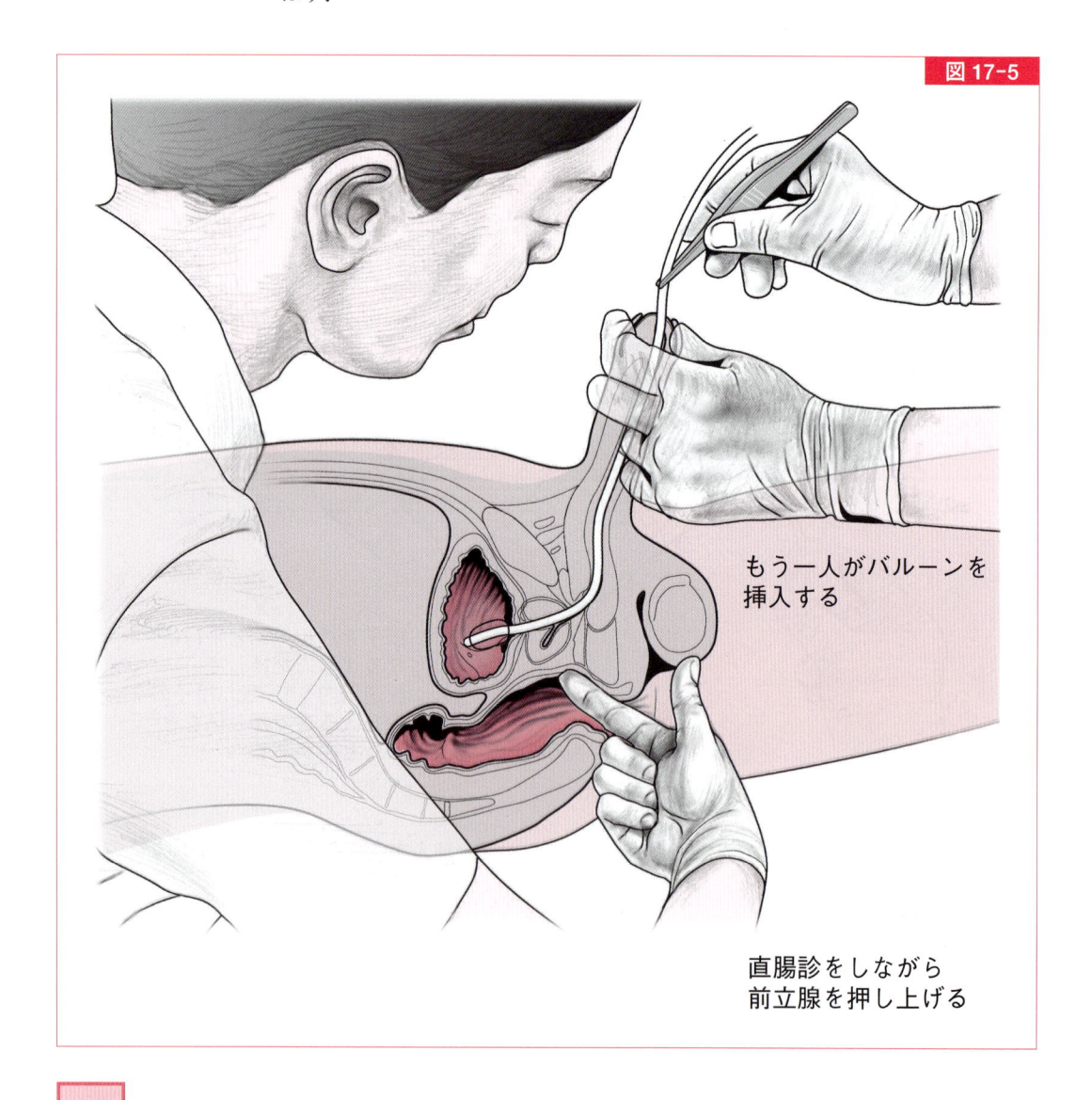

図17-5

もう一人がバルーンを挿入する

直腸診をしながら前立腺を押し上げる

それでも入らない場合は，泌尿器科専門医に応援を頼んだほうがいい．ブジーは便利だが，熟練を要し，素人がすると前立腺にブジーを刺してしまう羽目になってしまう．緊急性が高い状態ならエコーを使って，恥骨上の膀胱穿刺，ドレナージで乗り切れる．もちろん，一般的注意事項は（**尿の逆流を見るまではバルーンを膨らませてはいけない，外傷で尿道損傷を疑う場合は安易に尿道バルーンを入れてはいけない**など）守ってくださいませ．

参考文献
1) Adame N Jr, Horwood BT, et al：A test to detect chest tube kinking. Acad Emerg Med **13**：114-116, 2006.
2) Lim KE, Tai SC, et al：Diagnosis of malpositioned chest tubes after emergency tube thoracostomy：is computed tomography more accurate than chest radiograph? Clin Imaging **29**：401-405, 2005.

recipes 18

どうしてとれない輸液路，なんとかしましょう輸液路
―中心静脈ライン確保の裏技？！王道？！

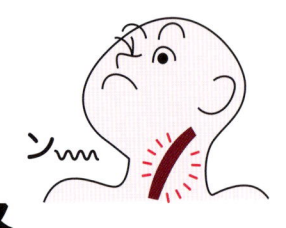

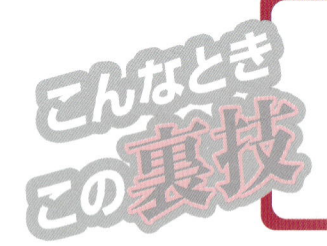

こんなとき この裏技

- 輸液路確保に困ったら
- 輸液路確保にエコーを使う
- 内頸静脈をパンと張らせるには…

血管が見えない

　救急患者さんの中には本当にどうしようと思ってしまうぐらい血管が見えない人がいる．「あれぇ〜，血管がないよぉ」と繰り返し言いつつ，患者さんの手をパシパシ叩き，途方に暮れながら，あたかもそれは患者さんの責任のように言って，自分が輸液路が取れないことの責任転嫁して，患者さんとの人間関係すらこじらせてしまったことはないだろうか？　病気になれば，血管も見えにくくなるものだ．何も患者さんのせいにばかりしてはいられない．医療者の腕の見せ所でもあるんだ．反対に自分がヘタクソなのを人のセイにするようではプロとして失格だ．

困ったときの太い血管

　やはり困ったときは太い血管を使うのがいい．太くて入りやすいと言ってなめてかかると痛い目に会う．大腿静脈も悪くはないが，患者さんの動きが制限されてしまう．管理がややこしい，腹腔内出血の場合は輸液がもれてしまうので大腿静脈は使えない，などの問題点があり，大腿動脈穿刺部位から持続性出血で出血性ショックになってしまった症例も報告されており，安全そうでも細心の注意が必要だ．

中心静脈，鎖骨下静脈

　よく使用されるのが，中心静脈．鎖骨下のアプローチもそれなりに難しいが，固定性がよく好まれる部位である．方法は成書参照．ただし気胸の危険が常に伴い，緊急度が高くて時間的に余裕がない場合，蘇生進行中の場合，などでは使えない．どんなにうまくても気胸は100％起こさないとは言い切れない．もし深く穿刺しすぎて鎖骨下静脈を貫通すると圧迫では止血できない，コワイ，コワイ．

　鎖骨の裏側から，胸骨切痕に向けて穿刺するわけだが，鎖骨が斜め45°に

18 どうしてとれない輸液路，なんとかしましょう輸液路

傾いているような痩せ型の患者さんの場合はどのランドマークを目安に刺せばいいのか途方に暮れる．あなどりがたし鎖骨下静脈．

鎖骨上アプローチ　鎖骨上アプローチ（図18-1）は，鎖骨下静脈がすぐ目と鼻の先？にあるので，**わずか2cm程度の深さで穿刺できる利点がある**．残念ながら浅いはずだと思って穿刺しても血液の逆流がなければ，思わず徐々に深くなって気胸を作ってしまうことがある．あなどりがたし，鎖骨下静脈．エコーを使えばどれくらいの深さかイメージがわくので便利．**ぜひエコーであらかじめ深さを調べよう**．もちろん下肢を挙上して血液で静脈をパンとはらせておく必要がある．ひとつだけ問題があるとしたら，場所が狭いだけにエコープロー

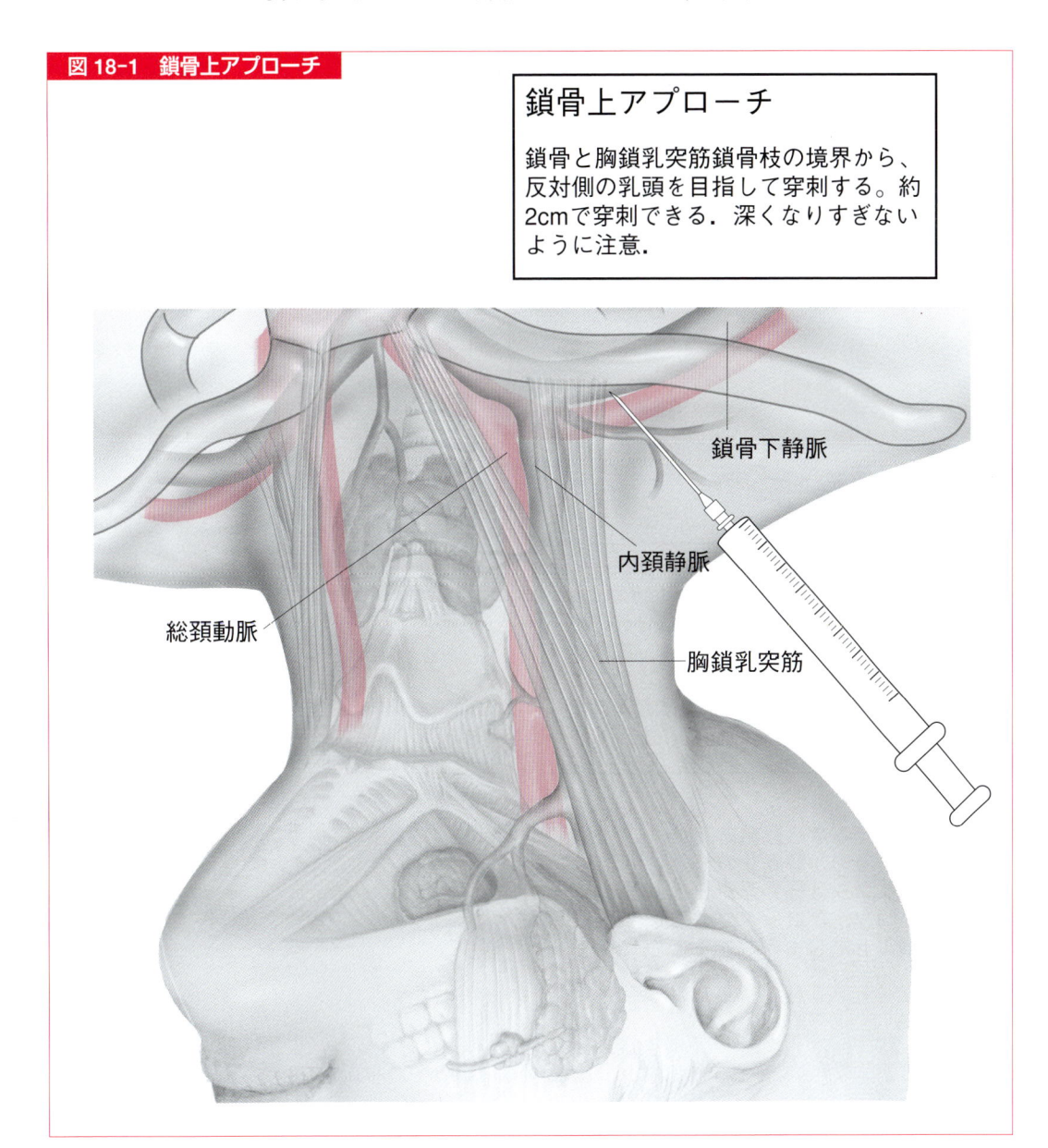

図18-1　鎖骨上アプローチ

鎖骨上アプローチ

鎖骨と胸鎖乳突筋鎖骨枝の境界から、反対側の乳頭を目指して穿刺する。約2cmで穿刺できる．深くなりすぎないように注意．

（図中ラベル：鎖骨下静脈／内頸静脈／胸鎖乳突筋／総頸動脈）

137

図 18-2　内頸静脈アプローチ

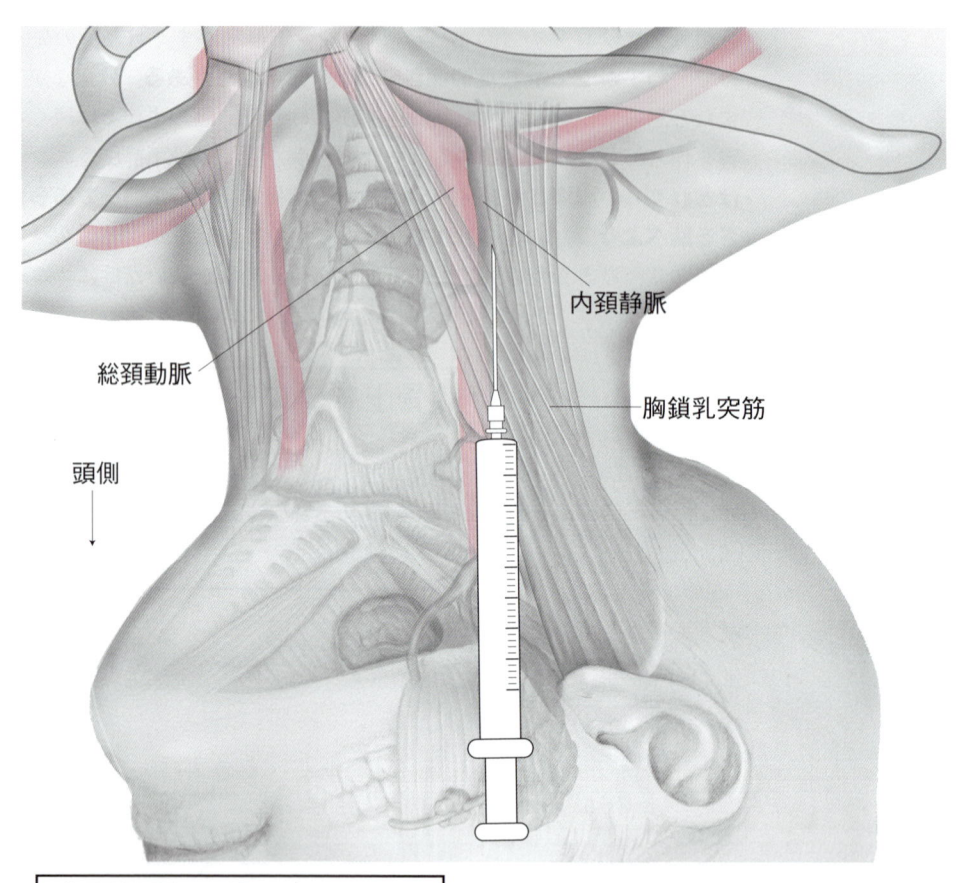

総頸動脈

内頸静脈

胸鎖乳突筋

頭側

内頸静脈アプローチ

胸鎖乳突筋の胸骨枝と鎖骨枝のつながる三角形の頂点から，同側の乳頭を狙って穿刺する．この際に必ずエコーで確認しながら穿刺すべし．成功率は飛躍的に上がる！

エコーを当てるなら短軸方向がいい！圧迫で簡単に潰れるのが静脈なので，動脈との鑑別は簡単．エコーは軽く浮かせるようにして当てるのがコツ．プローベの重みでさえ簡単に静脈はつぶれてしまうので注意を

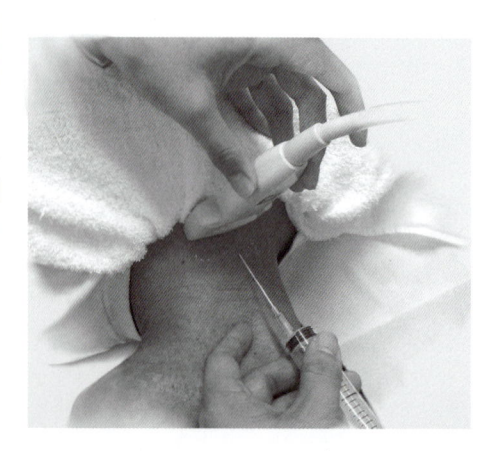

べをおいたまま穿刺をしにくいことである．リアルタイムでエコーを見ながらのほうがいいが，このアプローチではエコーのための場所を確保はしづらい．経腟エコーがちょうどフィットするので便利だが，さすがに救急外来に経腟エコーがおいてあるところは少ないかな？（Am J Emerg Med 21：220-222, 2003）

内頸静脈アプローチ

　そこで合併症の起こしにくい一番のお勧めは，内頸静脈アプローチだ（図18-2）．ここはさすがに気胸を作る人はいないだろうが，動脈をついてしまう危険はあるので，そんなになめてもかかれない．教科書的には胸鎖乳突筋の鎖骨枝と胸骨枝のつながるところから同側乳頭に向けて穿刺するが，なんとそんな典型的な場所に内頸静脈がある例は71％しかなく，1発目で成功するのは38〜54％しかないのだ（Am J Roentgenol 171：1259-1263, 1998）．Leeらは，新しいランドマークとして，外頸静脈から輪状軟骨まで鎖骨に平衡に引いた線上で4カ所次々に成功するまで穿刺していく方法を提唱しているが（首を左に完全に向けて，外頸静脈から内側へ1横指1.5 cmで穿刺し，失敗したらその内側1 cm，ダメならまた内側0.5 cm，ダメならもう0.5 cm内側の計4カ所），結局ブスブス刺すことに変わりはない（図18-3）．エコーが

図18-3

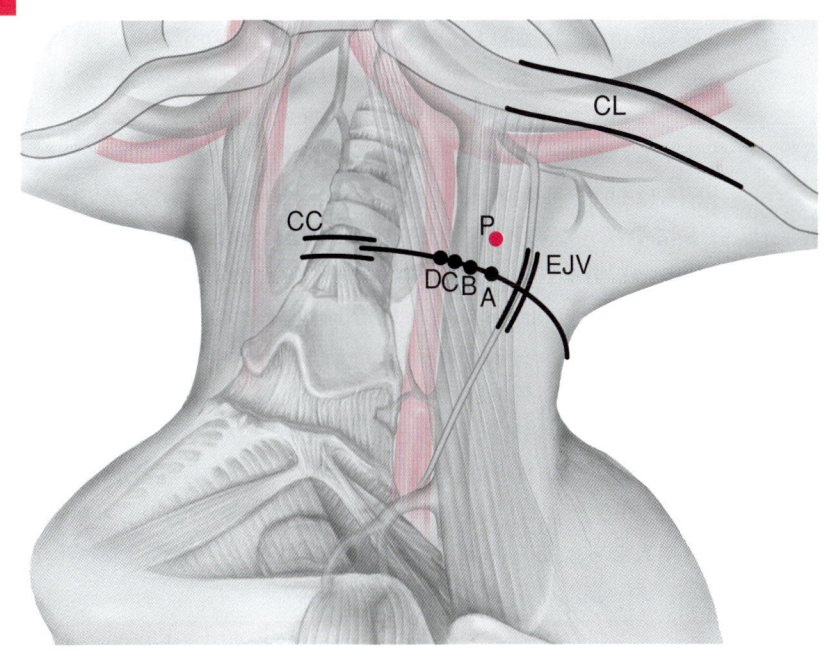

EJV　外頸静脈　　CC 輪状軟骨　　CL 鎖骨
A点　EJVより内側1.5 cm，B点　A点より1 cm内側
C点　B点より0.5 cm内側，D点　C点より0.5 cm内側
P：エコープローベ位置　A点より1 cmにエコーを当てて内頸静脈の位置を確認しておく
A→B→C→Dの順で成功するまで穿刺していく（Max 4回穿刺）

ない場合にはむしろ穿刺回数が従来の方法より少なくて成功するのでいい方法と言えるが，エコーの味を知ったらもうランドマーク法は使えない．

裏技その①

裏技のエコー？　王道のエコー！
内頸静脈アプローチ

　内頸静脈をとるときにランドマークなんて当てにならない目安を使うのではなく，**エコーで直接どこに内頸静脈があるのか確認すると，飛躍的に穿刺成功率が上がる**．Milling らの SOAP3 トライアルはなかなかいい成績を示している（表 18-1）．SOAP といっても石鹸じゃない，メロドラマでもない（アメリカのメロドラマはソープオペラと言われるんだ），Sonography Outcomes Assessment Program の略だ．エコーを当てながらリアルタイムで穿刺する動的方法（通常エコー操作する人と穿刺する人は別で，2 人法となる）と，エコーで内頸静脈の位置を確認してから，いったんエコーをはずして穿刺する静的方法（1 人法），そして従来の胸鎖乳突筋の胸骨枝と鎖骨枝の交わる頂点から同側の乳頭を目指して穿刺する皮膚の目印を頼りに穿刺するランドマーク法を比較検討した．なんと一発で入ってしまう率がランドマーク法ではたったの 23％なのに，静的方法で 50％，動的方法で 62％と全然違う．最終成功確率は動的方法が 98％とほとんど成功するのに対して，静的方法は 82％とまぁまぁ OK，ランドマーク法はたったの 64％ととても容認できる方法とはいえない．人手さえいれば，断然，動的方法，つまり 2 人法でリアルタイムに見ながら穿刺するほうがいい！

　もはや内頸静脈穿刺にエコーを使用するのは裏技なんかではなくスタンダードにすべきなのだ．**NICE（National Institute for Clinical Excellence）ガイドラインでは中心静脈穿刺におけるエコー使用は必須と謳っている**．Agency for Healthcare Reasearch and Quality Evidence Report では場所確認だけにエコーを使う方法（静的方法）はリアルタイムに比べて満足できないのでこれもダメと言っている．Milling らは，一人でもエコーで見ながらリアルタイムで穿刺することで，2 人法に劣らずうまく穿刺可能であると報告している．エコーで見ながらリアルタイムで行うのがベストっていうことだが，一人でエコーを操作しながら穿刺するのは器用じゃないといけないね．日本人なら大丈夫かな？

表 18-1　内頸静脈穿刺成功率

	最終成功率	1 回目穿刺成功率
エコー下リアルタイム穿刺法（動的方法）	98％	62％
エコー確認後穿刺法（静的方法）	82％	50％
皮膚ランドマーク法	64％	23％

18 どうしてとれない輸液路，なんとかしましょう輸液路

裏技その② 　内頸静脈をパンと張らせる裏技　内頸静脈アプローチ

　どんなに名人でもペッチャンコの血管に穿刺をするのはそう簡単にはいかない．名人ほど静脈を大きくしておいてから穿刺をするのだ．急いてはことを仕損じる．急がば回れ…ハイ，OK！と行きたいものだ．

その1：体位のプレ準備：内頸静脈をパンと張らせる体位をとる

- ◆下肢挙上をして血液を頭頸部に集める（Trendelenburg 体位）のを忘れない．
- ◆首を横に向けすぎない！　エコーで確認を．
- ◆エコープローベを首に乗せるときは軽く浮かせるぐらいの気持ちで

　Trendelenburg 体位にするだけで飛躍的に内頸静脈は太くなる．ユメユメ忘るるべからず．

　視野を十分とりたいあまりに患者さんの首を思いっきり反対側へ曲げてはいないだろうか？　静脈は圧迫で簡単に潰れてしまうので，首を反対に向けすぎると随分浅い静脈になってしまうので成功率が下がってしまう．首を反対に向け過ぎる欠点はもうひとつある．総頸動脈に穿刺してしまう危険が増加してしまうのだ．内頸静脈のほうが総頸動脈より浅いところにあるが，両血管は重なる部分がある．そのために深く穿刺すると動脈に穿刺してしまうのである．首を正中中間位にしておくと，この重なりは44％であるのに対して，首を45°傾けると重なりは52％となり，90°傾けると69％も重なってしまう（J Emerg Med 31：283-286, 2006）．この状態で首を押さえつけようものなら簡単に内頸静脈は潰れてしまい総頸動脈穿刺になってしまうのもガッテンできる．また，穿刺する際に皮膚を軽くカウンタートラクションをかけるのはいいが，皮膚をぐっと押えると簡単に内頸静脈は潰れてしまうので，気をつける．これらはエコーで内頸静脈の大きさを最大になるように注意しながら行えば避けることができる．

　内頸静脈はエコープローベの重さでも簡単に潰れてしまう．エコー操作をする人は位置がずれないように，また血管が潰れてしまわないように，微妙にプローベが首にちょんと乗っているぐらいにして穿刺の間中その位置をキープするように徹するのが大事だ．

圧の魔術師：内頸静脈を強制的にパンと張らせる
─そこまでやるか！　の裏技（図18-2）

- ◆意識があり患者が協力できる場合は，息ごらえを！
- ◆意識がなく気管挿管されている場合は，バッグバルブマスクで加圧を！

　意識があり患者さんが協力してくれる場合は，比較的楽．まず穿刺前に患

者さんに息ごらえの練習をしてもらう．うまく胸腔内圧をあげることができることを確認しておく．そして穿刺時にまず皮膚を貫きいったん止め，いよいよ血管内に穿刺する直前に患者さんに大きく息ごらえをしてもらう．この**ぐぐっと胸腔内圧を上げることで内頸静脈はこれでもかというぐらい怒張してくれるので穿刺は容易になる**．声かけは「そのまままきばってきばってきばって…」とする．穿刺後は速やかに注射器につないで患者に息を整えてもらう．もたついていると患者さんの息ごらえの影響で血液が飛び出てくるし，もし患者さんが息ごらえをやめてしまって大きく深呼吸をすると，今度は陰圧で空気が血管内に流入してしまう．これは避けたい！　穿刺後の素早い手元の操作は肝心なので忘れないで！

　それでは患者さんの意識がなければ息ごらえができないじゃないかという諸兄，ご安心を．気管挿管さえされていればこれまた簡単．気管挿管にバッグバルブマスクをつないで，穿刺時にぐっとマスクに圧をかけてやると，胸腔内圧が上昇して内頸静脈がパンと張る．加圧しながら穿刺をすればいい．ただ，加圧した瞬間だけ内頸静脈が太くなるので，モタモタしていると縮んでしまう．タイミングが命だ．エコー係，穿刺係，バック係と最低3人の人手がかかるのが難点だけどね（図18-4）．

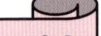

- エコー下でリアルタイムの内頸静脈穿刺が安全かつ確実
- 首を傾けすぎない！　皮膚を押えすぎない！
- 下肢挙上，胸腔内圧上昇（息ごらえ，バッグ加圧）の工夫でバッチリ

参考文献

1) Milling TJ, et al：Randomized, controlled clinical trial of point-of-care limited ultrasonography assistance of central venous cannulation：The third sonography outcomes assessment program（SOAP-3）trial. Crit Care Med **33**：1764-1769, 2005.
2) Lee JJ, et al：A new method of internal jugular vein catheterization using the cricoid cartilage and external jugular vein as a landmark. Am J Emerg Med **24**：697-701, 2006.
3) Wang R, et al：Effect of head rotation on vascular anatomy of the neck：an ultrasound study. J Emerg Med **31**：283-286, 2006.
4) Atkinson P, et al：Should ultrasound guidance be used for central venous catheterization in the emergency department? Emerg Med J **22**：158-164, 2005.
5) Milling T, et al：Randomized controlled trial of single-operator vs. two-operator ultrasound guidance for internal jugular central venous cannulation. Acad Emerg Med **13**：245-247, 2006.

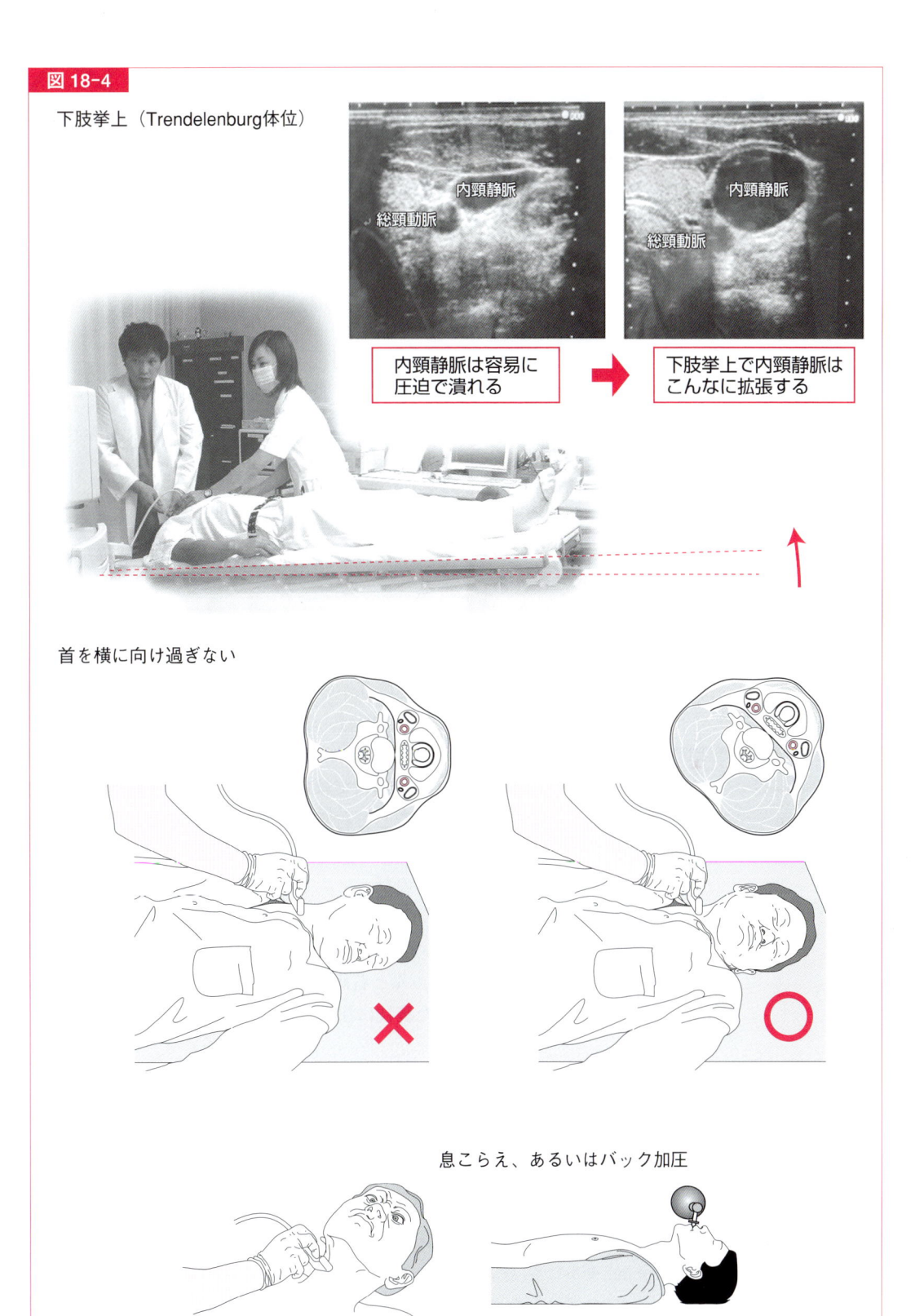

18 どうしてとれない輸液路，なんとかしましょう輸液路

図 18-4

下肢挙上（Trendelenburg体位）

総頸動脈　内頸静脈

内頸静脈　総頸動脈

内頸静脈は容易に圧迫で潰れる → 下肢挙上で内頸静脈はこんなに拡張する

首を横に向け過ぎない

✕　〇

息こらえ、あるいはバック加圧

recipes 19

心電図の裏技
─心臓を右側から見てみよう！

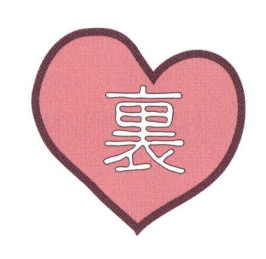

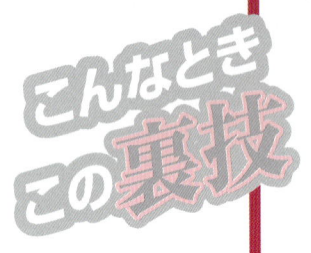

こんなときこの裏技

- 12 プラスアルファの追加誘導で他の情報を得る
- 右側からの情報にこだわってみる
- 12 誘導すべてをきちんと読む（aVR にも注目する）

　12 誘導心電図には器械による読影が右半分に書いてあるが，あれほど当てにならないものはない．心電図ができるなり，右半分に目をやる人がいたら，それは怪しい証拠．医者を代えたほうがいい．ただし，難しい心電図はプロでさえ難しいものだ．後から振り返れば，これが異常だったのかぁ，とがっくりくる経験をしたことがある人も多いだろう．心電図は左や下，そして前から見て診断しているといっても過言ではない．でも別に 12 誘導だけで戦う必要もない．うまく追加注文をして右側の誘導（V4R）をとれば診断が簡単になることもある．そう，右側からも心臓を見てやれば，今まで見えなかったものも見えてくるっていうものだ．マニアックついでに後ろからも見てやろう．一方，12 誘導といいながら，12 すべての誘導をきちんと読んでいるだろうか？　まさか 11 誘導心電図に成り果ててはいないだろうか？　12 誘導のうちのひとつの aVR はちゃんと右側からの心臓の情報を反映しているんだよね．今回は右にこだわった裏技に注目してみよう．

12 誘導だけが心電図じゃない

　心電図の誘導は確かに 12 であるが，誘導を付け替えると他の情報も得ることができる．特にそれが心筋梗塞に関係してくるかもしれないとしたら，追加誘導をとらないような手抜きをしてはいけない．Acute coronary syndrome と言えば，すぐに「MONA」が思い浮かべられれば，一応合格．つまり，M：Morphine モルヒネ，O：Oxygen 酸素，N：Nitroglycerin ニトログリセリン，A：Aspirin アスピリンを ACS 発症早期に投与しようというわけだ．循環器の医者でなくともこれぐらいできないようではいけない…と思いきや，ところが

MONA

19　心電図の裏技

どっこい，ニトログリセリンやモルヒネを安易に投与してしまうとガクンと血圧が下がってしまう心筋梗塞があるのを忘れてはいけない．そう，右室梗塞だ．右室梗塞の場合，輸液療法が重要だ．自慢そうに MONA を投与した直後から患者の状態が悪化して…あぁ，ダメだったぁなどと泣いても後の祭りだよン！

右室梗塞

　右室梗塞は，下壁梗塞に合併（25〜40％）することが多く，下壁梗塞＋血圧低下＋頸静脈怒張を見た場合は，右室梗塞を疑うのはそれほど難しくないが，血圧が保たれている時こそ見逃さないようにしないといけないのだ．特にV1のSTがやや上昇している場合は可能性が高い．また下壁梗塞でⅡ誘導が他よりうんとST上昇している場合も右室梗塞を疑う必要がある．右室梗塞は右冠動脈の基部の閉塞で発症することが多いため，下壁梗塞に合併することが多くなるが，回旋枝優位に血流が供給されている場合は，下側壁梗塞を合併することになる．下壁梗塞で広範囲のものは死亡率が高い．**とにかく下壁梗塞を見たら，素早く V4R（最も sensitive）を取って直接右室側のST上昇を見つけるのだ！**（図19-1, 2）

　また大動脈解離が上行大動脈に及び，冠動脈を巻き込んで心筋梗塞を合併してくることがある．これはまさしく診断が難しい症例だ．この場合右冠動脈をかんでくることが多いので，右室梗塞を見た場合は，次に大動脈の解離の合併がないかどうかも探す必要があるから，あぁ臨床は奥が深い．**特に患者が大騒ぎして来る場合（大動脈解離はとにかく痛い！），痛みが移動する，痛みの位置が心筋梗塞としては非典型的，血圧の左右差，脈の左右差，そし**

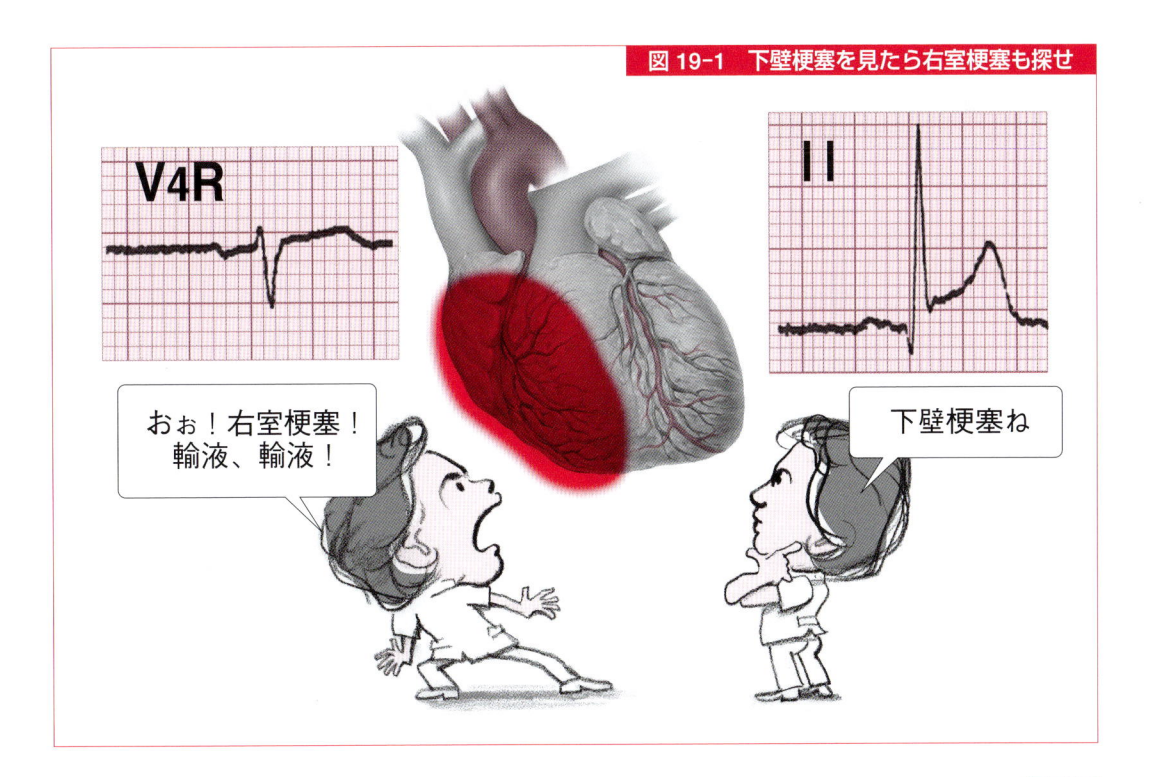

図19-1　下壁梗塞を見たら右室梗塞も探せ

おぉ！右室梗塞！
輸液、輸液！

下壁梗塞ね

て胸部X線での上縦隔の拡大などの所見のどれかがひっかかるようなら，**右室梗塞を見つけたら次に造影胸部CTをしておくといい**．間違っても血栓溶解療法やヘパリンを流してはいけない．痛みの性状はまったくもって圧迫感という心筋梗塞そのものだから，痛みの性状で大動脈解離を否定してはいけない．これってやっぱりトリビア？

後壁梗塞

右にばかりこだわらずに，後ろにも注目してみたい．後壁誘導（V8-9）は後壁梗塞を疑う時に追加指示する．後壁梗塞といえば，12誘導心電図では間接所見として見つけるしかなく，ちょうど前胸部のV1-3で後壁梗塞のミラーイメージとしてでてくる波形（V1-3で，①ST水平低下，②幅広R波増高，③R／S比＞1，④T波増高）を捕まえた時に疑うしかない．こんな時遠慮せず，後壁誘導（V8, 9）を追加すれば一目瞭然だ．V8-9誘導は患者を右側臥位にしてとる．V8, 9におけるST上昇，Q波，陰性T波を見れば後壁梗塞の診断はより容易だ．後壁梗塞は右冠動脈または回旋枝の後枝の閉塞で発症し，心筋梗塞の15〜21％を占める．単独で後壁梗塞が起こることもあるが，それはまれで，下壁梗塞や側壁梗塞に合併することが多い．V1の小難しい読影をするより，**下壁梗塞や側壁梗塞を認めた場合，後壁誘導をとって，1 mm以上のST上昇を探して，後壁梗塞を格好良く診断しよう**．もちろん，中には純粋な後壁梗塞もあり，痛みがどうもあやしい胸痛患者ならV8-9もとっていいんじゃない？

11誘導しか使っていない人，注目！ 忘れ去られたaVR

aVRなんて付録ぐらいにしか思ってないそこの人！ この「ERの裏技」を読んでよかったね．そもそも心臓を右側から見るなんて誘導はこの誘導ぐらいしかない．従ってQRSの軸は常に下に向く，つまり電気は逃げていく（左下へ）のが常．もしこの**aVRのQRS軸が上に向いていたら，電極のつけまちがえを疑う必要がある**．それでも電極がうまくついていたなら，右胸心ってことになる．心電図国際学会に参加した35人に問題を出したところ，80〜94％の人がaVRを無視しており，電極の付け間違いであることに気がつかなかったことからも，aVRってかわいそうな立場なんだよね（J Electrocardiol 29：suppl 270-274, 1996）．

ところがどっこいaVRにもそれなりに意地，じゃなくて裏技があるから面白い！

aVRの裏技　その①

前壁心筋梗塞において，aVRでST上昇を見たら，**左前下行枝起始部（Left Main Coronary Artery：LMCA）の閉塞または三枝病変を疑うべし！**（図19-3）　同時にV1ではST上昇は軽度である（J Am Coll Cardiol 38：1348-1354, 2001）．いくら血栓溶解療法やPTCAが発達したとはいえ，左冠動脈の

図19-2a 右側前胸部誘導（V3R-V6R）・後壁誘導（V7-9）の電極のつけ方

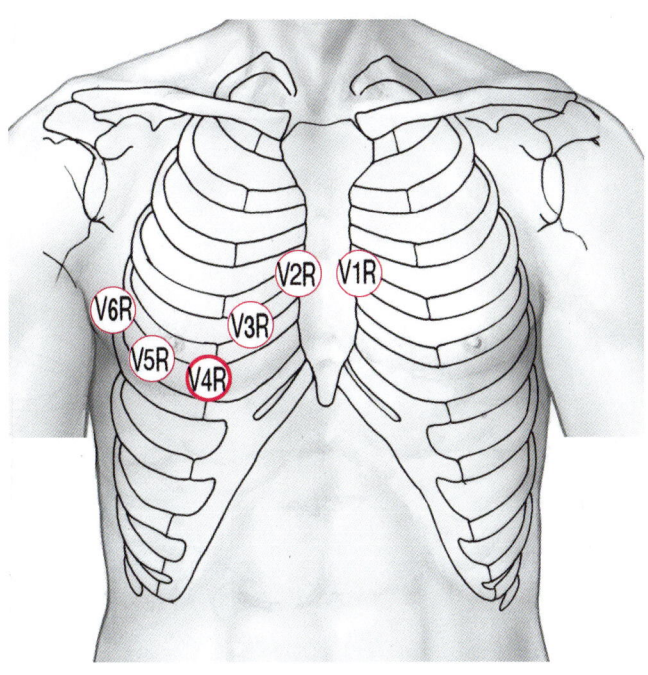

右側前胸部誘導はV4Rが最も鋭敏．
救急現場では12誘導＋V4R、V8、V9の15誘導で評価すると便利

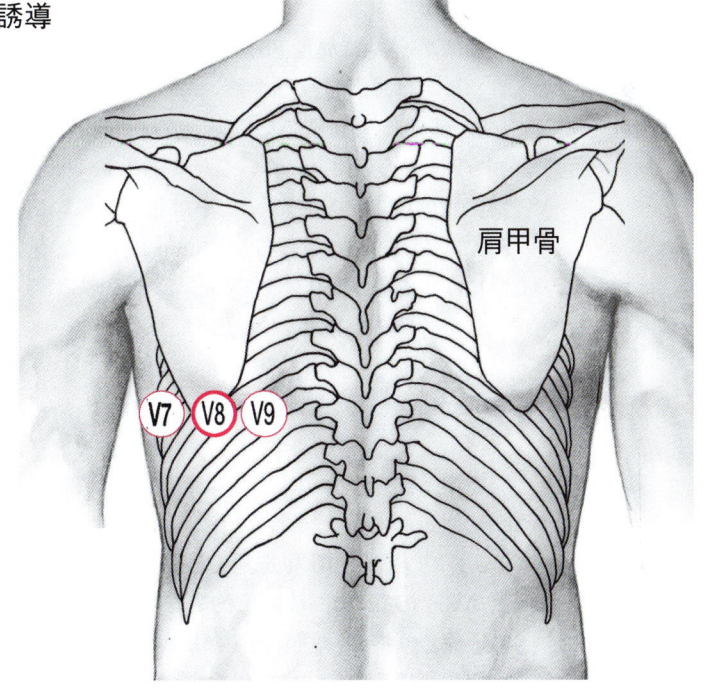

肩甲骨

図 19-2b

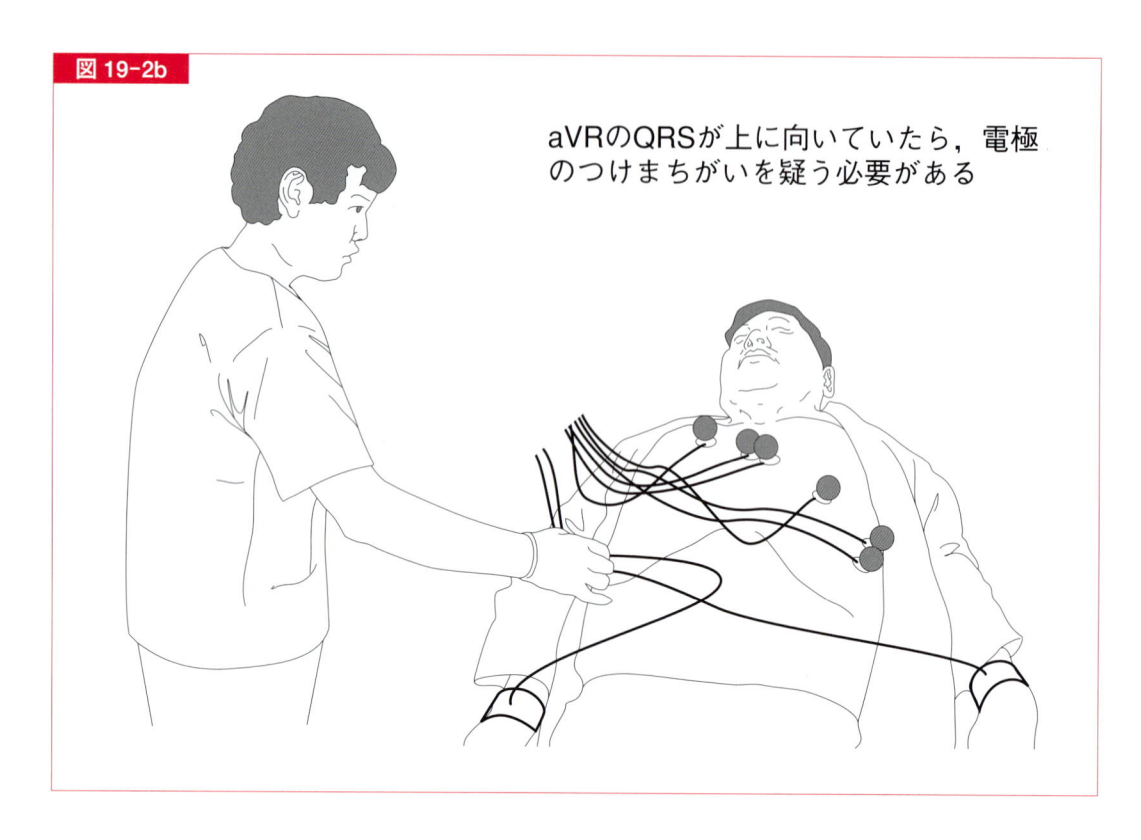

aVRのQRSが上に向いていたら，電極のつけまちがいを疑う必要がある

　根元がつまったらもう予後が悪い．なるべく早く CABG ができるようにバトンタッチをする必要がある．そういう時こそ役に立つのがこの aVR なのだ．感度は 78%，特異度 86%，陽性的中率 57%，陰性的中率 95%．ホラ，このトリビアは患者を救う！

　Szymanski らによると，aVR の 0.5mm 以上の ST 上昇は，不安定狭心症/非 ST 上昇心筋梗塞においても単独で 30 日後の予後悪化の予測因子であり，また aVR の ST の高さと死亡率は相関関係にあった．aVR の ST 上昇が 1.5〜2.5mm なら 22% が死亡し，3mm 以上になると半数が死亡している．むしろ低リスクや中等度リスクであっても aVR で ST 上昇を認めたら，ヤバイ！と，正しくびびった方がいいんだよ．

aVR の裏技　その②

　三環系抗うつ薬中毒の時は，意識障害の神経系の作用のみならず，不整脈が死因として重大であり，ECG を見ながらメイロン® で治療することになる．QRS 幅が 0.10 秒を超えると心臓の合併症が増えると言われるが，**なんと aVR の R'増高は特徴的であり，3 mm を超えると三環系抗うつ薬中毒の心臓合併症や神経合併症が増えるのだ**．三環系抗うつ薬中毒における心電図変化の感度は aVR の R'増高が 81%，aVR の R／S 比＞0.7 が 75%，QRS 幅＞0.1 秒が 82%と報告されている．

aVR の裏技　その③

心外膜炎

　心外膜炎では広範囲に ST 上昇（上に凹）というが，実際の臨床ではすべてに ST 上昇が出ないことも多い．心外膜炎ならもちろんミラーイメージや Q 波は出てはいけない．しかしながら心筋梗塞もミラーイメージが出ないことも多い．下壁梗塞なら 7 割にミラーイメージを認めるが，前壁梗塞などミラーイメージが出るのは 3 割程度．さて，ミラーイメージもない時，その鑑別はいかに（ST 上昇する疾患は多く，詳細は参考文献参照のこと）．実は**心外膜炎は下壁に出現することが多く，下壁誘導での ST 上昇のみならず，PR が基線よりも低下するのが特異的であり，診断価値が高い**．そのミラーイメージとして aVR では PR が基線より上昇してくるのだ（図 19-4）．

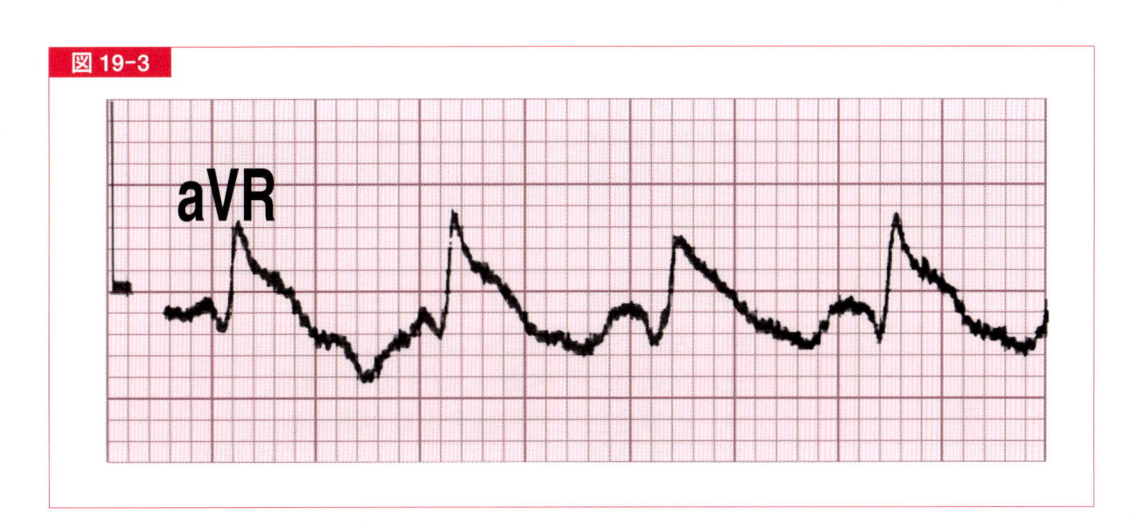

図 19-3

図 19-4

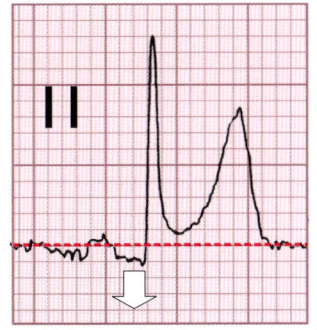

II誘導で、基線よりPRが低下している

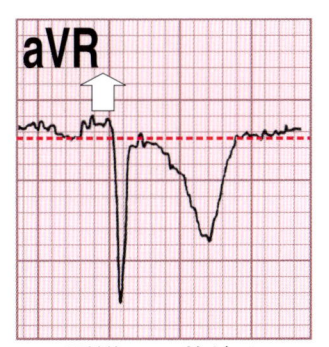

aVR誘導で、基線よりPRが上昇している

aVRの裏技　その④

　その他，マニアックなものはいろいろあって，調べれば調べるだけゲップがでそう…（失礼）．

①narrow QRSの規則正しい頻脈発作でaVRのST上昇を見たらWPWの関与を疑う（Am J Cardiol 92：1424-1428, 2003）．

②wide QRSの頻脈で上室性か心室性か迷う時，aVRで陰性Pを認め，PとQRSの解離を認めればそれは心室性の頻脈である．

③通常aVRのQRS軸は陰性だが，wide QRSの頻脈で出現し，aVRの軸が陽性（上向き）なら，それは心室由来である（BMJ 324：719-722, 2002）．

④下壁梗塞の再還流をした症例でaVRのST低下があれば予後が悪い（Chest 128：780-786, 2005）．

⑤初発の非ST上昇（aVR，V1を除いてST上昇無し）心筋梗塞では，aVRでST上昇を認めると予後が悪いと予測できる（Circulation 108：814, 2003）．

⑥肺塞栓症で右室負荷の所見としてaVRでST上昇を認めることがあるとのこと（J Am Coll Cardiol 38：1355-1356, 2001）．

　うぅ～ん，ここまでくると，「私はネッシーを見ました」っていうような感じになってきたなぁ…．

- 前壁心筋梗塞＋aVRでST上昇
  ⇒　左前下行枝起始部の閉塞を疑うべし
- 三環系抗うつ薬中毒＋aVRのR1増高
  ⇒　心臓合併症や神経合併症が増える
- 下壁ST上昇（ミラーイメージなし，Q波なし）
  ＋aVRのPR上昇，Ⅱ誘導のPR低下
  ⇒　心外膜炎を疑うべし

参考文献

1) Tragardh, E et al：How many ECG leads do we need? Cardiol Clin **24**：317-330, 2006.
2) Kosuge M, et al：Predictors of left main or three vessel disease in patients who have acute coronary syndromes with non-ST-segment elevation. Am J Cardiol **95**：1366-1369, 2005.
3) Liebelt EL, et al：ECG lead aVR versus QRS interval in predicting seizures and arrhythmias in acute tricyclic antidepressant toxicity. Ann Emerg Med **26**：195-201, 1995.
4) Williamson K, et al：Electrographic applications of lead aVR. Am J Emerg Med **24**：864-874, 2006.
5) Brady WJ：ST segment and t wave abnormalities not caused by acute coronary syndromes. Emerg Med Clin N Am **24**：91-111, 2006.
6) Szymanski FM, et al：Admission ST-segment elevation in lead aVR as the factor improving complex risk stratification in acute coronary syndromes. Am J Emerg Med **26**：408-412, 2008.

20 指の創傷処置の裏技

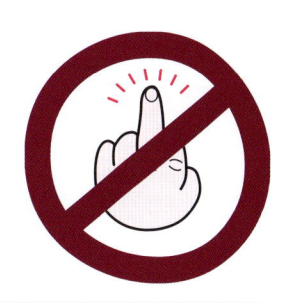

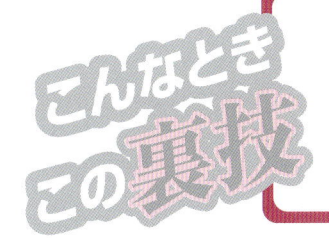

こんなときこの裏技
- 爪下血腫に裏技を使う
- 指ブロックが効かないと悩んだらWEBブロック，経腱鞘ブロックを試す

　指のけがの頻度は高い．緻密な作業をするだけあって，手の専門医が必要になることも多いが，ちょっとした裏技でマイナーなけがなら対処できるようになりたい．今回は指の創傷の小技を見てみよう．

爪下血腫

　爪下血腫の患者をみたことはあるだろう．ドアに指を挟んでしまった，重いものに指が挟まってしまったなどで指先をけがして受診してくる．典型的な受診パターンは，爪下血腫そのものですぐに救急を受診してくるのではなく，むしろ夜寝ようとして指先がジンジンジンジン…痛くてたまらなくなって夜間救急を受診してくることが多い．血腫の圧が高くなり痛みに耐え切れなくなって受診してくるのである．

　血液さえ抜いてやれば痛みが引くが，爪はなかなか固い．18 Gの針でキリのように穴を開けようとする者もいるが，圧をかけながら押すので患者の苦痛も増強してしまう．更に悪いことに，18 Gの針は先細りであり，穴があいても最初はあまり大きくなく，深く入ると針が爪床を傷つけてしまう．

クリップを使う　ここはペーパークリップを使うといい（図20-1）．ペーパークリップのように先が鈍のほうが穴が開いた瞬間，血液を抜くには最適の大きさの穴があく．麻酔は基本的に不要．まずペーパークリップを伸ばして先をL字形にする．ペーパークリップを持つところにガーゼを薄めにきつく巻いて，熱が持ち手に伝わらないようにする．**ペーパークリップをアルコールランプまたはライターで熱し真っ赤になったところで，しっかり固定した爪に少し圧をかけて2秒ほどジュッと焼く**．煙が出るが，いったんペーパークリップを爪から離したら続けて爪に当ててはいけない．初心者はここでびびってすぐに離してしまう．いったん離れてしまうと熱が下がってしまうので繰り返しても無駄であり，患者が熱い思いをするだけなので注意する．いったん爪からペー

図 20-1 爪下血腫の裏技

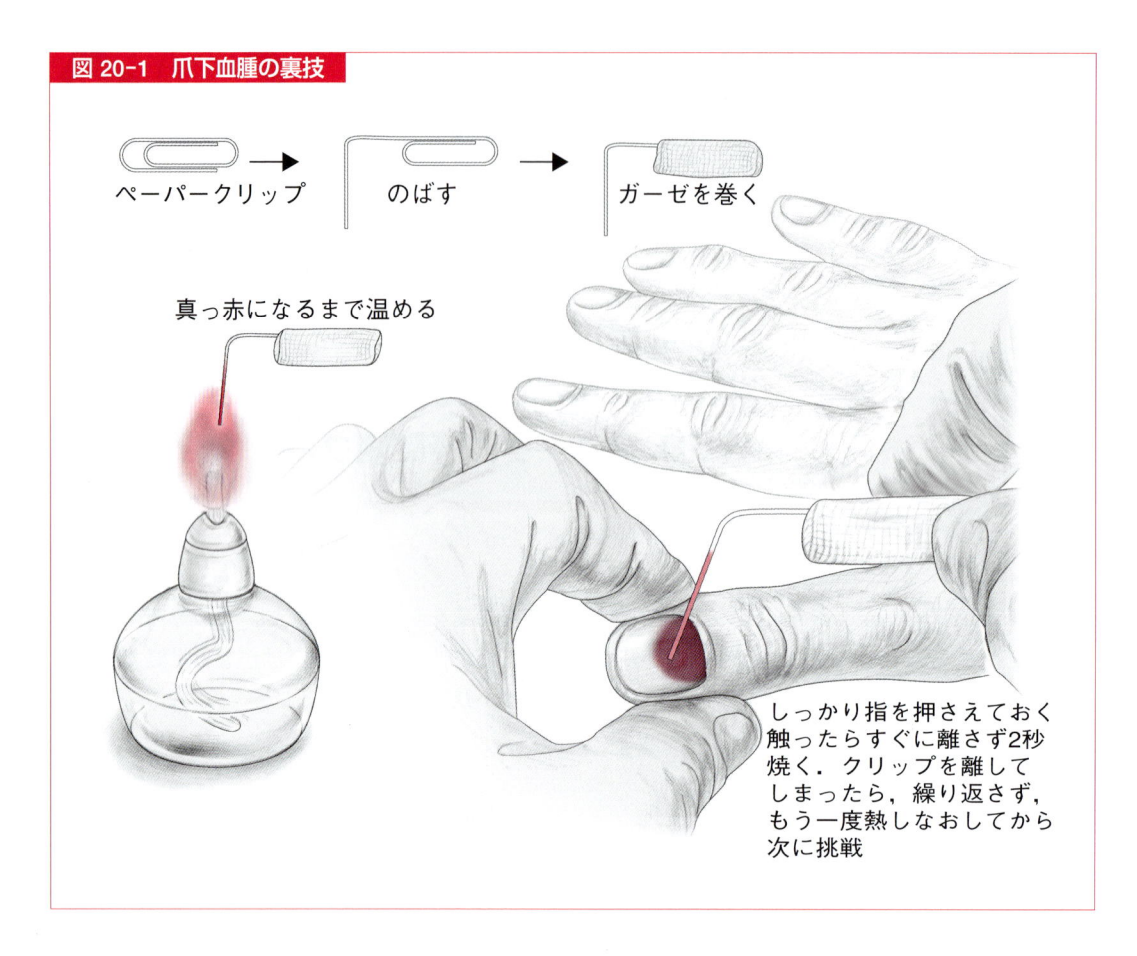

ペーパークリップ → のばす → ガーゼを巻く

真っ赤になるまで温める

しっかり指を押さえておく
触ったらすぐに離さず2秒
焼く．クリップを離して
しまったら，繰り返さず，
もう一度熱しなおしてから
次に挑戦

パークリップを離したら，もう一度真っ赤になるまで熱し，もう一度爪を焼く．おおむね2～3回で爪に穴が開く．あまりに早くペーパークリップを爪から離してしまうと，うまく爪が焼けず，この作業を繰り返すことになってしまい，爪を介して熱が伝わり患者が熱がってしまう．穴が開いた瞬間，圧の高い血腫が開放され爪からピュッと血液が飛び出すので，ガーゼを用意しておかないと，あっ，ホラあなたの白衣に血がついちゃったでしょ!?

指ブロックの裏技　その① WEBブロック

　指ブロックが効かないとお悩みの諸兄．指ブロックがどうも不安な諸兄．指ブロックが効かないのは患者が酒飲みだからだなどといい加減な言い訳をして開き直っている諸兄．指ブロックの裏技はちゃんとある．一般に指の両側に神経が2本，掌側と背側に走っており，各神経に1 mLずつキシロカイン®を注射すればよい…ということになっている．そこで4回も！　注射を行う人もいて，患者は4回も注射の痛みに耐えないといけない…なんて拷問をしてはいけない．それも指のすぐ横に注射をするものだから指がパンパンに腫れてしまうなんてこともある．以前 metacarpal block 中手骨ブロックな

20 指の創傷処置の裏技

るものが報告されたが（指の間から指と平行に 25 G の針を根っこまで突き刺して MP 関節近くに薬を注入する），効果が不十分な場合が 23％もあり人気がなくなった（Ann Emerg Med 23：1296-1300, 1994）．

WEB ブロック

掌側ではなく，背側の WEB（インターネットじゃない，指の間の水かきのような部分）に注射を刺すと，皮膚が柔らかく圧も高くならず痛みも少ない（図 20-2a, b）．まず創のある指の近くの水かきに注射を刺し，浅い所に 1〜2 mL，そのまま深く進めて 1〜2 mL 注射すると 1 回の注射で片側の麻酔を効かせることができる．同様に指の反対側も穿刺すればいい．この方法は

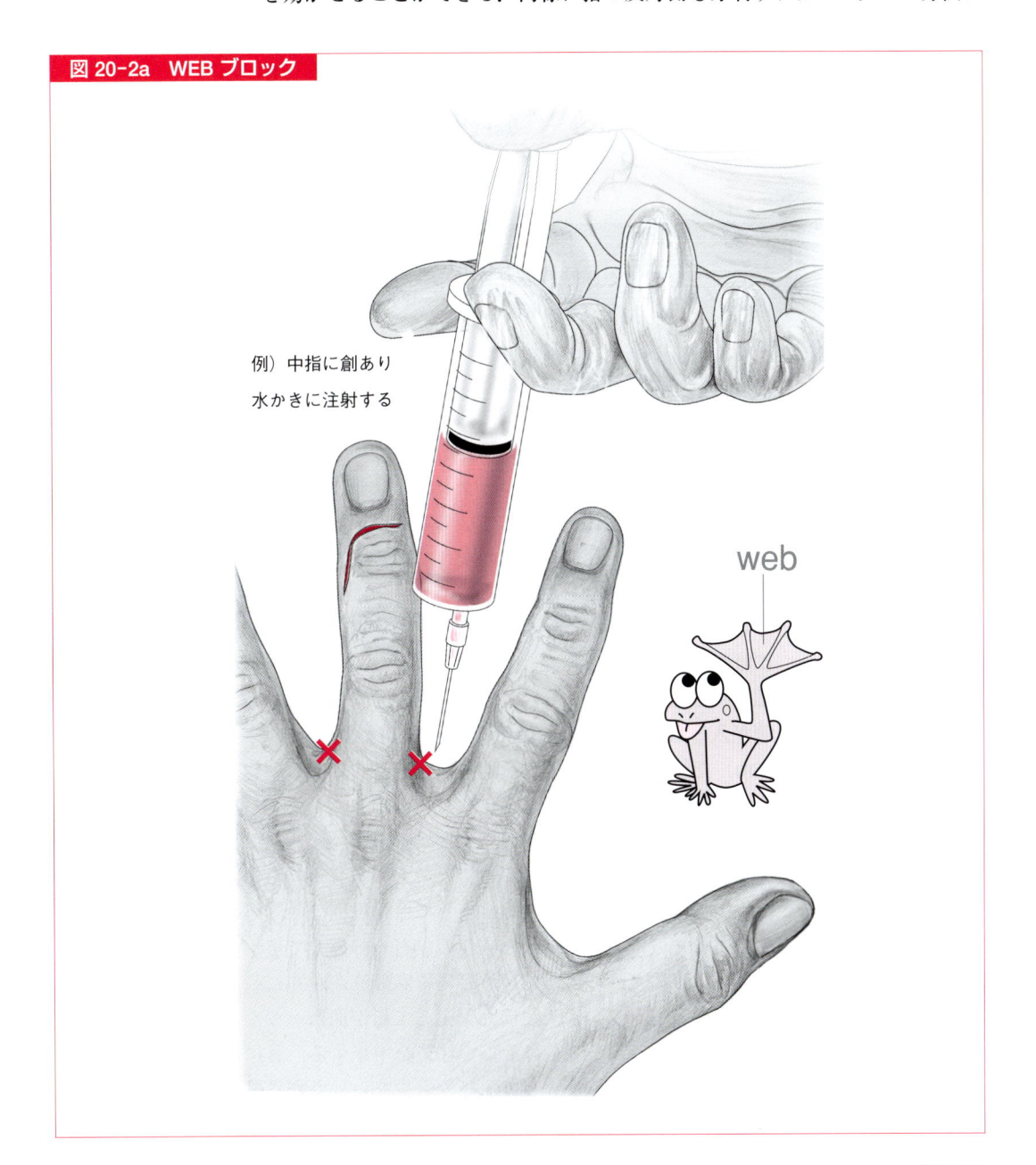

図 20-2a　WEB ブロック

例）中指に創あり
水かきに注射する

web

153

図20-2b　WEBブロック

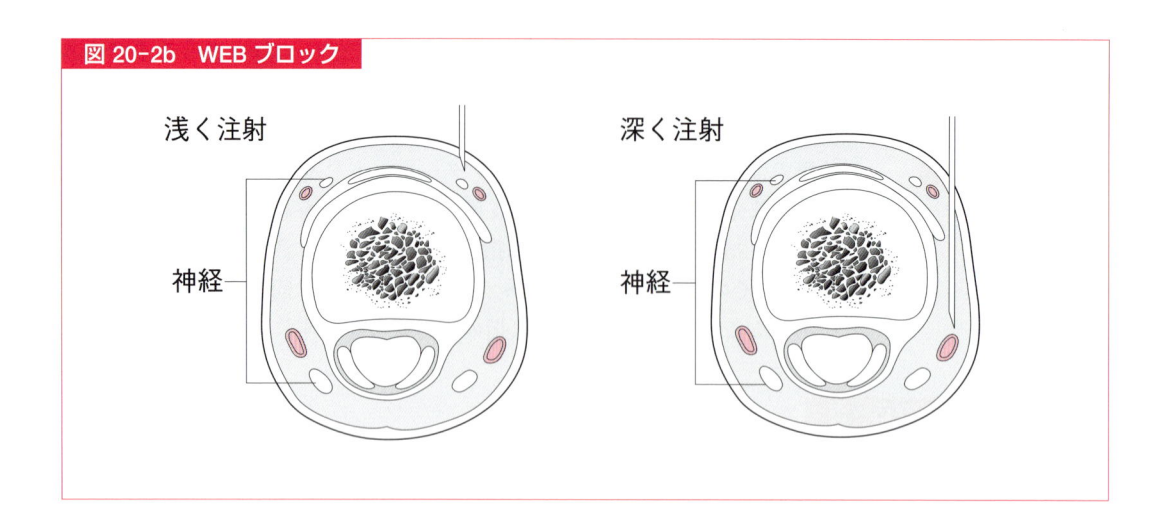

浅く注射　　　　　　　　深く注射

神経　　　　　　　　　　神経

2回注射することで指ブロックが可能になる．何と言っても圧が高くなりすぎないのがいい．注射をしたら10〜15分じっと我慢すればしっかり麻酔が効いてくる．指の両側には血管も走るので，きちんと血液の逆流がないのを確認しつつ注入するようにしたい．

指ブロックの裏技　その②　Transthecal block 経腱鞘ブロック

経腱鞘ブロック

　本当？　と効きたくなるような裏技がこれ．Transthecal block 経腱鞘ブロックとあまり聞きなれないブロックだが，掌側に1回穿刺するだけでブロックできてしまう．掌側に穿刺しているにもかかわらず背側の縫合だってできてしまう．ただ一度屈筋腱を針が突き抜けるので，なんともはや気持ちがいいものではないが，きちんと効く（図20-3）．

　なるべく細い針（25〜27 G）で，掌側の指の付け根のしわの中央に垂直に針を刺す．この部位ではMP関節に当たることはないのでご安心を．**針が屈筋腱を通り抜けて，基節骨に針先をまず当ててしまう．そのままでは注射液が入らない（抵抗が強いのに注入してはダメ）ので，ほんの少し（1〜2 mm）だけ針先を引いてから針先を指先方向に少し倒してキシロカイン® を1.5〜3 mL 注入してやる**（1 mLでも効くという報告あり，J Bone Joint Surg [Br] 82-B：889, 2000）．たったこれだけ！　どうして掌側にしか注射しないのに指全部の麻酔が効くのかって思ってしまうかしらン？

　実は局所麻酔液は腱鞘を抜け出して血管周囲のゆるい結合織を広がり，左右の血管周囲ひいては掌側と背側の左右の神経まで広がっていき，ブロックしてしまうのだ．注入していると局所麻酔液が左右にじわっと広がってくるのがわかる（図20-4）．屈筋が緊張して指が曲がってくる，または膨隆して圧が高くなってくる場合はそこで注入を中止する．とにかくゆっくり注入する（1 mL/30秒）のが大事で，痛みも少ない．**ただこの手技は感染を起こすと腱鞘に感染を引き起こしてしまうので，くれぐれも清潔操作で感染を起こ**

さないように細心の注意を払う必要がある．腱鞘ブロックは通常の皮下のブロックより効果発現は遅いので，麻酔が効くのをしっかり15分待つ必要がある．

禁忌は言うまでもないが，穿刺部位に感染がある場合，屈筋腱炎，屈筋腱損傷を伴う時である．

- 指ブロックの裏技
- Transthecal block　経腱鞘ブロック
  1回刺せば効果あり．嘘みたいだけど，効くんだよねぇ！

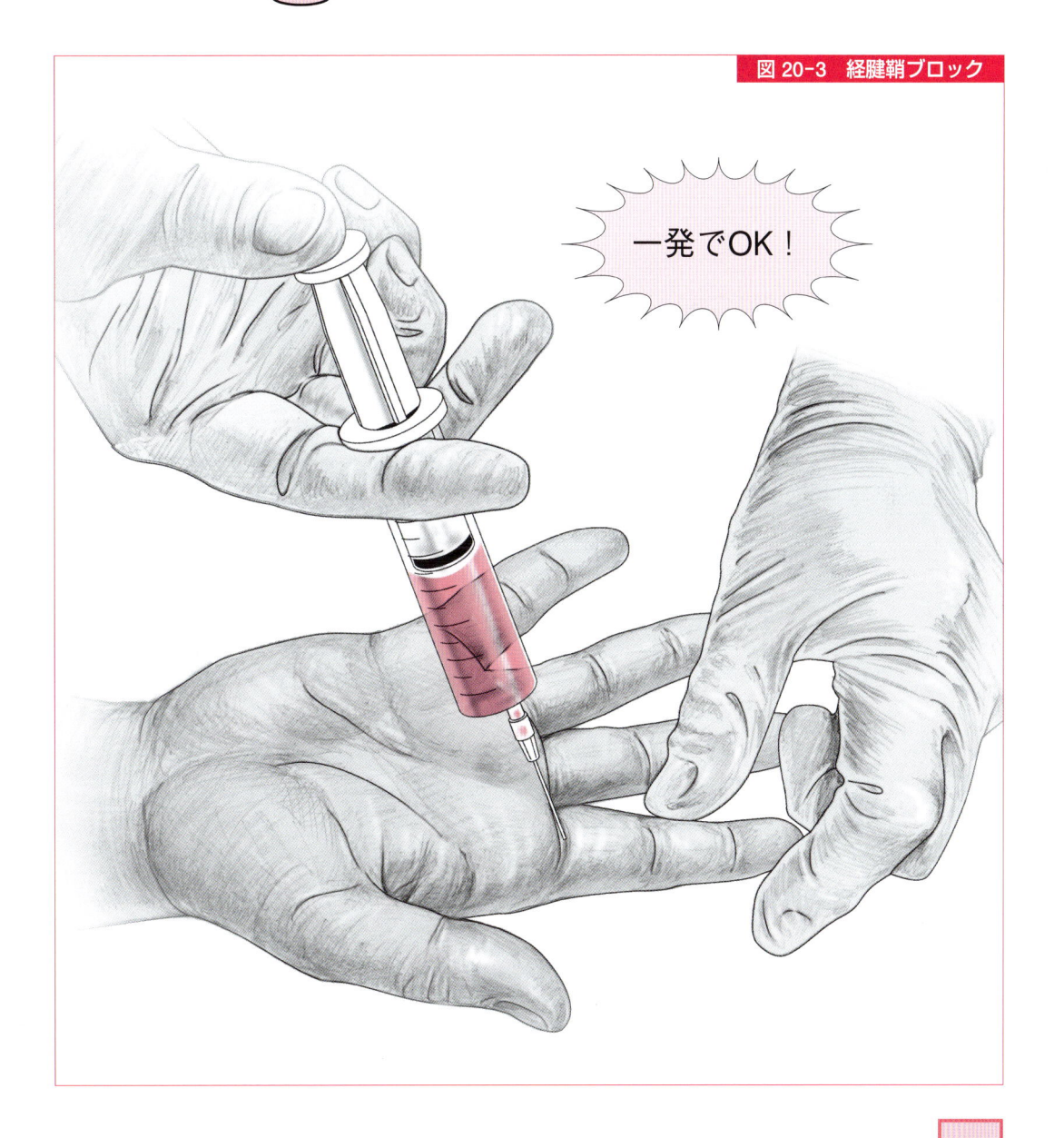

図20-3　経腱鞘ブロック

一発でOK！

図 20-4　経腱鞘ブロック〜断面図

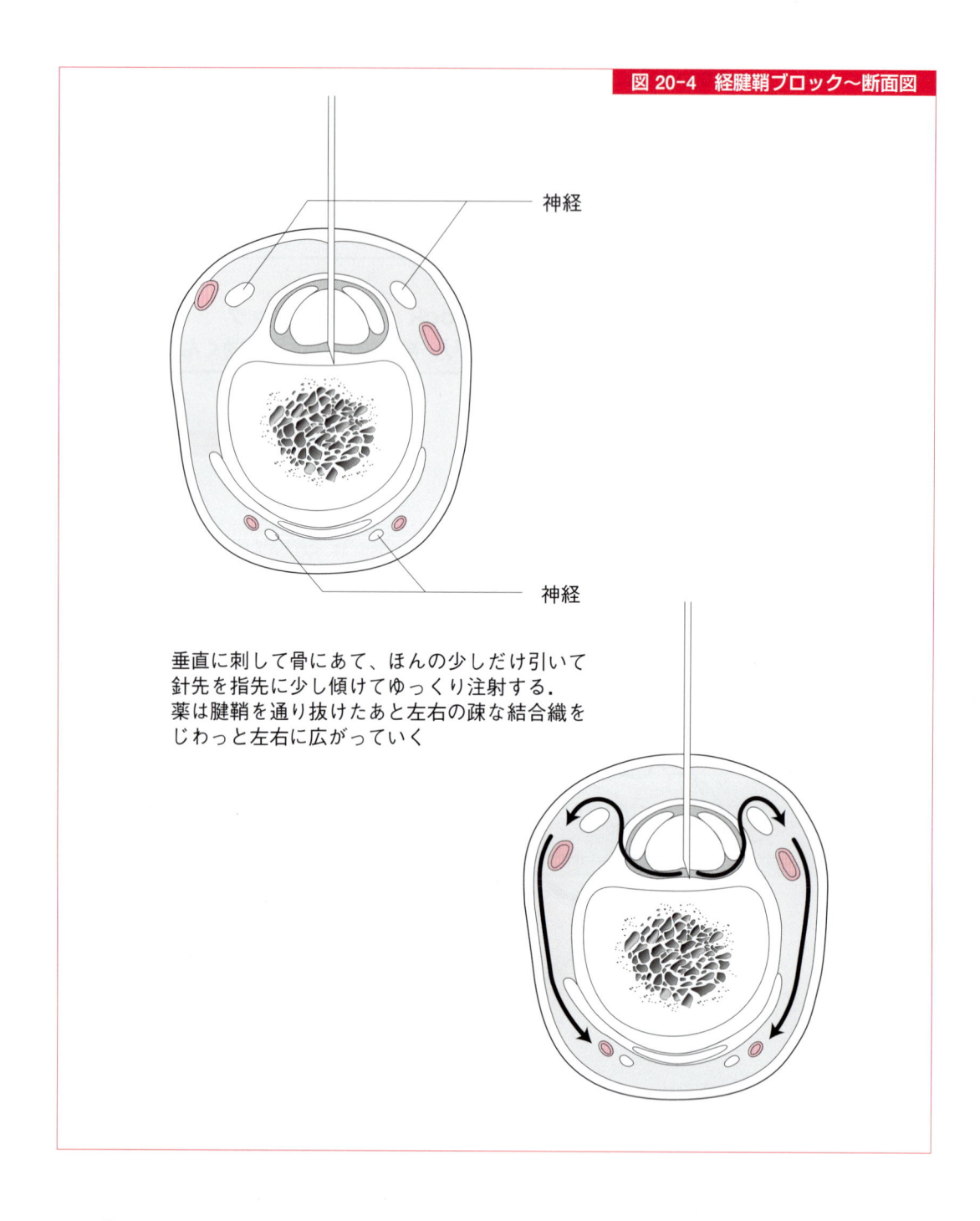

神経

神経

垂直に刺して骨にあて、ほんの少しだけ引いて針先を指先に少し傾けてゆっくり注射する．
薬は腱鞘を通り抜けたあと左右の疎な結合織をじわっと左右に広がっていく

指ブロックの Controversy

　国家試験では指ブロックにエピネフリン入りキシロカイン® は禁忌というのは常識．でも最近の形成外科の文献ではそれはもはや非常識とも言える．10〜20万倍のエピネフリン入りキシロカイン® での指ブロックで麻酔時間が

長く，出血も少なく，合併症も見当たらないという報告が多い．積極的にエピネフリン入りキシロカイン® を使用しているという報告まである（Ann Plast Surg 41：410-414, 1998）．Denkler らの review ではむしろ昔のエピネフリン入り局所麻酔が有害であるという報告は，感染の合併，指の緊縛の問題などが関連し，どれもキシロカイン® を使ったものではない（コカインなどを使用），そしてエピネフリンの濃度の記載がなく詳細が不明であるという（Plast Reconstr Surg 108：114-124, 2001）．もちろん切断指の再接着など血流を保っておきたい場合や，レイノーなど血管障害を持っている場合にはエピネフリン入りキシロカイン® は使用すべきではない．しかしながら通常のマイナーな指の創傷処置には 20 万倍希釈のエピネフリン入りキシロカイン® の有用性は今後見直される世の中になっていくのではないだろうか．残念ながら日本ではまだ社会的コンセンサスは認められていないので，学問的ではないが，使用しないほうが身の安全…トホホ．

医学の迷信
- エピネフリン入りの局所麻酔を指ブロックに使用しても，指は腐らない．
- 日本ではまだ社会的コンセンサスはない…

参考文献
1) Hart RG, et al：transthecal digital block. An underutilized technique in the ED. Am J Emerg Med **23**：340-342, 2005.
2) Katis PG：Epinephrine in digital blocks；refuting dogma. Can J Emerg Med **5**：245-246, 2003.
3) Waterbrook AL, et al：Is epinephrine harmful when used with anesthetics for digital nerve blocks? Ann Emerg Med **50**：472-475, 2007.

recipes 21
使うほどに見えてくるエコーの裏技
―使わなければ始まらない

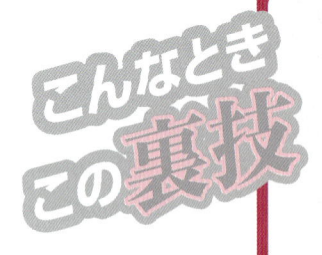

こんなときこの裏技

- のどにエコー！挿管チューブをゴニョゴニョ揺らして位置確認
- 胸にエコー！sliding lung sign チェック！
- sliding lung sign，B line があれば気胸は無し！

　外傷における US（Ultrasound：超音波）は FAST（Focused Assessment with Sonography for Trauma）として定着しつつある．JATEC（Japan Advanced Trauma Evaluation & Care）でもスタンダードとして位置づけられ，今や救急室に US が置いてないとなるとかなり問題になる時代になったかもしれない．えっ？　US がないって！　そりゃまずいよ．救急室でいつでもどこでも誰にでもできるのが US なんだから，救急室を離れた遠くの部屋で US 検査を行うようではお話にもならない．それじゃトイレに入っても紙が別の部屋においてあるぐらい緊急なことじゃない！？

　腹部救急における US の有用性はもとより，外傷においても頻回に使用されるようになったが，その他皮下異物を探す時（Emerg Med Clin North Am 22：797-815, 2004）や内頸静脈穿刺の時（ER マガジン 3：536-539, 2006）にも有用である．手技をする術者の腕に左右されることが多いのが欠点ではあるが，痛くもなく，素早くできる検査なのでいろんなところに応用したい．US なんて使ってナンボ．使わないことには絶対にうまくなりっこない！使うほどに見えてくる，味のある奴なのだ．

気管挿管チューブの位置確認〜リアルタイム大作戦

　気管挿管の確認方法として CO_2 モニターや EDD（Esophageal Detector Device ドラえもんのような食道感知器）があるが，どちらも偽陽性，偽陰性があり完全に確認できるわけではない．胃の中に炭酸ガスが入っていれば，食道挿管なのに CO_2 モニターは陽性にでてしまうし，細胞レベルですでに

CO_2 を産生できないようになってしまっている場合は，正しく気管挿管できていたとしても CO_2 など検知できるはずもない．EDD も痰が絡んでしまえば，正しく気管挿管されていても素早く EDD が拡張してこない．

また，CO_2 モニターや EDD では深さはわからない．右主気管支への片肺挿管でもわからないのが欠点だ．

ここで US を使用した挿管チューブ確認の裏技を紹介しよう．これも残念ながら確実とは言えず術者に左右されることが多いが，知っておくと便利だ．ただ人手が多くないと US を使いながら気管挿管はできないのがつらいところだね．

食道挿管にちょっと待った！
気管挿管確認のための US 裏技
- **のどから見る** ★気管チューブをゴニョゴニョ前後に
  （胸骨上窩　　　揺すれば，ハイ OK！
  の少し上）　★半円が 2 つ見えたら食道挿管！
  　　　　　　　…マ，マ，マズイ！
- **胸から見る**　両側の sliding lung sign が
  きちんと見えるか？
  Lung pulse sign があれば無気肺
  （片肺挿管または食道挿管）！
- **腹から見る**　両側の横隔膜の動きはきちんとあるか？
  食道挿管になっていないか？

裏技その①

US をのどに当てる！
…2 つの半円か？　ゴニョゴニョ動きが見えるか？

必ずリアルタイムで動きを見る

気管挿管操作中に気管または胸骨上窩に US を当てておく．そうすると，気管の丸が 1 つあるだけだが，もし食道挿管してしまうと丸が 2 つになってしまうのでわかる！　また，気管に入れば，気管の中がゴニョゴニョと入ってくるのがわかる．ただ空気は音（エコー）を通さないので，気管や挿管チューブは本当の丸には見えず，半円形（後ろ半分は真っ黒で音響陰影なし）に見えるのでご注意を．のどで見る場合は必ずリアルタイムで動きを見ないと間違うので注意したい．

具体的には US の使い方には少しコツがある．5～10MHz の **US プローベを当てる位置は胸骨上窩のほんの少し上の方が見やすく**，輪状軟骨の辺りでは見えないこともある．つまりのどはのどでもなるべく下の方がいいのだ．のど元過ぎれば何とやら…ではなくのど元過ぎた辺りがベストポジションだ．

図 21-1 気管の US 短軸像

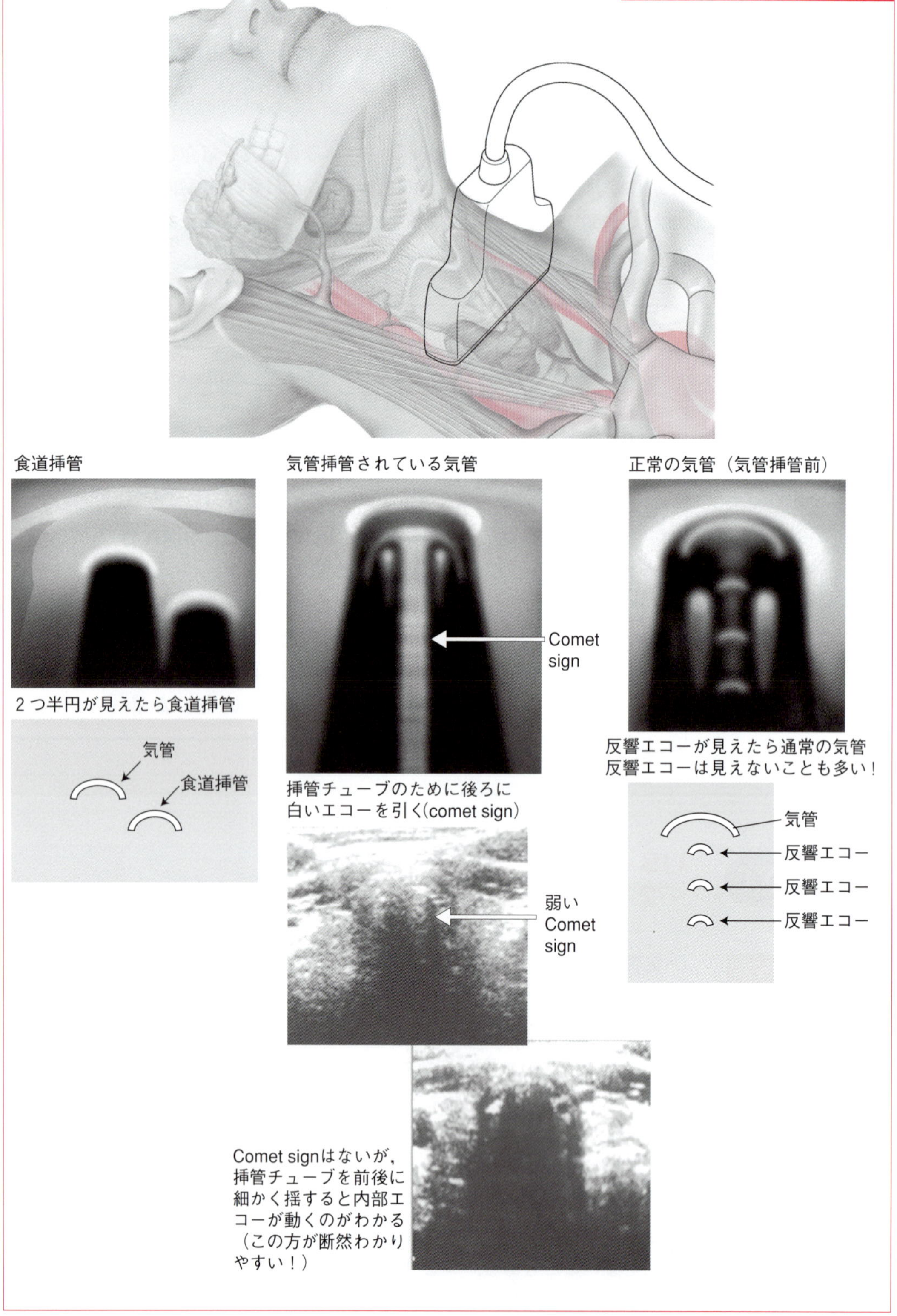

食道挿管

2つ半円が見えたら食道挿管

気管
食道挿管

気管挿管されている気管

Comet sign

挿管チューブのために後ろに
白いエコーを引く(comet sign)

弱い
Comet sign

Comet signはないが，
挿管チューブを前後に
細かく揺すると内部エ
コーが動くのがわかる
（この方が断然わかり
やすい！）

正常の気管（気管挿管前）

反響エコーが見えたら通常の気管
反響エコーは見えないことも多い！

気管
反響エコー
反響エコー
反響エコー

Wernerらによると33症例のみのスタディだが，USに慣れた救急医は感度100％，特異度100％であったと報告している．

Drescherらは，USでどのように見えるかを詳細に紹介している（図21-1）．

- 気管を気管チューブが通り抜けるのを見るには，リアルタイムで動きを見るのが一番．
- 食道挿管を見つけるには短軸方向（横切り）にすれば食道と気管の2つの半円が見える．通常食道は潰れて見えないが，食道に挿管チューブが入ると見えてくる．
- 気管挿管された気管では，挿管チューブの後ろにhigh echoなcomet signを認めることが多い（見えないこともある）．
- 正常の挿管されていない気管では反響エコーが見えることが多い（見えないこともある）．

いやね，「でもDrescherさん，そんなにうまくは見えないっすよ」って言いたい．知っておくと便利だが，実際にはcomet signや反響エコーはそんなにうまく見やすいというものではない．実は**挿管チューブを前後に5 mmほど前後に動かして揺すると，気管の中で挿管チューブが動くのが非常にうまく見える**．感動もの！　これは挿管チューブを固定した後でも使えるワザなのだ．

> **短軸操作で，気管も食道も見える**

Drescherらによると，気管挿管手技の最中にはUSは長軸に当てた方が，気管内を挿管チューブが通るのを見やすく，挿管後に食道に入っていないのを確かめるために短軸方向で見ればよいと言うが，Wernerらによるとリアルタイムで見るには気管も食道も同時に見れる短軸操作の方がわかりやすく，その成功のためにはなるべく胸骨上窩の近くで見ることを推奨している．MillingらもUSに慣れていない場合は短軸の方が見やすいとしている．食道挿管発見の感度も特異度も100％と報告しているが，正常な挿管がされているかどうかの確認は特異度が97％であった．とにかくUSは食道挿管を見つけるにはかなりいい！

とにかく挿管後よくわからなくて不安なら，挿管チューブをゴニョゴニョ動かせばリアルタイムに挿管チューブが動いているのがよくわかる．DrescherらのComet sign（挿管された気管）や反響エコー（挿管されていない正常の気管）などという所見は見えたらラッキーぐらいに考えておこう．**とにかく①食道挿管なら半円が2つ見えてしまう，②リアルタイムに挿管チューブをゴニョゴニョ小さく前後に揺すると気管内の挿管チューブがUSではよく見える**ということは知っておこう．

裏技その② USを胸に当てる
…Sliding lung sign & Pulse lung sign

> **ハンドヘルドタイプでプレホスピタルでの可能性も**

Chunらの13人のスタディでは（なんとも少ないトホホな数だが…），胸膜のsliding lung signを見ることで片肺挿管を見分けることができたと報告し

ている．確かに気胸を見るのにエコーを使うこともあるが，この sliding lung sign（臓側胸膜が呼吸によって動くのが見える）を使ってうまく左右の肺が換気されているのかを確認することで，気管挿管が入っているかどうかを確認すると言うわけだ．これは自発呼吸がない患者じゃないとわかりにくいが，バッグマスクによる呼吸と sliding lung sign が同調すれば OK と考えることもできる．この Chun らのスタディのいい点はハンドヘルドタイプつまり持ち運びするあの小さい画面の US を使用していると言うこと．将来プレホスピタルで挿管後の確認にも応用できる可能性があるのが魅力的だ．

sliding lung sign は食道挿管に有効

Weaver らは小規模な実験であるが，9 例のご遺体を使って 68 回の挿管を意図的に食道挿管や右気管支挿管も含めて行い，2 人の救急医が sliding lung sign を評価した．食道挿管かどうかに関しては（sliding lung sign があるかないか），感度 95.4〜100％，特異度 100％，陽性的中率 100％，陰性的中率 92.6〜100％であった．片肺挿管かどうかに関しては（sliding lung sign に左右差あり），感度 69.2〜78.6％，特異度 93.3〜100％，陽性的中率 94.7〜100％，陰性的中率 63.6〜71.4％であった．つまり sliding lung sign があるのはよくわかるが，ないのは完全にはわからないということ．食道挿管かどうかは比較的成績がいいが，片肺かどうかに関しては特異度は高いものの感度が低く，除外にはあまり使えない．

みんなが見える見えると報告する sliding lung sign は，やはり慣れていないと見えにくいんだよね．

pulse lung sign は片肺挿管に有効

片肺挿管に関して sliding lung sign はイマイチであるが，片肺挿管になるとすぐに無気肺になり，換気のない肺は心臓の拍動を反映した動きを反映する pulse lung sign を認める．Daniel らは 60 人（右肺分離換気 15 人，通常挿管 30 人，健常人 15 人）の小規模スタディであるが，左前側胸部に US を当てた所，この pulse lung sign はなんと感度 93％，特異度 100％とのこと．片肺挿管は右に入りやすく，左無気肺があれば心臓と一緒にドクンドクン動くっていうわけだ（pulse lung sign）．

裏技その③

US を心窩部（腹）に当てる
⋯diaphragm movement

US をどこにでも当ててやろうと言う助兵衛心の人よっといで！？　とにかく胸は見難いからイヤ！　という人にお勧め．Hsieh らは，59 人の患者で心窩部に US を当ててスタディを行った．US を剣状突起の下から上に見上げるような形で当てて，①両側の横隔膜の動きをチェック（両側肺への換気をチェック），②食道内に進んでくる気管チューブがないかをチェックした．いやはやこんなところから食道挿管が見えるなんて感動ものだ．Hsieh らは 2 例の食道挿管を見つけている．また片肺挿管も 8 例見つけてチューブ位置を直したと報告．この方法は気管挿管中リアルタイムで行うのでもなく，気管挿管後の確認として行うには興味深い方法だ．

Kereyらは127人の小児で横隔膜エコーを調査した．19%が片肺挿管だった．横隔膜エコーの気管への挿管の感度は91%だったが，片肺挿管の特異度はたったの50%しかなかった．横隔膜エコーでは，素早く挿管確認はできるけど，片肺かどうかは苦手なんだよネ．

気胸を探してみよう

すでに前述したが，正常の肺は呼吸で動き，胸にUSプローベを当てると，臓側胸膜が呼吸に合わせて動くのが見える（sliding lung sign）（図21-2）．これをMモードで見ると壁側胸膜はきれいな白いラインになり（これを海岸線に見立てる），肺は呼吸性変動のため均一の砂のように見えるので，seashore sign（海岸線サイン）という．

壁側胸膜と臓側胸膜の間に空気が溜まってしまうと（つまり気胸の時），この胸膜の動きが見えなくなり気胸の存在を疑うことができる．気胸が大きいとMモードにしても呼吸で動くものがなく，胸膜の奥には横縞が並ぶだけとなる．つまりseashore signがなくなり，砂浜はみえにくくなる．気胸が小さくsliding lung signがよくわからない場合は，ドップラーを使うと便利である（…が分からない時は分からないものだ）．

小さい気胸があるとその空気のせいで白い尾を引く（comet tail sign）．この短いcomet tail signをZ lineという．Lichtensteinによると，**気胸の場合のcomet tail sign（Z line）の特徴は，長い尾を引かない（2〜5 cm），呼吸の変動がない（slidingなし），正常の際に見える反響エコーは妨げない，辺縁が不明瞭である**．LichtensteinはZ lineはあまり当てにならないと報告しているが，Blaivasらのスタディでは，外傷患者における仰臥位胸部X線の気胸発見に対する感度は75.5%（もともと感度はあまり期待できないのはわかっているが…），特異度は100%であった．USによる気胸発見の感度は98.1%，特異度は99.2%であった．バイタルサインが不安定な外傷患者を救急室からすぐに出せない状況ではUSは役に立つ！　こうなるとドップラー機能がついているものが欲しいねぇ．

> 気胸を探してみよう！
> - Sliding lung sign を探すべし
> - 迷ったらドップラーで確認を
> - 気胸があればまず鎖骨中線上で見えなくなる．中腋窩線より前か後ろのどこでSliding lung signが見えなくなるかで気胸の量を予測せよ

腕自慢

図 21-2a　気胸のエコー

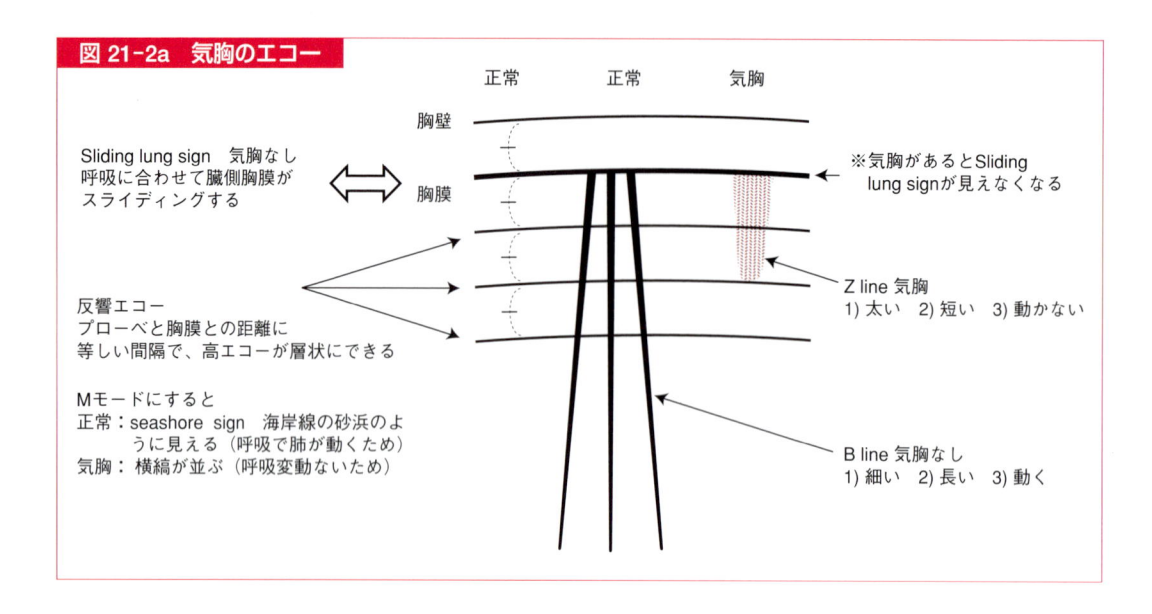

正常　　正常　　気胸

胸壁

胸膜

Sliding lung sign　気胸なし
呼吸に合わせて臓側胸膜が
スライディングする

※気胸があるとSliding lung signが見えなくなる

反響エコー
プローベと胸膜との距離に
等しい間隔で、高エコーが層状にできる

Z line 気胸
1) 太い　2) 短い　3) 動かない

Mモードにすると
正常：seashore sign　海岸線の砂浜のように見える（呼吸で肺が動くため）
気胸：横縞が並ぶ（呼吸変動ないため）

B line 気胸なし
1) 細い　2) 長い　3) 動く

図 21-2b

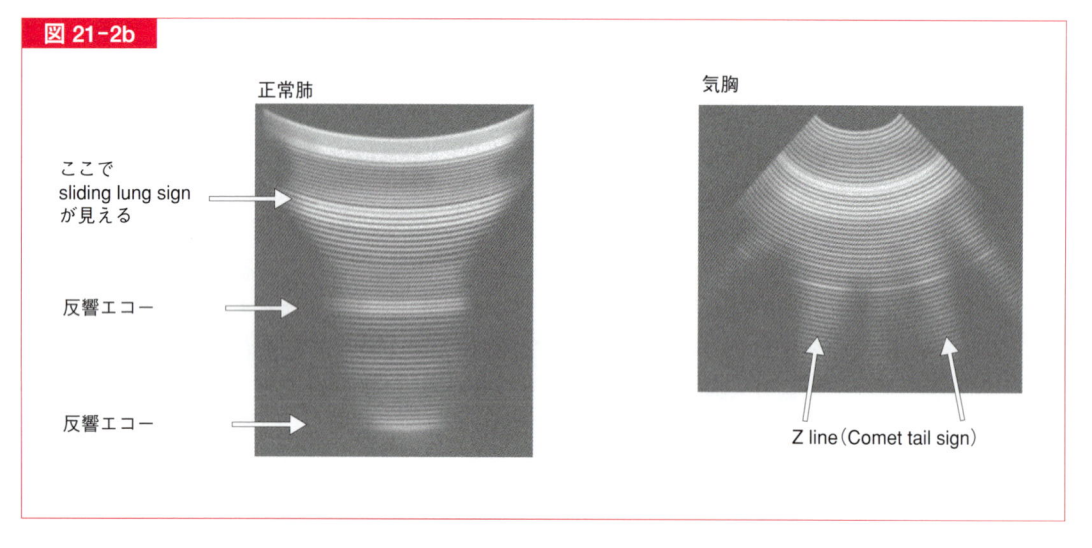

正常肺

ここで
sliding lung sign
が見える

反響エコー

反響エコー

気胸

Z line（Comet tail sign）

　　　　正常の肺では胸壁と胸膜の間での反響エコーが後ろに続くのが見え，気胸が大きいと何もかも見えなくなるが，この反響エコーは除外には使えない所見であり，やはり sliding lung sign をしっかり探したほうがいい．Blaivas らは US プローベの位置の当て方で気胸の大きさを予想しているのが興味深い．US プローベは肋骨に平行に当てるが，鎖骨中線上で sliding lung sign が見えない，またはより前で sliding lung sign が見えなければ少量の気胸（＜10%）があると考え，腋窩中線上で sliding lung sign が見えなければ中等量の気胸（10～40%）があると考え，腋窩中線より背側で sliding lung sign が見えなければ大量の気胸（＞40%）があると考え，よい相関を得たと報告している．

気胸の大きさを予想

B line

気胸を否定する材料としての commet tail sign として B line というものがある．なんだいろいろあるやんか！とお怒りにならないで…この B line は Z line と同様，胸膜から伸びるわけだが，B line は **1) スリムで（細く），2) とても長く，3) 呼吸で動くのが特徴．**B line は画面全長にわたって出現することもあり，胸膜からロケットが飛んでいるように見える（lung rockets）．これは肺の間質が硬くなっているから見える．つまり胸部 X 線での Kerley B 線と同じ理屈．肺が硬いということは病的肺ということだが，少なくとも気胸は否定できるというわけだ．反響エコーなんて蹴散らして見えなくなってしまう．

肺の US は確かに難しい．しかしながら，使わないことには絶対に腕は上達しない．食わず嫌いはやめて外傷患者の胸に US を当ててみよう！

参考文献

1) Chun R et al：Where's the Tube? Evaluation of Hand-held Ultrasound in Confirming Endotracheal Tube Placement. Prehosp Disast Med **19**：366-369, 2004.
2) Drescher MJ et al：Identification and Description of Esophageal Intubation Using Ultrasound. Acad Emerg Med **7**：722-725, 2000.
3) Milling TJ et al：Transtracheal 2-D ultrasound for identification of esophageal intubation. J Emerg Med **32**：409-414, 2007.
4) Werner SL et al：Pilot Study to Evaluate the Accuracy of Ultrasonography in Confirming Endotracheal Tube Place- ment. Ann Emerg Med **49**：75-80, 2007.
5) Weaver B et al：Confirmation of Endotracheal Tube Placement after Intubation Using the Ultrasound Sliding Lung Sign. Acad Emerg Med **13**：239-244, 2006.
6) Blaivas M et al：A Prospective Comparison of Supine Chest Radiography and Bedside Ultrasound for the Diagnosis of Traumatic Pneumothorax. Acad Emerg Med **12**：844-849, 2005.
7) Daniel A et al：The "lung pulse"：an early ultrasound sign of complete atelectasis. Intens Care Med **29**：2187-2192, 2003.
8) Hsieh K et al：Secondary confirmation of endotracheal tube position by ultrasound image. Crit Care Med **32**（Suppl.）：S374-S377, 2004.
9) Kerrey BT, et al：A prospectiue comparison of diaphragmatic ultrasound and chest radiography to determine endotracheal tube position in a pediatric emergency department. Pediatrics **123**：1039-1044, 2009.
10) Sustic A. Role of ultrasound in the airway management of critically ill patients. Crit Care Med **35**（Suppl）：S173-S177, 2007.
11) Lichtenstein DA：Ultrasound in the management of thoracic disease. Crit Care Med **35**（Suppl）：S250-S261, 2007.

recipes 22

痛くないにこしたことない注射
―痛くない注射の裏技

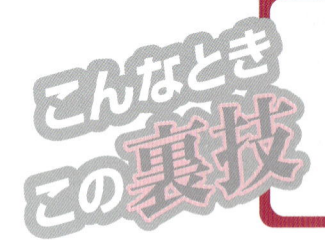

こんなときこの裏技

- 細い針（27G）で痛みを軽減
- 局麻はなるべくゆっくり注射（1ml／30秒）

　注射はいつもしてる側になっているが，いざ人間ドックなどで注射をされる側になると結構痛いものだと再認識させられるのだ．医療者が，注射が下手だと，これは魚屋が魚をさばくのが下手，饅頭屋が饅頭作りが下手，ケーキ屋が卵割りが下手みたいなもので，罪深いものだ．同じ注射をしてもやはり痛くないに越したことはない．ではどうしたら痛みが少なくなるのだろうかの裏技って….

痛くない注射…静脈穿刺，筋肉注射編

①なるべく細い針を使う

　針は細ければ細いほどいい．糖尿病のインスリン注射など31〜33Gを使用しておりその針だと痛みは断然少ない！…がなかなか普通の注射では使えない．したがって27Gの針を使う．23Gなんてそりゃ痛いわな！　鬼！

②なるべくゆっくり注射する

　薬液を注射をする際には，組織に薬液がぐいぐいっと入ると実に痛いものである．なるべくゆっくり注射したほうがいい．ひとつの目安として**30秒かけて1mlを注入する**ようにする．これは5秒で注射したときと比べて痛みが半減するという．注射部位は，皮膚が緊張している部位よりも，薬液が広がりやすい皮膚の緩い部位を選ぶほうがいい．

③あらかじめ穿刺する部位を氷で冷やしておく

　冬山で手がかじかんでいると痛みも何も感覚がなくなるのを経験したことがあるだろう．皮膚を氷でしばらく冷やして同部位に注射すると痛みが少ない．しかしながら，外来でいちいち氷を持って歩くのは結構面倒臭いかなぁ….

④穿刺する部位のすぐ近くを左手親指でぐっと圧迫しながら，注射する

　これは圧迫によりまずじわっと皮膚を刺激をしておき，痛みの閾値を上げておくというもの．いわゆるペインゲート理論の応用．圧をかけておくこと（痛み以外の別の刺激を与えておくこと）で，脊髄後角への痛み刺激を減少させるのが狙い．どれくらい効くかはなかなかエビデンスがなく，逸話的裏技だが，効くと思ってやればきっと効く！　指圧の心は温かいのだ．実は歯科領域では振動を与えながら注射をするという器具まである．

⑤口八丁で誘導する　×ノセボ効果　○プラセボ効果

　「ちょっと痛いですよ！」と声をかけて注射をすると，患者は身構えてしまい，結局「痛い！」のだ．「あんまり痛くないですよ」と声をかけよう．また「痛いですか？」と聞いてはいけない．患者は思わず「ハイ！」と言いたくなってしまうものだ．事前に痛みを警告することで痛みが増幅されるという．これは**プラセボ効果**の反対で，**ノセボ効果**という．日本人は思わず「ハイ」といいたい人種？　なのかしらン？　だから，「ハイ」と言って，痛みが少ない，いい方向に向くような質問に切り替える．「痛くないですね？」と聞けば，思わず「ハイ！」と言っても，ホラ，痛くないと答えてしまっているじゃない？

⑥裏技でもなんでもないが，注射する部位に局所麻酔テープを貼っておく

　これは裏技とは言いがたい．健常皮膚からでも吸収されるキシロカインテープを事前に貼っておけば，注射をしても痛くないということ．テープ式表面麻酔のリドカインテープ（ペンレス®，ユーパッチ®：リドカインとして18 mg，30.5 mm×50.0 mm）が利用できる．EMLAクリームというリドカインとプリロカインの合剤のクリームもあるが，誤って吸収のいい粘膜や創部に塗って，中毒を起こしたという報告が散見されるので，お勧めではない．

⑦砂糖水＋おしゃぶり

　なんと新生児の場合，砂糖水を飲ませて，おしゃぶりさせるだけで痛みが軽減するという報告がある．これがまた，ブドウ糖では効果がないというから面白い．新生児に痛かったか？　と聞いて調べたのかしらン？

痛くない注射の裏技
- なるべく細い針を使う
- なるべくゆっくり注射する
- 穿刺部位を冷やす
- 穿刺部位近くを圧迫しておく
- 「痛くないですね」と声をかける
- 魔法の羽作戦

図 22-1

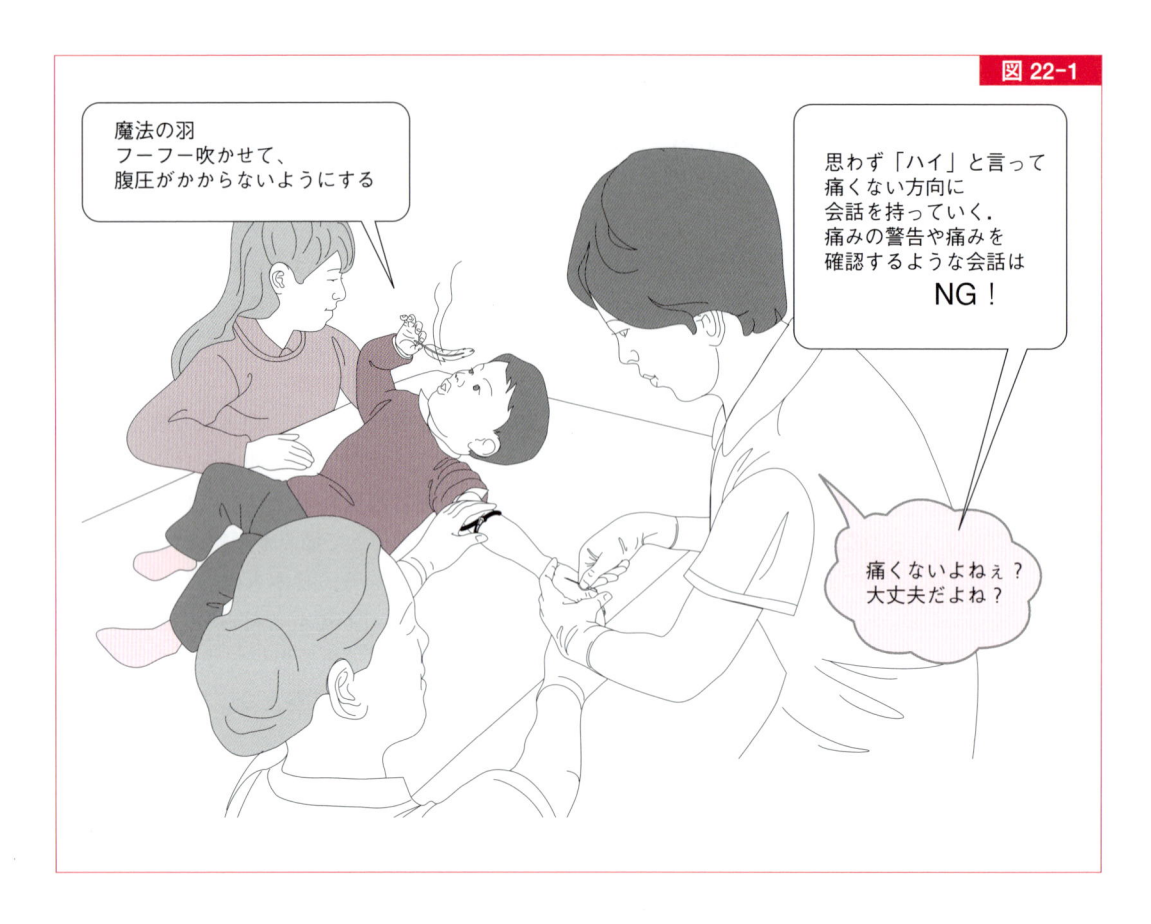

魔法の羽
フーフー吹かせて、
腹圧がかからないようにする

思わず「ハイ」と言って
痛くない方向に
会話を持っていく．
痛みの警告や痛みを
確認するような会話は
NG！

痛くないよねぇ？
大丈夫だよね？

⑧「魔法の羽」作戦（図 22-1）

　これは年長児から小学生低学年までに使える裏技．100 円ショップなどに売っているおもちゃの羽をあらかじめ用意しておく．注射の際に息を止めて腹圧がかかると緊張が亢進して痛みが増強してしまう．したがって，この羽を見せて，「これは痛みが軽くなる魔法の羽だよ．先生が合図したらゆっくりふぅーっとこの羽を吹いてね」と言う．注射の前に羽を吹かせて練習して，うまくできたら褒めておくといい．いざ本番では，「ハイ，羽を吹いて吹いてぇ～．息を止めないで吹いて吹いてぇ～，ホラ，もう痛いのは終わったよ」という感じで指導する．羽を吹くことで腹圧がかからなくなり，緊張が取れるのである．もっとも安物の羽や道端で拾った羽を使うと，患児が喘息発作になったりしてしまうので，くれぐれも汚い羽を持ち込んではいけない．この魔法の羽作戦がうまくいくと，どういうわけか患児はお守り代わりにその羽をほしがるので，いくつか羽を診察室に用意して置かないとすぐになくなっちゃうんだ，これが．

⑨コールドスプレー⁉

　ほら，スポーツなどで打撲の際に使用するコールドスプレーがあるでしょ．あのコールドスプレーを皮膚から 12 cm 離して 2 秒間噴射し，15 秒以内に

点滴ラインをとると，痛みが約 1/3 になる．Hijazi らの成人のスタディ（201人）では点滴成功率に差はなかった．冷やすと血管が縮んじゃうから血管が見えやすい人にしか使えない裏技だけどねえ．

痛くない局所麻酔：創傷処置の場合

創傷処置で避けて通れないのが，局所麻酔．怪我をするのは一瞬なのに，縫合の際に受ける注射は随分痛いなんてことになるとかわいそうだ．一般にキシロカイン® が使用されるが，中毒量は 1%キシロカイン® で 20 ml（200 mg）なので，使用量には細心の注意をしたい．ちなみに英語では Xylocaine と書くが，これは「キシロカイン」と読んではいけない．なんと「ザイロケイン」と発音するんだ．あぁ，トリビア．

①前述同様，細い針，ゆっくり注入が基本（図 22-2）

やはりなるべく細い針を使い，注入速度はなるべくゆっくりが基本．

②創部にあらかじめキシロカインゼリーを塗っておく（図 22-3）

創にキシロカインゼリー® を薄く塗り，その上をドレッシングテープ®，オプサイト®，テガダーム® などのフィルム剤で覆っておく．15 分後には痛みがないので，同部位を十分水道水で洗浄する．新品の歯ブラシでブラッシングしても痛みはなく，創傷処置にはとても便利だ．

③注射は健常皮膚ではなく，創の内側縁に打つ

健常皮膚はやはり痛みに敏感である．したがって創縁内側に注射を打つといい．注射によって創内の汚染を皮下組織に広げてしまうのではないかと危惧する声もあるが，感染が増えるというエビデンスはない．

④キシロカイン® を温める

懐に織田信長の草履を温めておいた木下藤吉郎ではないが，キシロカインも温めておくと随分痛みがなく重宝する．なんのこっちゃ．特に冬場はキシ

局所麻酔注射の裏技
- なるべく細い針を使う
- なるべくゆっくり注入する（30 秒以上かけて）
- 創縁内から注射する
- 創部にキシロカインゼリーを塗っておく
- 注射前に人肌に温めておく
- メイロンを 10%加える

ロカイン®を注射器に吸った後，人肌に温めておくようにするといい．

⑤メイロン®を10%混ぜる

　　キシロカイン®の総量の10%に当たる量のメイロン®を混入すると局所麻酔のpHが上昇し，注入時の痛みが軽減できる．確かにこれはいいが，メイ

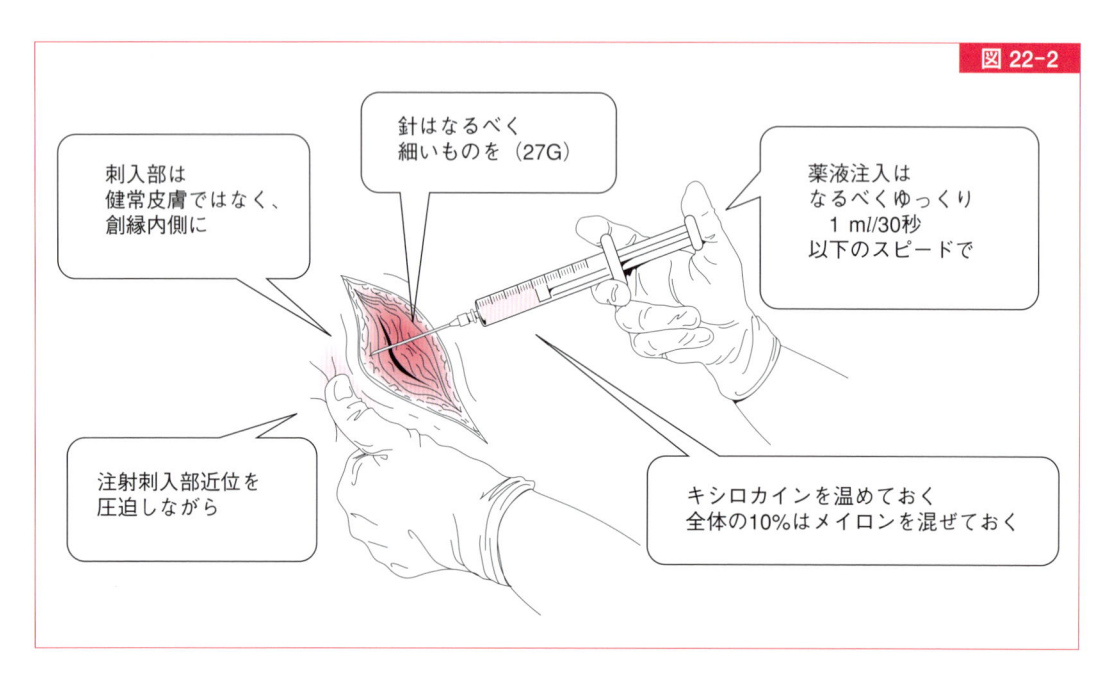

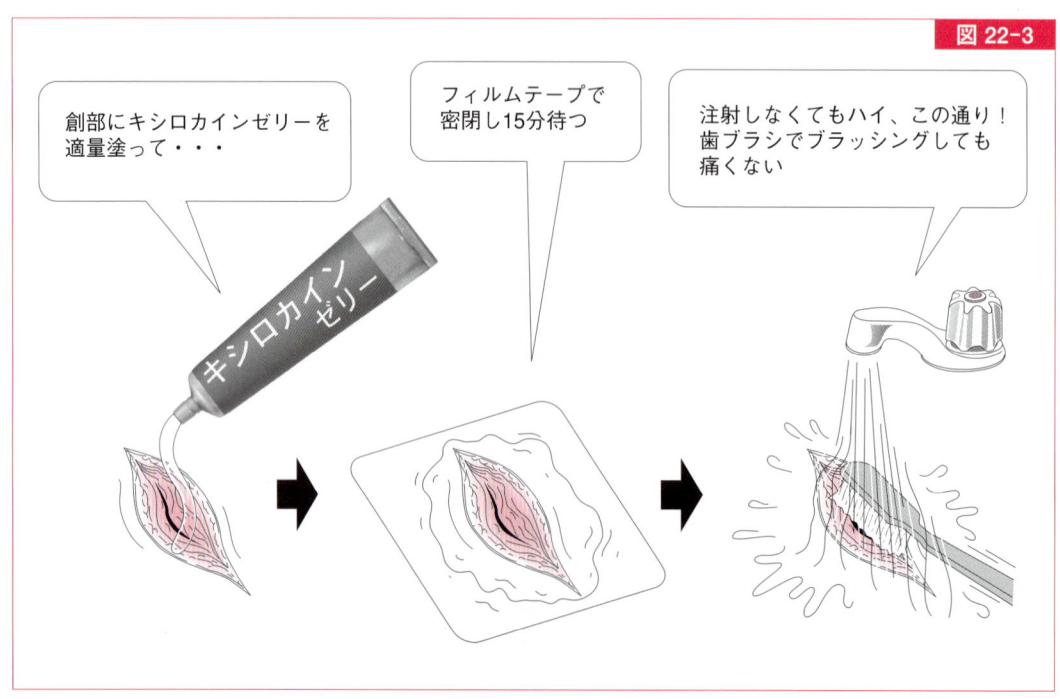

図 22-2

針はなるべく細いものを（27G）

刺入部は健常皮膚ではなく、創縁内側に

薬液注入はなるべくゆっくり1 ml/30秒以下のスピードで

注射刺入部近位を圧迫しながら

キシロカインを温めておく全体の10%はメイロンを混ぜておく

図 22-3

創部にキシロカインゼリーを適量塗って・・・

フィルムテープで密閉し15分待つ

注射しなくてもハイ、この通り！歯ブラシでブラッシングしても痛くない

ロン1A（20 ml）を開封してほんの少しだけ局所麻酔に混ぜるだけ…という使い方はちょっと無駄が多いようで気が引ける．

ギョッ！キシロカインアレルギー！？

キシロカインアレルギーは1％以下

　患者が「私は以前局所麻酔でアレルギーがでたんです」と言うことがある．しかしながら，局所麻酔でアレルギーが出やすいのはエステル型（コカインなど）であり，アミド型（キシロカイン，マーカインなど）はまず大丈夫（キシロカインアレルギーは1％以下）である．よく話を聞くと，痛みのせいで血管迷走神経反射がでたということが多い．くれぐれも誤解を招かないように，**患者の体位には配慮し，必ず寝かせて注射をするようにしないといけない**．また痛みによる精神的反応であったり，添加されているエピネフリンのせいで脈が速くなったり，注射をして2日もしてからの蕁麻疹を局所麻酔のせいだと思い込んでいたりすることもあるので，詳細な病歴聴取が必要だ．注射の手技が悪く，血管内に投与されて中毒に至っている場合は，アレルギーではなく，中毒と考えないといけない．

　もし本当に局所麻酔でアレルギーが出たとしても，多くは局所麻酔容器に添加されている保存剤であるメチルパラベンなどのパラベン類に対してアレルギーがあることが多い．その場合，純粋なまじりっけのないキシロカインなら大丈夫っていうことだ．そう，静注用の抗不整脈薬として使用されるキシロカイン（2％）なら，生理食塩水で薄めて使用できる可能性があり考慮してみる価値はある．

　病歴からやはりキシロカインは使用できないと判断したら，その代替薬としてベンジルアルコールやジフェンヒドラミン（抗ヒスタミン剤でベナスミン®，レスミン®など）が使用できる．でもやはり本家の局所麻酔と比べればそれほど鎮痛に効果は期待できないかもね．

参考文献

1) Carbajal R, et al：Randomised trial of analgesic effects of sucrose, glucose, and pacifiers in term neonates. BMJ **319**：1393-1397, 1999.
2) Kelly AM, et al：Minimizing the pain of local infiltration anesthesia for wounds by injection into the wound edges. J Emerg Med **12**（5）：593-595, 1994.
3) Scarfone RJ, et al：Pain of local anesthetics：Rate of administration and buffering. Ann Emerg Med **31**：36-40, 1998.
4) Bartfield JM, et al：Randomized Trial of Diphenhydramine Versus Benzyl Alcohol With Epinephrine as an Alternative to Lidocaine Local Anesthesia. Ann Emerg Med **32**（6）：650-654, 1998.
5) Hijazi R, et al：Effect of topical alkane vapocoolant spray on pain with intravenous cannulation in patients in emergency departments：randomised double blind placebo controlled trial. BMJ **338**：215-219, 2009.

recipes 23

触っておきたい，見ておきたい裏技

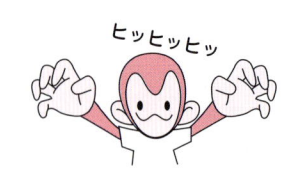

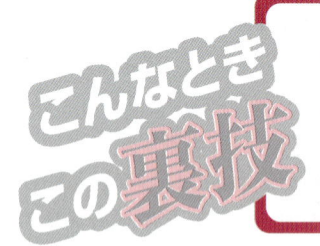

こんなときこの裏技
- 低血糖で麻痺になることあり
- 耳の水疱，鼻の膿疱がカギ！
- 胸・首を触って診断しなせぇ！

　確かに診断学では病歴が非常に重要であり，診断の約80％は病歴で決定される．鑑別診断をあげつつ，身体所見であたりをつけて，検査で確認するという作業が一般的だ．しかしながらこの身体所見が最近すっ飛ばされて，「やれ，検査結果はどうだ」「やれ，画像結果はどうだ」ということが優先されてしまい，医者にも問題があるが，一般の患者も無駄なCTを希望したり，MRIを希望したり，厚生労働省が進める効率のよい医療なんてどこへやら．
　今回は「プチ裏技」の触診・視診の身体所見に当たってみよう．

意識障害

デキスターチェックを忘れない

● 片麻痺，瞳孔不同

　意識障害患者が来れば，日本では約6割が脳血管障害で，4割が代謝疾患だ．これが北米になると薬物が横行しているおかげ（？）で，6割が代謝性疾患で，脳血管障害は約4割にとどまる．バイタルサインは非常に重要で，高血圧，徐脈を認めればかなりの確率で脳血管障害を疑うことになる．しかし，片麻痺に関してはちょっと待ったぁなのだ．ドロップテストや瞳孔不同など神経所見としては重要であるには違いないが，**実は低血糖でも神経局在所見が出る**ことは知っておきたい．なんとなく，片麻痺がある，瞳孔不同もあると思って，頭部CTを急ぐのはいいことであるが，その前にぐっとこらえて，デキスターチェックを忘れないようにしないといけない．脳血流も動脈硬化が進んで左右差があると，低血糖で栄養の供給にも左右差が出るようだ．低血糖の見逃しは命にかかわるので，CT室に行く前にルーチンに測定するようにしたい．

髄膜炎菌感染

● 耳を見よう

　熱発した意識障害を見た場合，まれではあるが全身に出血斑があれば髄膜

炎菌による感染が有名である．実際にはインフルエンザ桿菌や肺炎球菌，リステリア，エコーウイルスなどでも出血斑が出ることがある．

ヘルペスウイルス感染

全身に皮疹があれば誰でも悩まないが，耳の中も忘れないようにしたい．意識障害患者の耳に水疱を見つけたらしめたものである．耳の帯状疱疹（図23-1）を疑う．末梢顔面神経にヘルペスがつくものを Ramsay Hunt 症候群（水痘・帯状疱疹ウイルスにより膝神経節が侵され，顔面神経麻痺，内耳障害，味覚障害などを呈する）が疑われ，それにヘルペス脳炎が合併したことを疑うことができれば，治療が早期に開始できる．いまだに治療をしなければ致死率が高い疾患だ．一般に脳炎を起こすヘルペスウイルスは成人では HHV-1（Human Herpes Virus 1）つまり HSV-1（Herpes Simplex Virus type 1）の単純ヘルペス1が多く，新生児では HHV-2 つまり HSV-2 が多いが，HHV-3 の HZV（Herpes-Zoster Virus）も脳炎を起こすことがある．この Zoster とは zona，や shingles と呼ばれることもある．Zona は zone が転じたギリシャ語由来の「帯」という意味だ．

ブツブツのとびひ（伝染性膿痂疹）を疑ったら

●鼻の穴を見よう

「汚い手で触るから『とびひ』になるんですよ．」「あぁ，そんなに爪が長くちゃダメですよ」「黄色ブドウ球菌が原因ですよ．」なんて話してはいないだろうか．手がきれいな子供なんて子供らしくないじゃないか．気持ちよく子供の人格を尊重して，汚い爪を見てもやさしく接してあげたい．

鼻の穴は黄ブ菌の宝庫

ただこの伝染性膿痂疹，診断に迷う時はこの子供達の習性を利用しない手はない．そう，鼻の穴を見よう．そこに膿痂疹があれば，まずとびひ（図23-2）に間違いない．やはり子供は鼻の穴をいじくりまくるものだ．**鼻粘膜は黄色ブドウ球菌の宝庫であり，とびひもこの鼻の穴から始まって体のあちこちに広がっていくのだ**．ブツブツを見たら，子供の鼻の穴を見るべし．

水痘の患者への一言

水痘の患児を診察した後には一言添えていただきたい．やっぱり子供はかゆいとあちこちボリボリ掻く．それに爪も汚いときたら，なんのことはない，水痘の治療をしていたのに，とびひまで合併するなんてことはよくある．たかが水痘と思っても，数日後にはとびひを合併することもあるので，そんなこともあることを一言添えておかないと，「なぁんだ，とびひも診断できないのか」って言われることになってしまう．恐るべし，子供の鼻ほじり．また原因菌が黄色ブドウ球菌ではなく，溶連菌によるものだったら，抗生剤はしっかり長めに内服してもらうように話をしておこう．

膿性鼻汁を見たら

●鼻の奥を見よう

もちろん膿性鼻汁を見たら，副鼻腔炎が多い．副鼻腔の発赤や圧痛を探せ

図 23-1　耳の帯状疱疹

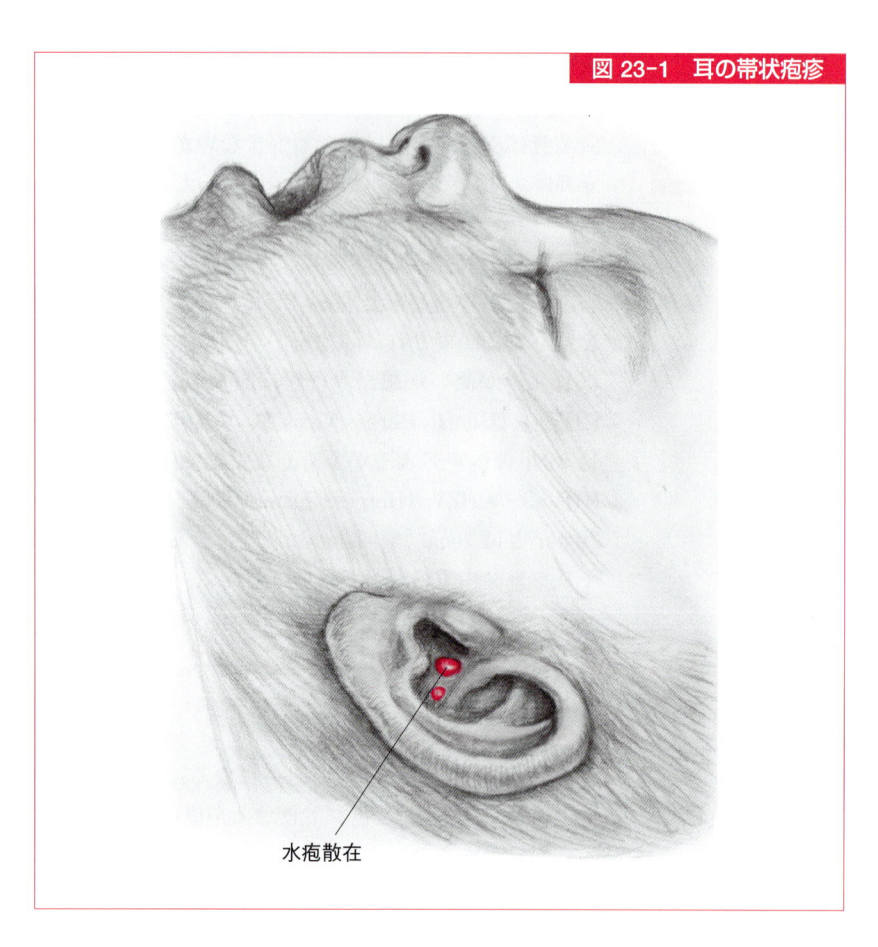

水疱散在

図 23-2　とびひ

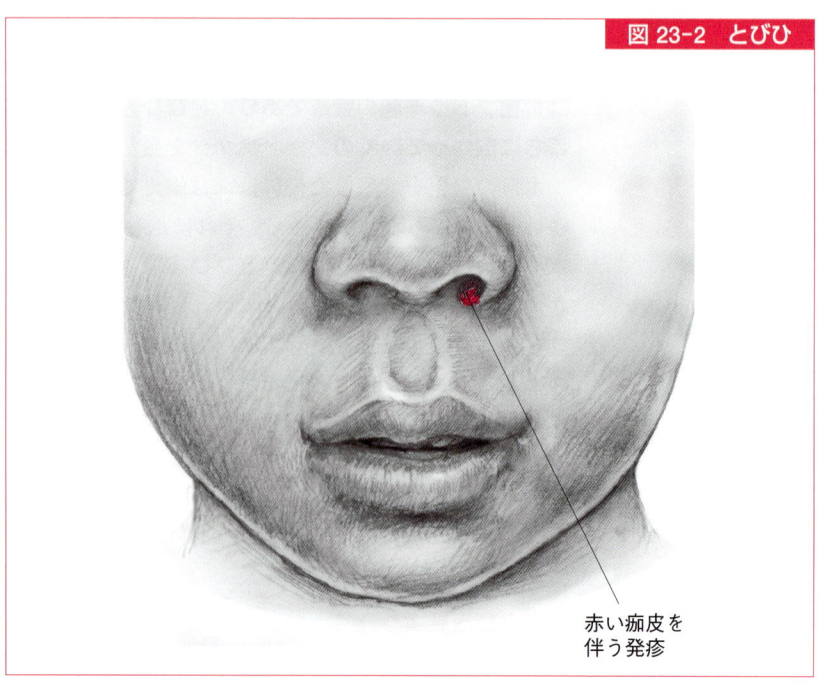

赤い痂皮を伴う発疹

ばいいが，副鼻腔炎といえど，急性の場合はほとんどウイルス性であり，膿性鼻汁であったとしても細菌感染というわけでもなんでもない．何でもかんでも抗生剤を処方するのはダメ．症状が強い場合にはもちろん抗生剤が必要だが，そうでなければ7〜10日経過を見てから治ってこない場合に抗生剤を考慮すればいい．ただ，副鼻腔炎，それも片方だけを繰り返す幼児の場合には，真剣に鼻の穴を探してみるといい．ホラ，BB弾などの異物が中に塞がっていることがある．**難治性の繰り返す膿性鼻汁**では中に異物がないか疑って探さないと，なかなか治せない．同様に肺炎を繰り返す幼児の場合にも，異物の存在を疑う必要がある．ピーナッツなどの有機物はX線にも写らずなかなか疑わないと探せない．某アメリカの医療ドラマで，子供が鼻の穴に物を頻回に詰めてERを受診してきた．救急車のおもちゃ，消防士のおもちゃ，警官のおもちゃを詰めてきた．なんと一番奥から猫のおもちゃがでてきた．子供は鼻の奥に入れてしまった猫を救出するために，他の救出部隊のおもちゃを次々に詰めたという訳だ．

熱発患者をみたら

● 首を触りましょう

急性の発熱は感染が多いのは間違いない．リンパ節ひとつをとっても，胸鎖乳突筋の前のリンパ節が腫れているのか，後頚部リンパ節が腫れているのかをきちんと区別して触ってみたい．溶連菌感染のcentor criteriaでは，①扁桃の発赤・白苔，②高熱，③前頚部リンパ節腫脹・圧痛，④咳なしの4つが重要なチェックポイントだ．前頚部リンパ節は頚部のリンパの流れに密接に関連しているが，後頚部リンパ節はむしろ全身のリンパ節との関連であり，全身性疾患であるウイルス性疾患ではここが腫脹してくることが多い．

のどが痛くてつばを飲むのもできないという訴えの場合，きちんとのどを触っておきたい．**急性喉頭蓋炎**の場合は口をあけてもそこまで見えるはずもなく，「あまりのどは赤くないですね」などとトンチンカンなことを言ってしまいそうな疾患である．のど仏のところがちょうど喉頭蓋になるので，この部位を触ると，腫れ物に触るかのごとく，患者が飛び上がる．扁桃炎では決して同部位には圧痛がなく，えらの裏側を押すとちょうど扁桃腺に指が届き，そこに圧痛を認める．のどが痛いという訴えならば，痛い部位をしっかりと触診する癖をつけておきたいものだ．

またいまいち上気道炎症状もないのに発熱，動悸がある場合，これまたきちんと前頚部を触っておきたい．前頚部の甲状腺に圧痛を認めれば**亜急性甲状腺炎**も鑑別診断に入れて戦うことができる．

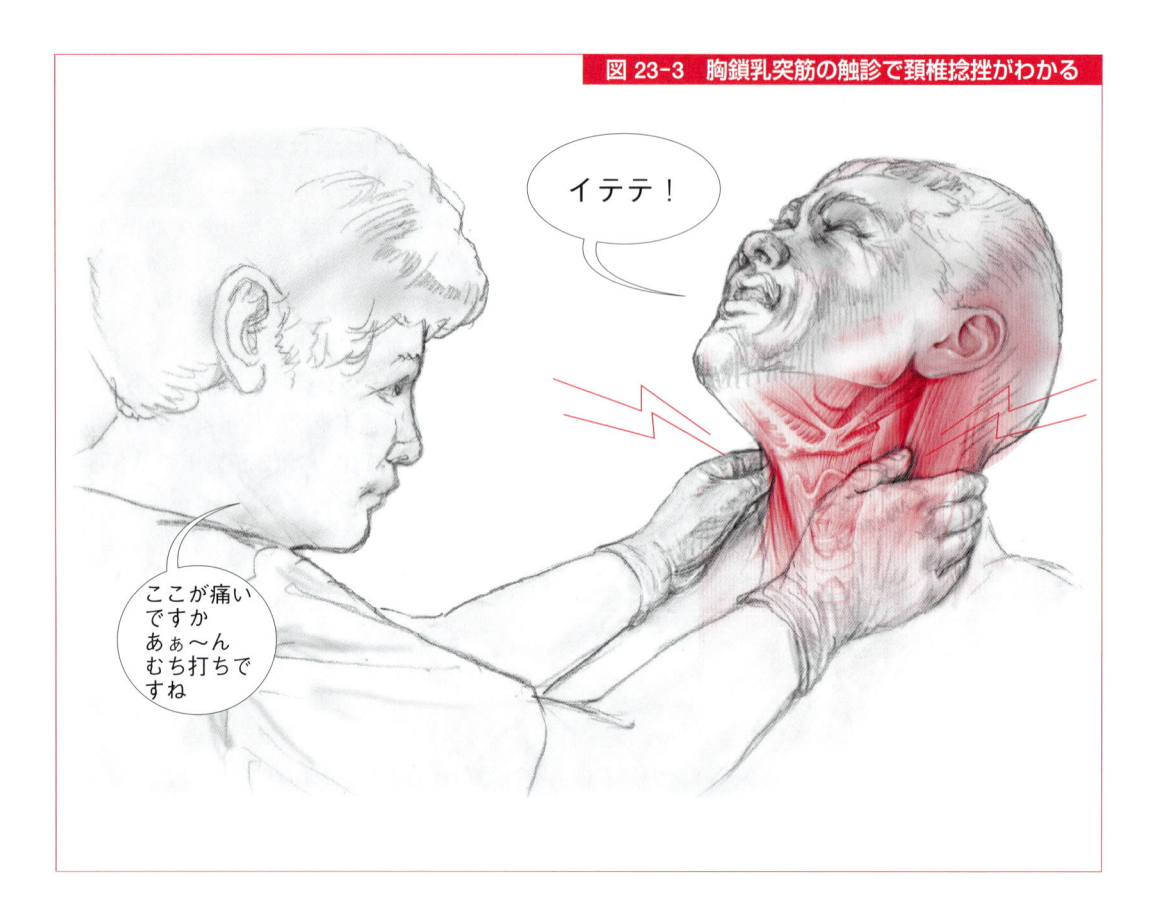

図 23-3　胸鎖乳突筋の触診で頚椎捻挫がわかる

追突患者が来たら

●首を触りましょう

NEXUS criteria

　頚椎の骨折の有無を考える上で，NEXUS criteria ははずせない．①正中項部の圧痛，②意識障害，③アルコール・中毒，④注意をそらされるような激痛を伴う他部位の外傷，⑤頚髄損傷を思わせるような神経症状の5項目をチェックし，どれもなければX線は不要というルール．もちろん骨折を見逃さない点は大事だが，骨折のない頚椎捻挫，いわゆるむち打ちが最も多い．しかしどうにも頚部や背部が鈍痛があるというだけで診断をつけてはいないだろうか？　頚椎捻挫は受傷早期にはあまり痛みを訴えず，現場検証をしている時や数時間後になってはじめて徐々に首や肩，背部が重くなってきたと訴えることが多い．これは首が急激に振られることで，頚部の筋肉や靱帯，関節などが捻挫したわけだ．当たり前．したがって首で最も太くて首をしっかり支えている筋肉，すなわち胸鎖乳突筋を触診しない手はない．胸鎖乳突筋を上から下まで丁寧に触ると，ほとんどの頚椎捻挫患者ではここに圧痛（図 23-3）がある．もちろん骨折ではないので，棘突起，つまり正中項部には圧痛はない．

胸鎖乳突筋を上から下まで

循環動態が悪い小児が来たら

●爪を見ましょう

> バイタルサインの測定は難しい

　もちろん元気がなくてぐたっとしている患者が来たら，バイタルサインを測定するのが原則だ．しかしながらそれが小児の場合，小児用のカフを使用しないとなかなか正確に測定できない．まずはどこで脈が触れるかを見ればいいと教わった．頸動脈なら血圧 60 mmHg 以上，大腿動脈なら 70 mmHg 以上，橈骨動脈なら 80 mmHg 以上は血圧があるだろうと予測できると言われる．正直，この数字は非常にいい加減でエビデンスはない．小児の場合，首は短いし血圧があっても頸動脈は触れにくく，上腕動脈触知が推奨されているぐらいだから，普段触りなれていない人にとっては至難の業だ．そこで爪をギュッと押さえて，白い爪がピンク色に戻るまでの時間をチェックする方法（capillary refill time）がある．正常は 2 秒以下．2 秒を超えると低循環性ショックがあると考えられる．成人ではその信頼性は低いが，小児では信頼性が高い．ひどい脱水・出血では 3 秒を超える．もちろん冬の八甲田山でやってもみんな白いからダメだよン．

前胸部痛を訴える患者が来たら…

●背中を見ましょう

　胸痛を訴えた場合，やはり心筋梗塞，大動脈解離，肺塞栓が気になるところだ．その他，気胸や食道疾患など鑑別診断は多岐にわたるが，どうも元気で前胸部の痛みを訴えるときは，すかさず背中を見ましょう．痛みが肋骨に沿って出現し，水疱が背中に 1～2 個でもでてきたら肋間神経の帯状疱疹と診断できる．

●肋骨を触りましょう

> slipping rib syndrome

　季肋部痛を訴える患者の場合，もちろん，胸部，腹部臓器を検索することは重要だ．特に右季肋部痛は肝胆道系，消化管，肺，心臓などいろいろ調べるものがある．しかしどうも他に大したものがなさそうと思ったら，肋骨をグワシとつまみコキコキ動かしてみるといい．肋骨を動かして激痛が走る slipping rib syndrome が隠れているかもしれない．10 番目の肋骨が他の肋骨とつながりがないので，肋骨—肋軟骨靱帯がゆるむと，可動性が生じ，炎症のみならず，神経をトラップして激痛が走る．靱帯（肋骨-肋軟骨靱帯，胸骨-肋骨靱帯，肋骨-脊椎靱帯）が緩んでくるのが原因と考えられている．

　また前胸部中央からやや横にずれたところに痛みがある比較的若年女性の場合は，肋軟骨部の圧痛を調べてみるとよい．これこそ肋軟骨炎 Tieze 病であり，痛み止めで様子を見ればよい．胸痛だって，きちんと触診して圧痛や肋骨の可動痛を調べておくのは大事だ．

高齢女性が腹痛を訴えてきたら…

大腿ヘルニアを見逃すな

●パンツを下ろしましょう

　奥ゆかしい大和撫子は，見知らぬ人に下の方まで見せてはならじと，しっかりとパンツを押さえて腹部の診察をすることになる．高齢女性で手術歴もないのに，あたかもイレウスのような症状を訴えてきた場合，しっかりとパンツを下ろして鼠径部の診察を怠ってはいけない．ホラ，大腿ヘルニアがあったでしょう？　見た目では鼠径ヘルニアとの鑑別が難しいことが多い．エコーをすると大腿動静脈の横にもうひとつ丸いもの（大腿ヘルニア）が見えてくる．高齢女性でイレウスの症状なのに何もないと言う時は，大腿内側や股関節から膝部下腿にかけての疼痛やしびれの有無もチェックしておくといい．これは閉鎖孔ヘルニアの閉鎖神経圧迫による Howship-Romberg sign という．閉鎖孔ヘルニアは CT をとらないとなかなかわからない．

高齢男性が熱発でそこそこ sick なのに focus 不明のとき

●前立腺を触りましょう（前立腺炎）

　高齢男性は前立腺肥大とは切っても切れない仲になる．トホホ．結構炎症所見も強く，肺，尿路，胆道系や神経系，腹部などいろいろ探しても focus がはっきりしない場合は，前立腺炎を疑うべし．直腸診をして前立腺を触ると飛び上がるほど痛がる．いろんなハイカラな検査をして時間をつぶすより，直腸診一発で診断が疑われることになる．なかなか自覚症状として訴えてくれないので，疑わないとわからない．

参考文献

1) Muéller NH, et al：Varicella zoster virus infection：Clinical features, molecular pathogenesis of disease, and latency. Neurol Clin **26**：675-697, 2008.

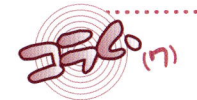

コラム (7) 電話相談の落とし穴・・・「病院に行ったほうがいいですか？」

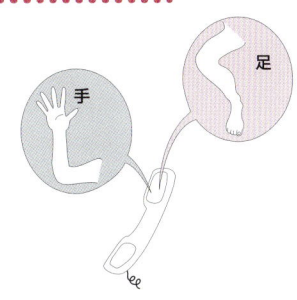

　忙しいときに限って，電話相談がかかってくるものだ．情報を的確に伝えてくれればアドバイスのしようもあるが，やはり素人，医学的知識なしに電話相談をしてくるので，何が真意かを突き止めないとなかなか正しいアドバイスは難しい．電話相談トリアージマニュアルも世の中には出回っているが，医学用語は残念ながら共通言語ではないので，患者さんやその家族からの電話相談に正確に応じるのは「無理」というものだ．

　「他院で処方されている薬を飲んでもいいのか」など聞かれても他院での処方の意図もわからないのでアドバイスのしようもない．

　目の前に患者さんがいるわけでもないので，本当に sick かどうかもとても判断できない．『百聞は一見にしかず』なのだ．電話の相手が患者さんでない場合，つまり家族が代わりに電話をかけてくる場合では，通訳を通じて症状を聞きだすわけだから判断は無理．「足が，足が」と訴えていたのに，実際は膝であったということも頻繁に起こっている．下肢はどこでも「足」であり，上肢はどこであっても「手」と表現してくると思っておいたほうがいい．

　とにかく自分では大丈夫だと思っているが，医療者の太鼓判がほしく，電話で大丈夫ですと言ってもらいたくて電話をしてくる場合もある．そんな場合は来院を勧めてもなかなか同意せず，大丈夫のキーワードを言うまで電話越しで粘るやからもいるから困ってしまう．外来をストップして対応するべきことなのか疑問だ．来る者は拒まずというのに，来たくないから免罪符を出せといわれてもねぇ．

　「電話ではわかりませんから，とにかく一度見せてください」と言って来院してもらい，とんでもない疾患であったということを何度も経験した．電話で安易に「大丈夫でしょうから，朝に外来に来てください」などと言ってしまわなくてよかったと胸をなでおろしたことが何度あったことか・・・．

recipes 24
ニューモニクスで覚える裏技 ABCD

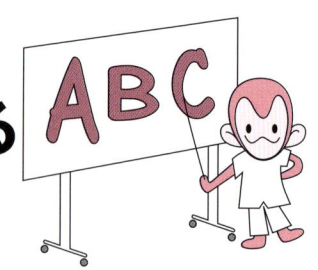

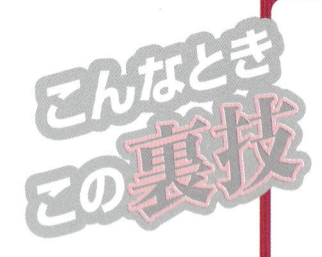

こんなときこの裏技

- 救急の基本をニューモニクス（ABCD）で覚えよう
- イロハじゃダメよ ABCD
- ABCD 以外の TAF3X，MAP，6H&6T も有用
- ショックは SHOCK と覚えよう
- 究極は Dr. 林の「サルも聴診器」

救急の基本は ABCD ！？

　人間の生命維持には生理学的アプローチが必須であり，救急の場合疾患の診断がつかなくとも ABCD の安定化を図ることが優先される．「バイタルサインが悪い！それ，酸素，気管挿管，輸液！」…などの ABCD は救急の基本なのだ．mnemonics の語源は「Mnemosyne」というギリシャ神話の「記憶の女神」に由来する．そこから記憶のための覚え方を「mnemonics（ニーモニクス）」というようになった．医学の語呂合わせは数多くある．外傷の TAF3X や MAP など考え付いたときはなんとなく嬉しいものだった（実は made by 林．最近は私の手を離れて一人歩きをしてくれる語呂合わせになって感慨深い）．学問的ではないにしろ，記憶に定着させるという意味では，語呂合わせも悪くない．ABCD ひとつをとっても mnemonics がいろいろある．さてどんなものがあるかしら？

表 24-1　救急の基本 ABCD

A	Airway	気道
B	Breathing	呼吸
C	Circulation	循環
D	Drug	薬剤
E	ECG	心電図

● 救急の基本の ABCD（表 24-1〜4）

心肺蘇生の ABCD は 2 段階アプローチで Primary ABCD に続いて Secondary ABCD となる．治しうる疾患としての鑑別診断は，6H & 6T だ（表 24-7）．

小児救急ではまず Sick か Not sick かが重要であり，見てくれの appearance が重要．続いて呼吸様式（陥没呼吸や鼻翼呼吸など）はどうかを評価していくのは小児特有のアプローチといえよう．後は成人と同じ．

外傷では，生理学的アプローチと同様に，超致死的胸部外傷の TAF3X や出血源検索の MAP，重症頭部外傷を示す切迫する D を探さなければならない．詳細は JATEC テキスト参照のこと．

だてに ABCD というのではない．「いろは」ではダメなのだ．赤子のころから英語圏では ABCD を習い，そんなもの日本人の我々には関係の無いことだけど，人間の生命維持のためには ABCD の順番が大事になってくる．だっ

表 24-2　心肺蘇生の ABCD

Primary ABCD：一次救命処置		
A	Airway	気道確保（用手的，エアウェイ）
B	Breathing	人工呼吸（口─口呼吸，）
C	Circulation	心マッサージ
D	Defibrillation	早期除細動
Secondary ABCD：二次救命処置		
A	Airway	気管挿管，外科的気道確保
B	Breathing	人工呼吸（バッグバルブマスク，気管挿管）
C	Circulation	輸液路確保，薬剤投与
D	Differential Diagnosis	鑑別診断（蘇生しうる疾患を鑑別する）

表 24-3　小児救急の ABC

A	Appearance	全身状態の見てくれ：元気かどうか
B	work of Breathing	呼吸様式
C	Circulation	循環

表 24-4　外傷救急の ABCDE

A	Airway	気道	
B	Breathing	呼吸	超致死的胸部外傷（TAF3X）
C	Circulation	循環	出血源検索（MAP）
D	Dysfunction of CNS	神経	切迫する D
E	Exposure & Environmental control	脱衣 低体温予防	

て気道が閉塞すれば4分で脳がやられはじめるし，呼吸が障害されれば約30分，循環なら30～60分でやられ，神経だけなら数時間はもつ…なんて，ちょっといい加減な数字まで出てくる始末だが，具体的な数字の信憑性は別としてその順番が非常に重要なのは間違いない．純粋に中枢神経だけがやられれば，むしろ最初はクッシング徴候のため血圧は上がるので，すぐに死ぬわけではない．重症の脳ヘルニアでも心肺停止に至るまで4時間ぐらいもつことなんてよくある．反対に一次性脳損傷ですぐ心肺停止を来たしてしまう場合は蘇生の対象にはならない．例外的にくも膜下出血による心肺停止の場合は，もともと心臓が悪いわけではないので，エピネフリン一発で心拍再開

表 24-5　TAF 3X			
TAF			
	T	C-Tamponade	心タンポナーデ
	A	Airway obst	気道閉塞
	F	Flail chest	フレイルチェスト
3X		tension-PTX	緊張性気胸
		open-PTX	開放性気胸
		massive-HTX	大量血胸

表 24-6　MAP	
Massive HTX	大量血胸
Abdominal hemorrhage	腹腔内出血
Pelvic fx	不安定骨盤骨折

表 24-7　6H & 6T		
6H	Hypovolemia	低循環血症
	Hypoxia	低酸素血症
	Hypothermia	低体温
	Hyper-K/Hypo-K（K↑，K↓）	代謝異常　電解質異常（K, Mg, Ca）
	H^+ acidosis	アシドーシス
	Hypoglycemia	低血糖
6T	Tablet/Toxin	中毒
	Tamponade, cardiac	心タンポナーデ
	Tension-PTX	緊張性気胸
	Thrombosis, coronary	ACS（心筋梗塞）
	Thrombosis, pulmonary	肺塞栓
	Trauma	外傷

ココが重要 裏技

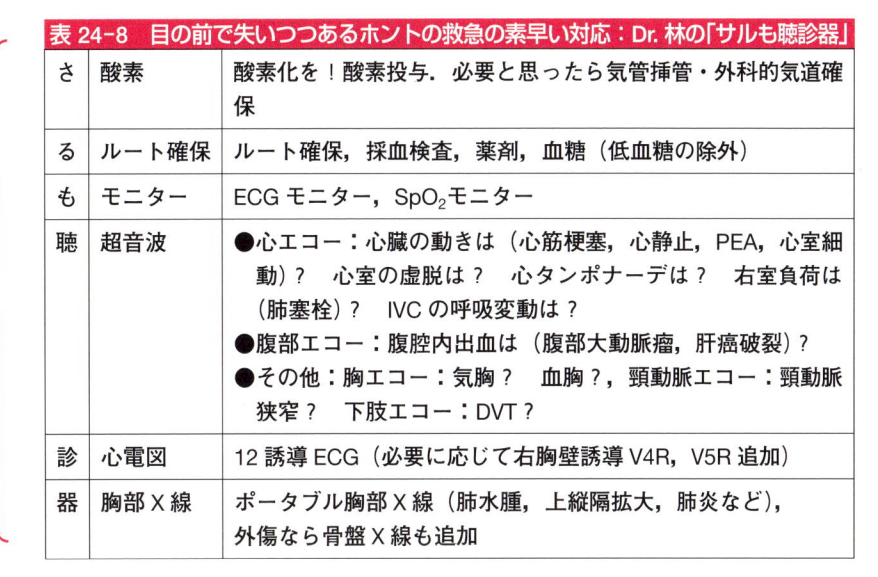

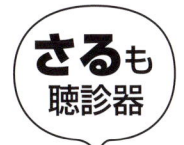

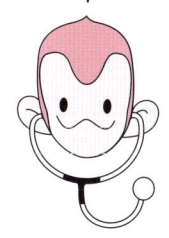

表 24-8　目の前で失いつつあるホントの救急の素早い対応：Dr. 林の「サルも聴診器」

さ	酸素	酸素化を！酸素投与．必要と思ったら気管挿管・外科的気道確保
る	ルート確保	ルート確保，採血検査，薬剤，血糖（低血糖の除外）
も	モニター	ECG モニター，SpO_2 モニター
聴	超音波	●心エコー：心臓の動きは（心筋梗塞，心静止，PEA，心室細動）？　心室の虚脱は？　心タンポナーデは？　右室負荷は（肺塞栓）？　IVC の呼吸変動は？ ●腹部エコー：腹腔内出血は（腹部大動脈瘤，肝癌破裂）？ ●その他：胸エコー：気胸？　血胸？，頸動脈エコー：頸動脈狭窄？　下肢エコー：DVT？
診	心電図	12 誘導 ECG（必要に応じて右胸壁誘導 V4R，V5R 追加）
器	胸部 X 線	ポータブル胸部 X 線（肺水腫，上縦隔拡大，肺炎など），外傷なら骨盤 X 線も追加

さるも聴診器

することが多い．でもこの場合でも循環の異常に対してエピネフリンを使用しているのであって，頭の D に対して処置をしたわけではない．ABCD は順序だてて評価をする必要があり，**特に D よりも圧倒的に ABC の治療が優先される**ことは肝に銘じておくと良い．

でもね，実際の救急では ABCD だけでは語りつくせないものがあるんですよ．目の前で死につつある患者さんの治しうる原因を探さないといけない．危険な疾患を ABCD に沿って探す反射神経が必要になる．CT はそんじょそこらの医師よりはるかに優秀だが，バイタルサインが不安定で CT 室に行くと，CT 室が「死のトンネル（C の T トンネル）」になってしまう．あくまでも救急室を離れないで対処するには ABCD よりも，Dr 林の「サルも聴診器」（表 24-8）をすぐにできるようにしたい．これらがすぐにオーダーできれば，ウーンとうなる切れる奴になれる…はず．それから必要に応じてバイタルサインが安定していたら CT に行くという手順をとると良い．

● TIA（一過性脳虚血発作）の $ABCD_2$（表 24-9〜10）

一過性脳虚血発作（TIA Transient Ischemic Attack）は脳の救急疾患であり，神経欠落所見が出たものの今は治ってしまっているものである．そのままでは 2 日以内に約 5％が脳梗塞に進行し，3 ヶ月以内に約 10％が脳梗塞になってしまう．以下の $ABCD_2$ でリスクスコアを計算すれば，2 日以内の脳梗塞へ進展する確率はスコア 3 点以下で 1.0％，4〜5 点で 4.1％，6 点以上で 8.1％となる（Lancet 369：283-292, 2007）．これはもともと Diabetes が入っていなかった ABCD スコア（Stroke 37：2892-2897, 2006）に手を加えたものだ．このオリジナルの ABCD では 5〜6 点では 1 ヶ月後には 6 倍脳梗塞に進展しやすいが，これに CT 所見（白質の異常，脳梗塞所見）を加えて吟味すると，スコア 5〜7 点では 11 倍進展しやすいと言う．ABCDI スコア（I は Imaging）

表 24-9　TIA の ABCD2

A	Age	年齢	60 歳以上	1 点
B	BP	血圧	140/90 mmHg 以上	1 点
C	Clinical features	臨床所見	片麻痺	2 点
			構語障害のみ	1 点
D	Duration	持続時間	60 分以上	2 点
			10〜59 分	1 点
	Diabetes	糖尿病		1 点

合計 6 点以上でハイリスク：2 日以内に約 8％が脳梗塞に進展してしまう
合計 7 点で，なんと 24 時間以内に 3 人に 1 人が脳梗塞になってしまう

表 24-10　TIA の ABCDI

A	Age	年齢	60 歳以上	1 点
B	BP	血圧	140/90 mmHg 以上	1 点
C	Clinical features	臨床所見	片麻痺	2 点
			構語障害のみ	1 点
D	Duration	持続時間	60 分以上	2 点
			10〜59 分	1 点
I	Imaging（CT）	CT 異常所見	CT で白質異常，脳梗塞所見	1 点

合計 5 点以上はハイリスク

という．こうなったら今後もどんどん新しいスコアリングがでてきそうだね．

● Dr 林の「アナフィラキシーの ABCD」（表 24-11）
　アナフィラキシーがひどいと早急にエピネフリンを投与しないといけない．エピネフリンは血管収縮，心収縮増強のみならず，**肥満細胞からの化学物質の放出を抑えてくれる**．その処置が遅れるとエピネフリンでさえ効かなくなってしまうのだ．抗ヒスタミン剤やステロイドなど急性期に効いてくるはずもなく，目の前で「やばい」アナフィラキシーには役に立たないことは賢明な諸兄はご存知だろう．患者のバイタルサインが測定できる限りはできるだけ

表 24-11　アナフィラキシーの ABCD：エピネフリン使用のタイミング

A	Airway	気道閉塞のアナフィラキシー
B	Breathing	喘息出現のアナフィラキシー
C	Circulation	ショックになったアナフィラキシー
D	Diarrhea	下痢や腹痛，嘔吐など消化管の血管も浮腫を起こしたと考えられるアナフィラキシー

エピネフリンは静注しない（副作用がとんでもなくコワイ）で，筋注（0.3 mg）にしたほうが安全で効果発現も早い．皮下注は効果発現が遅いのでダメ．ではどんなタイミングで使うのか，そう，ここにも Dr. 林のアナフィラキシーの ABCD を思いついちゃったのよ．ウフ…**全身蕁麻疹に加えてこの ABCD のどれか所見があったらエピネフリンは GO サインだ**．なかには蕁麻疹が出現しないで気道閉塞を来たすアナフィラキシーもあるので，状況に合わせて使用しないといけない．多くの危険なアナフィラキシーはアレルゲンに暴露されて最初の 1 時間が勝負だから，昨日発症なんていう時にはエピネフリンは不要だ．当たり前．

● 中毒治療に役に立つ ABCDE（表 24-12）

中毒の治療の最近の進歩は，催吐はもうさせない，胃洗浄は効果がないばかりか，誤飲の危険もあり，よほどのことがない限り推奨されない．活性炭は効果の無い薬剤はあるものの（アルコール，酸・アルカリ，重金属，ガソリン，灯油など），多くの中毒物質に安全に使用できる．これも内服して早期（1 時間以内）でないとあまり効果が期待できない．特殊な薬剤は活性炭が繰り返して投与（活性炭 25 g を 2～4 時間毎）されることがある．その対象となる中毒物質を ABCDE で覚えてみよう．

表 24-12　活性炭の頻回投与の ABCDE

A	Aminophylline	テオフィリン
	Anti-malarials	キニン
	Aspirin	アスピリン
B	Barbiturates	フェノバール
	Beta-blockers	β遮断剤
C	Carbamazepine	カルバマゼピン
D	Dilantin	アレビアチン
E	Extended release	徐放製剤

● ちょっとマニアックな QT 延長の ABCDEF（表 24-13）

実は ECG の QT 延長する疾患も ABCD で覚えられる．「あんた，そんなことばっかり考えてるやろ」と言われたことがあるが，ハイ，その通りです．心肺蘇生のときに QT 延長の VT があると，マグネシウム製剤を投与するよね．

● 頸椎読影の ABCD（表 24-14）

外傷で頸椎側面 X 線の系統的読影も ABCD がある．詳細は 103 ページを参照してくださいませ．頸椎側面が一番情報量が多く，読影できるようになっ

表 24-13　Dr. 林の QT 延長の ABCDEF

A	AMI	心筋梗塞
B	BT↓	低体温
C	Cerebral T	脳血管障害で巨大な陰性 T 波になる
D	Drug	三環系抗うつ剤，キニン，抗アレルギー薬など
E	Electrolytes	電解質異常：低 Ca，低 Mg（低 K では u 波とつながりみかけ上 QT 延長）
E	Endocrine	内分泌（甲状腺機能低下症）
F	Familial	先天性 QT 延長症候群

表 24-14　頸椎側面 X 線読影の ABCD ルール

A	Alignment	4 本の線がきれいにならんでいるか 特に脊柱管を構成する 2 番目，3 番目のラインに注目
B	Bone	骨：少しでもおかしいと思ったら頸椎 CT を追加 肩に重なる部分は見逃しやすいので注意して読影しよう
C	Cartilage	軟骨：椎間板，椎間関節…見えなければ異常
D	Distance of soft tissue	軟部組織の距離．「3×7＝21」は秘密の覚え方

ておきたい．しかしながら，第 7 頸椎の下まできちんと移っていない頸椎 X 線で妥協してしまうと，下位頸椎骨折を見逃してしまう．必ず読影に値するきちんとした X 線で読影しないといけない．

● **胸部 X 線読影の ABCD**（表 24-15, 16）

　胸部 X 線も見落としなく読影するにはこんな ABCD があったなんて…へぇへぇへぇ．ABCDEFGHI なんて mnemonics になったらもうゲップ．普通に読影した方が楽だわって？

表 24-15　胸部 X 線読影の ABCD

A	Air entry	気管，肺野…心臓や横隔膜に重なるところもお忘れなく．心臓を手のひらで隠して，左右差を比較しながら読影するのがコツ
B	Bone	胸郭
C	Central shadow	縦隔：心臓，大動脈
D	Diaphragm	横隔膜
E	Extrapleural Everything else	胸郭外の皮下組織：皮下気腫？ その他：気管チューブ，胸腔チューブ，胃管，CV ライン，異物など

24 ニューモニクスで覚える裏技 ABCD

表 24-16　胸部 X 線の ABCDEFGHI		
A	Aorta	大動脈
B	Bronchus	気管・気管支
C	Cord, spinal	脊柱
D	Diaphragm	横隔膜：過膨張の有無など
E	Eosphagus	食道：異物？
F	Fracture（ribs）	骨折：肋骨
G	Gas	ガス：気胸
H	Heart	心臓：心拡大など
I	Iatrogenic	医原性：CV ライン，胸腔チューブ，ペースメーカーなど

●発作性上室性頻拍治療の ABCDE（表 24-17）

PSVT の治療の ABCDE というのもあるが，これって治療の順番通りじゃないので，初学者が国家試験のために覚えるような感じだ．本来の臨床家はまず禁忌がなければ頸動脈洞マッサージなど迷走神経を刺激して，それからアデノシンで通常はばっちりだ．バイタルサインが不安定なら，人を集めてカウンターショックだ．

表 24-17　PSVT 治療の ABCDE		
A	Adenosine	アデノシン：日本ではトリノシンをまず 10 mg，効果なければ 20 mg をワンショットで
B	Beta-blocker	β遮断剤
C	Calcium channel antagonist	カルシウム拮抗剤（ベラパミルやジルチアゼム）
D	Digoxin	ジゴキシン
E	Excitation（vagal stimulation）	迷走神経刺激（頸動脈洞マッサージ，バルサルバ息ごらえ）

●SIADH を来たしてしまう ABCD（表 24-18）

薬剤の副作用によって SIADH になることもある．そんな薬剤の覚え方も ABCD だ．おぉ，ここまでくるとゲップ？

●抗コリン剤の副作用（表 24-19）

抗コリン剤は胃薬で出すだけでなく，抗ヒスタミン剤や三環系抗うつ剤も同様に抗コリン作用がある．大量に飲むと中枢神経障害が出て意識障害にも

表 24-18　副作用に SIADH を来たす薬剤の ABCD

A	Analgesics	鎮痛薬：麻薬，NSAIDs
B	Barbiturates	バルビタール
C	Cyclophosphamide Chlorpromazine Carbamazepine	サイクロフォスファマイド クロロプロマジン カルバマゼピン
D	Diuretic	利尿剤：サイアザイド

表 24-19　抗コリン剤の副作用の ABCDs

A	Anorexia	食欲低下：蠕動低下
B	Blurry vision	視力障害：瞳孔散大→緑内障悪化
C	Constipation Confusion	便秘 意識障害
D	Dry Mouth	口渇
S	Sedation Stasis of urine	傾眠 尿閉（前立腺肥大も悪化）

いたってしまう．気軽に胃薬で出してしまうと結構高齢者が口渇を訴えたり便秘を訴えているのに気づかずに，変な薬を追加したりなどしておかしな事態になってしまう．

● 肝性脳症を来たす増悪因子の ABCDEFI（表 24-20）

　肝硬変の患者さんが不穏になると肝性脳症の関与を疑わないといけないが，そうなるには原因がある．原因をつきとめないと単に肝性脳症の治療をするだけではまた再発してしまうので，その増悪因子を知っておく必要がある．でもこれって GH が抜けていてずるいんだよね．

表 24-20　肝性脳症悪化因子の ABCDEFI

A	Alcohol withdrawal	アルコール離脱
B	Bleeding（GI）	消化管出血（食道静脈瘤など）
C	Constipation	便秘
D	Drugs	薬剤性：抗不安薬や安定剤の離脱
E	Electrolyte imbalances	電解質異常
F	Fluid depletion	脱水…利尿剤を中止すべし
I	Infections	感染症の合併

● 肺炎の ABCDE（表 24-21）

　肺炎患者のリスク評価には CURB-65 が有名（Confusion, Uremia, Respiratory rate, BP, 65 歳）．これもこじつければ ABCDE に変換できちゃう．こうなると趣味の世界って言われても仕方ないです．すみません．自己満足の世界です．

	表 24-21　肺炎リスクの ABCDE	
A	Air hunger	呼吸苦　呼吸数≧30
B	BUN＞30	
C	Confusion	意識低下
D	Decreased BP	血圧低下 BPs＜90 または BPd≦60
E	Elderly	高齢者≧65 歳以上

各 1 点．2 点以上で入院加療（死亡率 9.2％）．3 点以上で ICU 入院（死亡率 22％）．

● 告知の ABCDE（表 24-22）

　患者に悪いニュースを伝えるのは医療者にとってはつらい体験だ．何気ない一言でも，患者にとっては一生の一大事であり，プロとして言葉を選んで臨みたい．人は死ぬのは一度きりなんだから．身内の死亡を伝える時，患者の癌の告知の時などは，医療技術のみならず，精神的な配慮が必要であり，患者の情緒変化も予想しつつ受け入れる姿勢を示さなければならない．告知の ABCDE があるにはあるが，救急室での急な死亡を家族に告げるにはむしろ Iserson の本をきちんと読むほうがお勧めだね．

	表 24-22　告知の ABCDE	
A	Advance preparation	準備を周到に 説明すべき人（達）や医療スタッフを揃える，十分な時間設定，プライバシー保護，医学的資料の準備，気持ちの整理
B	Building a therapeutic relationship	悪いニュースに対する患者の希望を確認する．治療のオプションを提示する
C	Communicating well	プロフェッショナルなコミュニケーション能力　どこまで知っているか確認する．患者のペースに合わせて話す．質問に十分答える．専門用語は使用しない．
D	Dealing with patient and family reactions	情緒の変化を受け入れる．寡黙な時間を受け入れる．共感的態度．議論しない．他の医療者を非難しない．
E	Encouraging/validating emotions	現実的な希望やゴールを提示する．他にも多面的に対応できないか考慮する．具体的フォローアップ計画．

● 人格障害の ABC（表 24-23）

　Cluster の人格障害も救急で働いていると,「あぁ, やばい, こりゃハイリスクだ」とピンと来るようになる. 腫れ物に触るように一挙手一投足に気を使わないと爆発されてしまうと大変だ. 患者の満足度第一に対応できてこそプロだから…. このクラスターの分類の覚え方も ABC でバッチリ！？ ってか？

表 24-23　Cluster の人格障害 ABC		
Cluster A Disorder	Atypical　非典型 Unusual, eccentric	妄想性人格障害 統合失調質人格障害 統合失調型人格障害
Cluster B Disorder	Beast　野獣 感情的コントロール不能, ストレスに弱い	反社会性人格障害 境界性人格障害 演技性人格障害 自己愛性人格障害
Cluster C Disorder	Coward 臆病 Compulsive 強迫 Clingy 依存	回避性人格障害 強迫性人格障害 依存性人格障害

● リスクマネージメントの ABCD（表 24-24）

　リスクマネージメントでも ABCD があるから面白い. まずはハイリスク群を予見する. でも最近は人がよさそうな人が急変する場合もあるので, 全例に対して要注意だ. 患者さんがリスクが高いだけでなく, 疑わしき疾患つまり鑑別診断に必ずトラブルになりそうな予後の危険な疾患を考えたかどうかをカルテ記載しておかないといけない. 医療訴訟の多くは医療技術そのものより, 医療者の態度に対して怒りを覚えることが多い. 横柄な見下した態度など言語道断である. また**どんな医療が提供されるかより, どのように医療が提供されるか**がもっとも大事なのである. 医療の質に対して, 素人がそれほど専門的でまともな（失礼！）知識を持っているわけではなく, 非論理的期待を持っている場合（風邪は注射一発で治るはず…など）もあり, その疑念をきちんと晴らすべく, 説明は詳しすぎるぐらいが丁度良い. 医療者の使う業界用語は素人にはまったく理解されないので, なるべくわかりやすい言葉で十分な communication をとる必要がある. そうはいってもなかなか医療

表 24-24　リスクマネージメントの ABCD		
A	Anticipate	予見する
B	Behave	態度を慎む
C	Communicate	何でも十分話し合う
D	Document	記録する

者へのクレイマーは理解してくれるはずもなく，逐一記録をしていくことが我々の身を守る重要な手段であるのは言うまでもない．

● **クレイマークレイマー**（表 24-25）

文句を言ってくる患者の対応法にも ABCDs がある．文句を言うのは助けを求めているに他ならない．その表現方法が下手なだけなんだけど，その怒りのベクトルが自分に向かうとなかなか気持ちが萎えてしまうよね．

表 24-25　クレイマー対処の ABCDs		
A	Avoid conflict	けんかはしない．言い分をよく聞く．同意しがたければ，相手の言い分を確認する．
B	Be kind	優しく！自分の身内と思うべし
C	Compassionate	共感的に！「なるほどなるほど」
D	Document	記録と上層部へ報告
S	Special thanks	文句を言ってくれてありがとう！今後の改善点にできる

● **ダメ医者の ABCD**（表 24-26）

お笑いのネタにひとつどうぞ．ダメ医者の ABCD は以下の通り．こんなお笑い話も最近は患者が死ねば逮捕されるご時勢だから，「君子危うきに近寄らず」で患者から逃げたほうがいい世の中になってきたのかもしれない．救急，小児，産科など医者の現場離れが社会問題になっているではないか．医者が 100％治せるなんてこともなく，医者が 100％賢いなんてこともなく，ある程

表 24-26a　ダメ医者の ABCD　Part 1		
A	Avoid meeting the situation	そもそもそんな状況に関わらない
B	Blame the patient	患者のせいにする
C	Call another doctor	他の（まともな）医者を呼ぶ
D	Deny your responsibility	自分の責任は否定する
E	Escape as soon as possible	なるべく早くその場から逃げる

表 24-26b　ダメ医者の ABCD　Part 2		
A	Away from the patient	患者から一歩退いて
B	Behind the nurse	優秀な看護師の後ろに隠れる
C	Call another doctor	他の（まともな）医者を呼ぶ
D	Dash to the toilet	ちょっとトイレに行ってきますとその場を離れる
E	Escape from ER	救急室から逃げる

度は確率論的に臨床像が進むことを世の中の人は知っていなければならない．100％ミスのない医者を期待するなら，国家試験100点をとらないと医者にしなければいい．そうすれば，医者のいない世の中になってしまうだろう．専門分化が進んだ世の中，あながちこのダメ医者 ABCD も「逮捕」されないためには必要になってしまうのかと思うとゾッとする．

● **研修医指導の ABCDE（表 24-27）…コリャ，ダメだ！**

研修医指導はなかなか骨が折れる．診察や手技など自分でしてしまったほうが安全で早いのはわかりきっているが，教育とは骨が折れるものだ．でもかつて自分たちがそうであったのに，喉もと過ぎればなんとやらで，昔の自分を忘れて若い研修医を叱ってばかりいるのはいただけない．でもこの ABCDE ってよく言われたよねぇ．私なんて「簀（す）巻きにして越前海岸に捨ててやる」と何度言われたことか…！

表 24-27　研修医指導でやってはいけない ABCDE	
A	アホ
B	バカ
C	カス
D	ドケ
E	え〜かげんにせぇ！

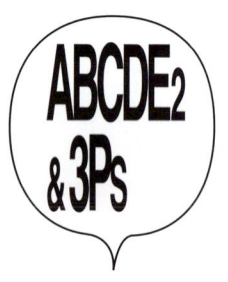

● **感染のフォーカスを探そう！（表 24-28）**

急性の熱発患者の場合，やはり圧倒的に感染症が多い．ウイルスなら特殊な場合を除き，心配ないが，頑固な細菌感染の存在を見逃していたとしたらこりゃちと痛い．患者さんも痛いと言ってくれればわかるんだけど，なかな

ABCDE₂ & 3Ps

ココが重要裏技

表 24-28　Dr. 林の「ABCDE₂ & 3Ps」			
A	Abscess	膿瘍（肝，脾，腎）	腹部造影 CT
B	Bone (Osteomyelitis)	脊椎炎	MRI，いつもの腰痛と違うでしょ
C	Cholangitis	胆管炎	右片麻痺があると痛みなし
D	Decubitus	褥瘡	忘れずに臀部や背中も見よう
E	Endocarditis	心内膜炎	血培＆心エコー
	Encephalitis	脳炎	腰椎穿刺
P	Prostatitis	前立腺炎	直腸診が決め手
P	Pneumonia	肺炎	咳がなくても肺炎はある
P	Pyelonephritis	腎盂腎炎	尿を調べるのは基本
S	Sinusitis	副鼻腔炎	既往があっても侮れない

24 ニューモニクスで覚える裏技 ABCD

か症状を訴えてくれなくて困る細菌感染はこの「ABCDE$_2$ & 3P$_S$」でばっちりだ！…多分

おまけ

ショックの鑑別はとっても重要．まずは表（表 24-29）の「SHOCK」を覚えよう．そしてちょっと腕に覚えが出てきたら特殊な徐脈になるショックをまたもや「brady-SHOCK」と覚えよう！うぅ～ん，ウマイ！

ココが重要裏技

SHOCK ショック

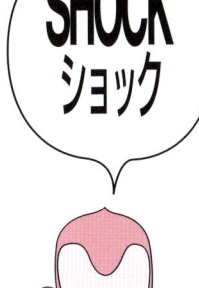

表 24-29 ショックを SHOCK と覚えよう！

まずは基本 SHOCK		特殊な徐脈＋ショックの鑑別も brady-SHOCK	
S	Septic shock 敗血症性ショック	S	Spinal／Vagal 脊髄性（神経原性）ショック 迷走神経反射
S	Spinal 脊髄性（神経原性）ショック		
H	Hypovolemic shock 低循環性ショック（出血，高度脱水）	H	Hypo-endocrine 内分泌機能低下 副腎不全，甲状腺機能低下，下垂体機能低下など
O	Obstructive shock 閉塞性ショック（緊張性気胸，心タンポナーデ，肺塞栓症）	O	Osborn 波＝偶発性低体温症 低体温の ECG は Osborn 波が特異的
C	Cardiogenic shock 心原性ショック 心不全，心筋梗塞	C	Cardiogenic brady 心疾患 下壁心筋梗塞，高度房室ブロック，Adams-Stokes 症候群
K	anaphylactic(k) アナフィラキシーショック（英語の綴りの最後の c を k とこじつけて覚える）	K	hyper-Kalemia 高カリウム血症

参考文献

1) Johnston SC, et al：Validation and refinement of scores to predict very early stroke risk after transient ischaemic attack. Lancet **369**：283-292, 2007.
2) Sciolla R, et al：Rapid identification of high-risk transient ischemic attacks：Prospective validation of the ABCD Score. Stroke **39**：297-302, 2008.
3) Chandratheva A, et al：Population-based study of risk and predictors of stroke in the first few hours after a TIA. Neurol **72**：1941-1947, 2009.
4) http://www.medicalmnemonics.com/
   http://www.valuemd.com/mnemonics.php
   げっぷがでるくらい多くの覚え方を紹介しているサイト
5) Iserson KV, et al. Grave Words：Notifying Survivors About Sudden, Unexpected Deaths. Galen Pr Ltd, 1999.

recipes 25 血液ガスの大胆分析の裏技

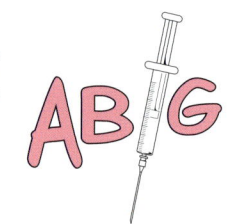

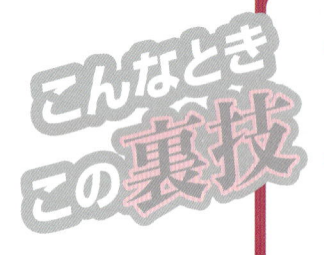

こんなときこの裏技

- 代謝性アシドーシス：マジックナンバー 15！
- 代謝性アシドーシス：pH の下 2 ケタに注目！
- 静脈血でも大丈夫

血液ガスって難しいって思ってない？　確かに…SpO_2 も測定できるのにどうしてそんなに血液ガスがほしいの？　なんて思うこともあるかも．でもやっぱり pH が知りたくてたまらない時もあるんじゃない？　そこで血液ガスにまつわる裏技を伝授しちゃおう！

血液ガスの正統派

血液ガスを読むのは簡単そうで簡単ではない．だって一冊の本になっちゃうぐらいだからね．そんな小難しいことを言いたくはないが，まずは正統派

表 25-1　Anion Gap の開大する中毒・病態		
A	Alcohol	アルコール
T	Toluene	トルエン
M	Methanol	メタノール
U	Uremia	尿毒症
D	DKA	糖尿病性ケトアシドーシス
P	Paraldehyde	パラルデハイド
I	INH，iron	イソニアジド，鉄
L	Lactic acidosis	高乳酸血症　低酸素，虚血
E	Ethylene glycol	エチレングリコール
S	Salicylates	サリチル酸，アスピリン

のアプローチから…（図 25-1）．

　まずはアシドーシスかアルカローシスかを見て，呼吸性か代謝性かを見る，続いて代償機能が働いているか，代償されていないのかを見る．ここが結構肝心だが，ここを覚えるのが難しいんだよねぇ．続いて，代謝性アシドーシ

図 25-1　血液ガスの正当派アプローチ

Step 1
アシドーシスか？　　pH ＜ 7.4 acidemia
アルカローシスか？　pH ＞ 7.4

Step 2
代謝性？呼吸性？

	代謝性	呼吸性
アシドーシス	$HCO_3 \downarrow$	$PaCO_2 \uparrow$
アルカローシス	$HCO_3 \uparrow$	$PaCO_2 \downarrow$

Step 3
代償されている？　　以下の計算式に合えば代償はOK

① 代謝性の場合
マジックナンバー15
$PaCO_2 = HCO_3 + 15$

② 呼吸性の場合
急性呼吸性アシドーシス　　$HCO_3 = 0.10 \times PaCO_2 + 21$　　$(PaCO_2 > 40)$
急性呼吸性アルカローシス　$HCO_3 = 0.20 \times PaCO_2 + 17$　　$(PaCO_2 < 40)$
慢性呼吸性アシドーシス　　$HCO_3 = 0.35 \times PaCO_2 + 11$　　$(PaCO_2 > 40)$
慢性呼吸性アルカローシス　$HCO_3 = 0.50 \times PaCO_2 + 5$　　$(PaCO_2 < 40)$

Step 4
アニオンギャップ・・・代謝性アシドーシス
Anion Gap ＝ Na － (Cl ＋ HCO_3)
AG増大する代謝性アシドーシスとは
AG正常の代謝性アシドーシスとは

Step 5
$A-aDO_2$・・・呼吸性アシドーシス：肺胞低換気か否か
$A-aDO_2 = 150 - (PaCO_2 / 0.8) - PaO_2$ (Room air)
$A-aDO_2 = 713 \times FiO_2 - (PaCO_2 / 0.8) - PaO_2$

スならアニオンギャップをチェックし，アニオンギャップの開大する病態かどうかを見ればいい．特にアニオンギャップの開大する病態は中毒学では重要なんだ（表25-1）．また呼吸性アシドーシスなら$AaDO_2$が開くかどうかで病態を予想する．肺胞低換気なら$AaDO_2$は正常だが，拡散障害や換気血流ミスマッチなら$AaDO_2$は開いてくる．ま，こんなに簡単ではなくて実は血液ガスは奥が深い．

血液ガスのズルッこ裏技

実際に血液ガスで最もチェックしたい（私だけ？）のは代謝性アシドーシス．その際に呼気性代償がうまくされているのかどうかを知りたいところだ．

代償されているはずの$PaCO_2$の値はこんなに簡単に予想できる（**代謝性アシドーシスの時のみだけどねぇ**）．

①マジックナンバー 15
HCO_3に15を加えた値が$PaCO_2$になっているはず

②小数点以下の2ケタのみに注目
pHの小数点以下の数字（図25-2では☆☆）がそのまま$PaCO_2$の値になっているというから驚きだ．そんなのあるわけ…あるんだよ．

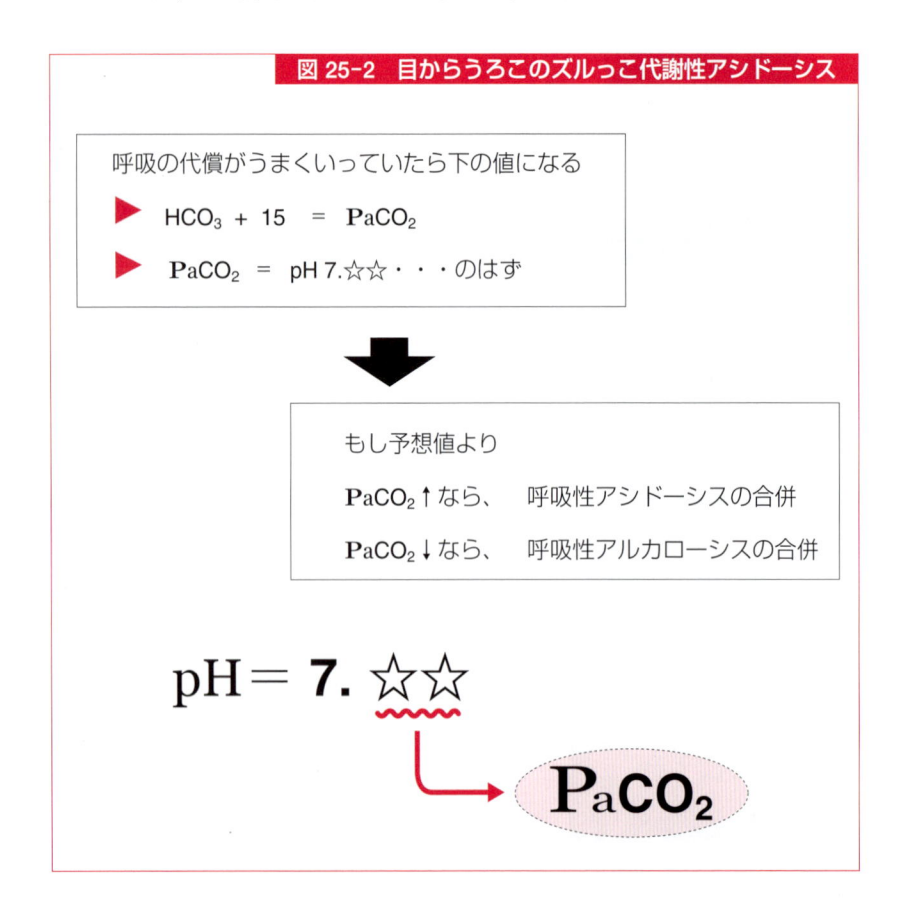

図25-2　目からうろこのズルっこ代謝性アシドーシス

呼吸の代償がうまくいっていたら下の値になる

▶ $HCO_3 + 15 = PaCO_2$

▶ $PaCO_2 = $ pH 7.☆☆・・・のはず

もし予想値より

$PaCO_2$↑なら、　呼吸性アシドーシスの合併

$PaCO_2$↓なら、　呼吸性アルカローシスの合併

pH = 7. ☆☆ → $PaCO_2$

以上の簡単な予測値から $PaCO_2$ が上なら呼吸性アシドーシスの合併，$PaCO_2$ が下なら呼吸性アルカローシスの合併と言えばいいんだ．勉強嫌いにぴったりの見方だよねぇ．

動脈血がうまく取れない時…ラッキーな裏技

動脈血液ガスがうまくとれない，またはせっかく採ったはずの血液が静脈血だった…というとガッカリくるよねぇ．でもご安心を．静脈血を血液ガス分析に出せばいいのだ．

「動脈血と静脈血の違いがなんぼのもんじゃい」と知っていればOK．だって酸素化は SpO_2 で大体わかるじゃないか！SpO_2 とうまく組み合わせればなんとかなるもんだよ．ウヒョヒョ（図25-3）．

※pHは静脈血が少々低いだけ（0.01〜0.05）
※$PaCO_2$ は静脈血＞動脈血…静脈血が約6 Torr 高い
※HCO_3 は静脈血＞動脈血…静脈血が約2 mEq/L 高い

図25-3 静脈血液ガスの見方

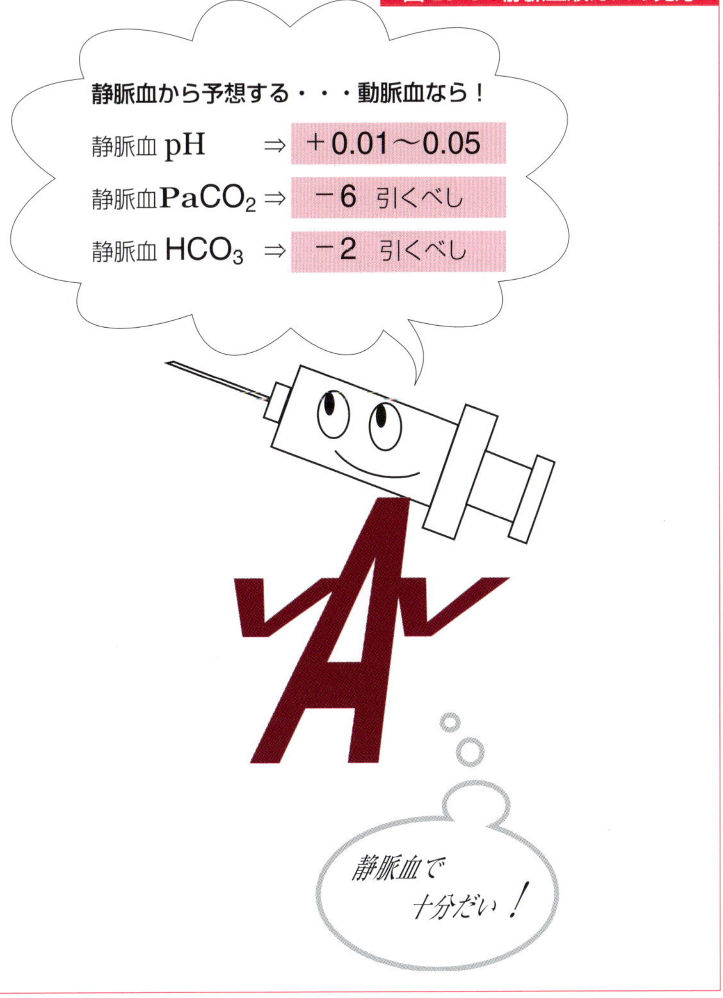

静脈血から予想する・・・動脈血なら！

静脈血 pH ⇒ ＋0.01〜0.05
静脈血 $PaCO_2$ ⇒ －6 引くべし
静脈血 HCO_3 ⇒ －2 引くべし

静脈血で十分だい！

だいたい静脈血でわかるんなら，合併症も少ない静脈で採血してあげるほうがずっといいんだもんね！むしろ無駄な動脈血採血をしない方が，いいかもねぇ．明日からあなたも静脈血液ガスのエキスパートだ！

参考文献
1) Whittier WL & Rutecki GW：Primer on clinical acid-base problem solving. Dis Mon 50：122-162, 2004.

コラム(8) 今の世の中「3低」が最高！

　一昔前は結婚相手は「3高」と言われた．高学歴，高身長，高収入．しかし高身長なんてのは遺伝子の問題だからねぇ．

　さて，今の理想の結婚相手は「3低」が有力．低姿勢，低依存，低リスク．まさしく我々の今後の医療のあり方を象徴している言葉だと思う．威張り散らすような医療ではなく，腰の低い患者目線の医療を目指し（低姿勢），自分で自立した医療展開ができるように能力を伸ばし（低依存），常に見逃してはいけない怖い疾患を考慮しながら，かつ患者の意向を十分拾い上げて患者医師関係を良好に保とうと努力をする（低リスク）のが，大事なんだってさ．

　医療は3Kの代表的職業．きつい，きたない，きけん．こんなに犠牲を払っても，まさしく後出しじゃんけんのような医療訴訟の恐怖におびえながら，メディアの格好の餌食になっているのも事実だ．さて3低はこの3Kを吹き飛ばす原動力になってくれるのかしらン？

26 目を洗いましょ！
― コワイ，アルカリ眼熱傷 ―

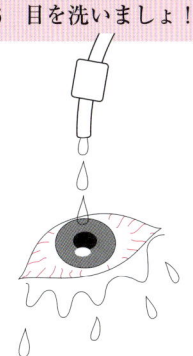

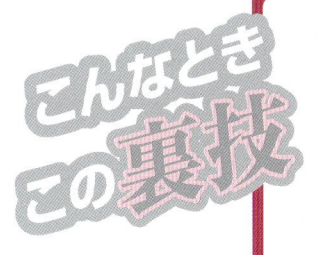

こんなときこの裏技

- アルカリ眼熱傷は心して洗うべし
- 生理食塩水の点滴セットを使おう
- 最低1時間，生食2L以上，pH 7.4になるまで

　眼科救急を訴えて救急を訪れる症例も多いが，多くの場合は緊急性がない．真夜中に緊急性の高い眼科疾患は，緑内障発作，中心動脈閉塞症，穿通性眼外傷などあるが，よくある結膜炎や角膜びらん，角膜に突き刺さっていない異物などは慌てる必要はない．きちんと目を診察し，治療をすればいいのだ．「目にゴミが入ったという患者さんですが，目が真っ赤でどうにもわからないので眼科の先生診てください」と真夜中に眼科医を呼び出し，実はまつげをちょんちょんと数本抜くだけで治ってしまう「逆まつげ」だったなんていうと，眼科医は苦笑するか寿命を縮めるか人格が崩壊するかしかなくなってしまう．上眼瞼の反転の仕方やフルオロ試験の仕方ぐらいはできるようになっておこう．細隙燈が使えるようになるととってもステキ！

ちょっと，しっかりコワイ化学眼熱傷

　眼に物が入ったと言って救急を受診する患者は多い．中性洗剤ぐらいなら洗うだけでいいが，アルカリはコワイ！　酸は蛋白凝固を起こすので比較的洗いやすくしっかり除去できるが，アルカリは蛋白融解を起こすので，角膜上皮の脂肪にくっつきどんどん深くなり，普通に洗ったぐらいでは全然取れない．そしてどんどんアルカリ眼熱傷が深くなっていってしまうから，しつこく，しつこく，しつこく洗う必要がある．**アルカリのほうが酸よりもはるかにコワイ！**　酸やアルカリはお互いで中和をすると熱を発生するので禁忌と言われた（1920年代の報告）が，弱い酸やアルカリで中和するとより早くpHが戻るという報告もあり，この辺りのエビデンスはまだ定かではない．現時点でのエビデンスではまずしっかり生理食塩水やリンゲルで洗浄することが肝心だ．

アルカリ眼熱傷で訴えられたケースがある．アルカリの代表である消石灰，運動会でライン引きをするあの白い粉，が眼に入ったと言って眼科を受診したが，通常の洗浄で終わってしまったため，角膜がやられてしまった．眼を 200 ml や 500 ml で洗ったから大丈夫ですよなんて言ったら，痛い目に会うのだ．アンモニア，消石灰，セメントなどもアルカリであり，アルカリ洗剤だけがアルカリではないのだ．皆さん，手にハイター（アルカリ洗剤）がついたことはないですか？　あのヌルヌルした感触．いくら石鹸でゴシゴシしてもとれない感覚．あんなにとれないものを，洗眼だけで洗い流そうというんだから，そう簡単にいかないのは予想できるよね．

　アルカリはまず接触時間が重症度と関係してくる．したがって，とにかく早く洗眼するに越したことはない．皮膚だって眼だって早く洗う．

- ➤ 洗浄開始は 1 分以内が理想．3 分超えた場合と断然違う
- ➤ 洗浄開始時間が 1 時間以上遅れると pH はなかなか戻らなくなってしまう
- ➤ **洗浄時間は 1 時間以上かけるべし**…ゆめゆめ 15 分以上洗ったから大丈夫なんて思ってはいけない

①もし電話問い合わせが来たら…自宅ですぐに眼を 15 分以上（これでは足りないが）水道水で洗ってから，すぐに来院してもらう．勿論病院で pH をチェックしながら継続して洗眼する．

②もし救急隊からのアルカリ眼熱傷患者の搬送要請があったら…リンゲルの点滴セットを組んで，救急車内で眼をどんどん洗いながら搬送してもらう．

アルカリ眼熱傷
- 時間との勝負！　早く洗って早すぎることはない
- 洗浄量が大事！　最低 1 時間は洗うこと
- 酸よりアルカリがはるかにコワイことを肝に銘じよ！

アルカリ眼熱傷
生理食塩水の点滴セットを利用して洗眼しよう！
尿試験紙の pH 部を丸く切って pH チェック！

洗眼目標：洗浄時間	1 時間以上
洗浄量	2 L 以上
pH	7.4 になるまで（黄緑色）

③もし救急外来に受診してきたら…待ち時間なくすぐに呼び入れて，眼の洗浄を開始する．

洗眼手順

●ベノキシールで局所麻酔を行う

十分痛みを取らないと，洗浄ができない．特に**Cul-de-sac（円蓋部結膜）に異物が残りやすい**のでここを十分洗おうとすると，患者の協力なしではうまくいかない．十分痛みを取って，眼を下に向けてCul-de-sacを意識して洗いつつ，患者さんには眼をクルクル回してもらおう．ちなみにCul-de-sacはフランス語が由来で，「bottom of sack」，つまり「袋小路」「行き止まり」という意味．あぁ，賢くなるねぇ！ウフ．

●洗眼用点滴セットを作る（図26-1）

注射器や洗眼器を使うのもいいが，生理食塩水で点滴セットを組んでしまう方が手っ取り早い．洗浄水はリンゲルでも可だが，pHは生理食塩水は6であるのに対して，リンゲルは7.4であり，アルカリ眼熱傷の場合生理食塩水のほうを筆者は好んでいる．

さて，洗浄液がどんどん垂れるので，
①頭の下に大人用のオムツを置く．
②頭をすっぽり大きなゴミ袋に入れ，水をためるようにする．

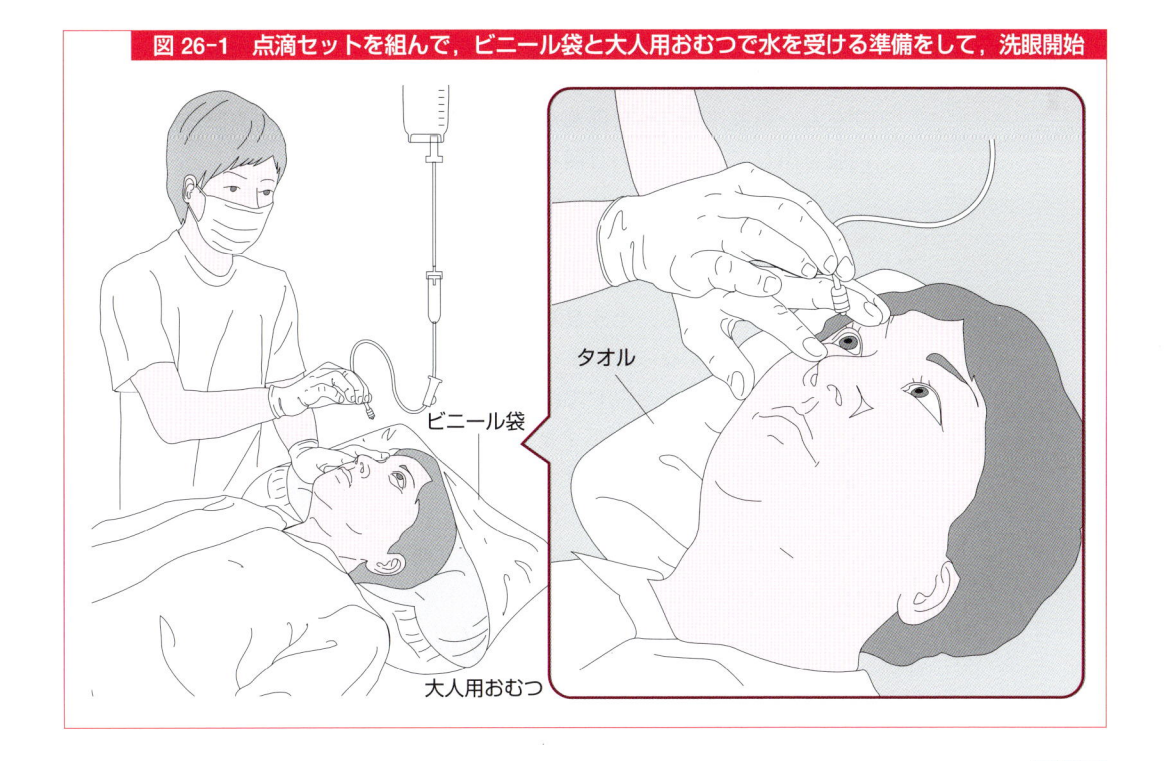

図26-1 点滴セットを組んで，ビニール袋と大人用おむつで水を受ける準備をして，洗眼開始

③上記だけでもいいが，できれば顔の横にタオルを置いてあげるとビチョビチョにならないのでいい．

　救急外来が忙しくてたまらない時に，ここで1時間以上人を取られるのは痛い！　そこで患者の身内や仕事場の仲間が一緒に来院していたら，しばらく一緒に洗眼法を教えて継続して洗ってもらうといい．

●いつまで洗うのか

　大まかな目安は最低1時間以上，洗浄水は2L以上必要となる．しかしながら最も客観的な指標はpHを調べること．生理的なpH7.4になればOKだ．

　pHを調べるには尿の試験紙を利用すればよい．尿試験紙の途中にpHを調べるところがあるので，pHの所が先に来るようにはさみで切り落とす．その際角が立たないように丸く切るのがコツ（図26-2）．

　pHは深い緑色になったら強アルカリの証拠．薄い黄緑色が正常なpH7.4ということ．洗っても洗っても深緑色になるので，気が遠くなるような気分になるのがアルカリ眼熱傷の特徴だ．もう疲れたと思った頃に急に黄緑色になるので，根性を据えて洗眼しないといけない．患者の痛み止めが切れたら痛み止めを追加するのをお忘れなく．

　洗眼のスピードは最初の1時間で2L洗うようにする．洗眼は2〜4Lはするつもりで取り組もう．それでもpHがよくならなければ入院も考慮．その後は時間50m*l*のスピードで継続して洗浄するが，このところはエビデンスはない．

●洗浄後…

　洗浄後，フルオロ試験で角膜の評価をしておこう．細隙燈で見ると，角膜びらん，角膜浮腫，前房混濁などが認められる．抗生剤の点眼と痛み止めの内服を出して，必ず次の日眼科を受診するように指導すべし．

●痛み止めの裏技

　ベノキシールの局所麻酔をして洗眼するが，どんどん洗ううちに再度眼が痛くなることがある．そうなると患者の協力も得にくく，特にCul−de−sacをうまく洗えなくなってしまう．O'Malleyらは健常人に対して，洗浄液そのものにキシロカインを混ぜて洗ったところ，眼の痛みが圧倒的に少なかったと報告している．最初にベノキシールを点眼しただけだと10分過ぎた辺りから眼が痛くなり，30分もすれば結構痛がるんだよね．ベノキシールを数回にわけて追加してもいいが，生理食塩水1Lに1%キシロカイン10m*l*を混ぜておく，なんていう裏技，知っていると便利じゃない？　健常人のスタディしかでていないが，これは結構使えそうだ．

●モルガンレンズ® もあると便利（図26-3）

　眼を洗うのにモルガンレンズを使うと人手が少なくてすむ．大きなソフト

26 目を洗いましょ！

図 26-2　尿試験紙の pH を利用する

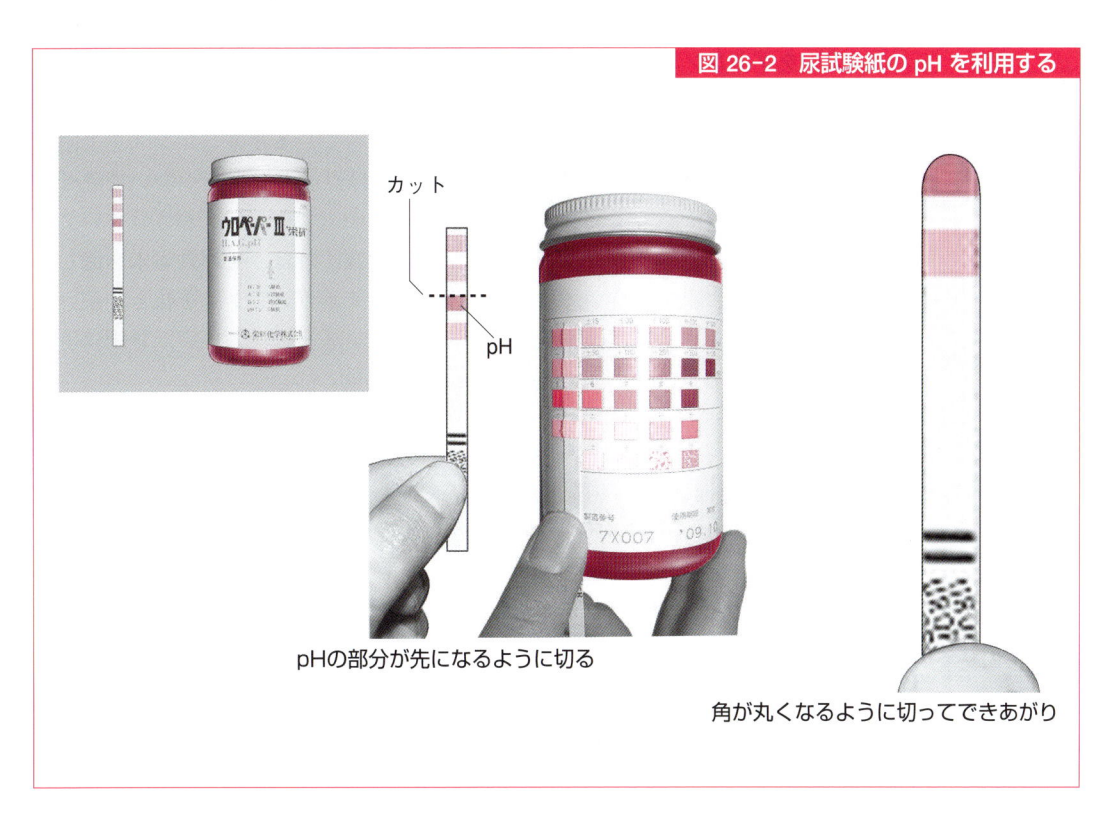

カット

pH

pHの部分が先になるように切る

角が丸くなるように切ってできあがり

図 26-3　モルガンレンズ

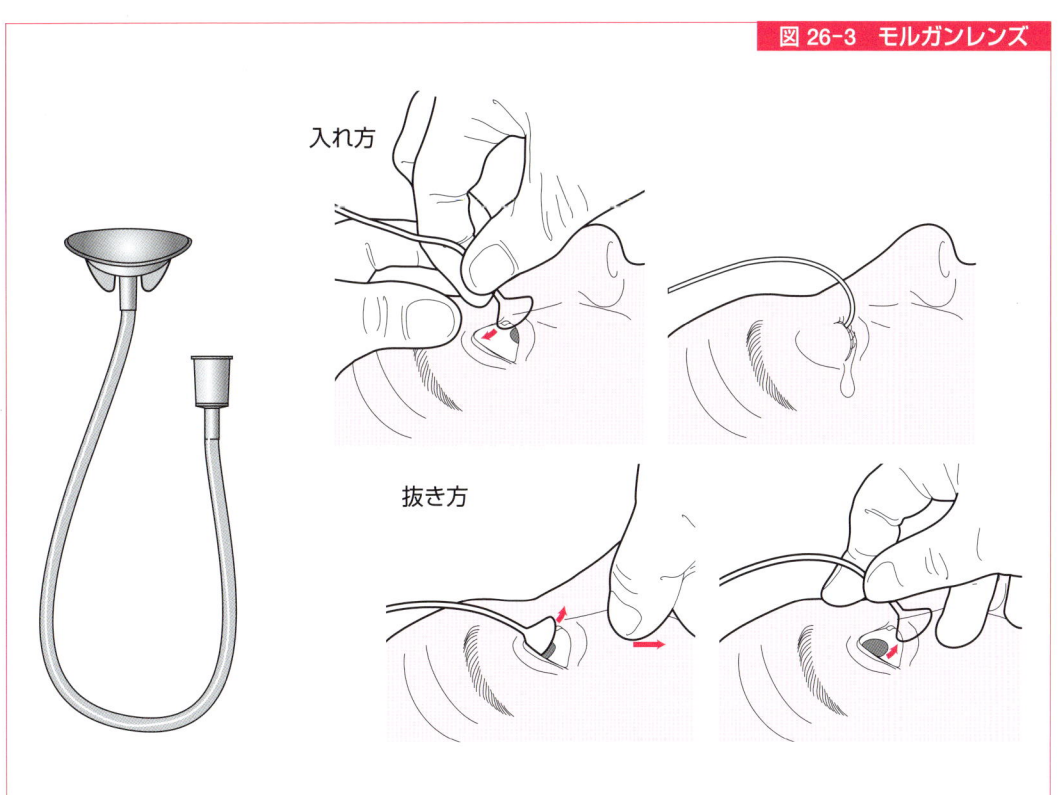

入れ方

抜き方

コンタクトレンズの真ん中に穴を開けてチューブをつなぎ，そのまま点滴セットにつなげられるというような形状になっている．挿入の仕方に少しコツがいる．局所麻酔後，患者に下方を向いてもらって，モルガンレンズを上眼瞼奥に挿入し，次に下眼瞼に入れればOK．後は点滴セットをつないで流せばいい．人手がいらなくて便利，便利．ひっかかってチューブが抜けないように，おでこに点滴チューブを固定しておく．抜く時は，生理食塩水を流しながら，患者に上方を向いてもらって下眼瞼のモルガンレンズを抜き，続いて点滴セットを止めて，上眼瞼からモルガンレンズを抜けばいい．詳細はホームページから（http://www.morganlens.com/）．

参考文献
1) O'Malley GF, et al：Eye Irrigation is More Comfortable With a Lidocaine：Containing Irrigation Solution Compared With Normal Saline. J Trauma **64**：1360-1362, 2008.

コラム(a) 温かいことは良きことなり・・・尿管結石

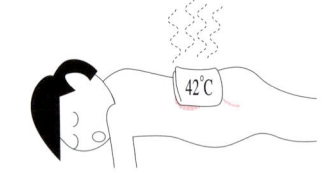

　尿管結石の痛みは炎症が主体であり，治療選択はまずNSAIDsとなる．十分量を投与することが必要になるが，無効の場合はソセゴンを追加する．薬が効いてくるまでの間，指をくわえてみている必要はない．実は圧痛点のある背部（脊柱起立筋で圧痛が著明なところ）を約42℃のホットパックまたはホットタオルで温めてやると痛みが引いてくる．炎症が主体なのに痛みが引くとはこれ如何に？ NSAIDsが効き目を出す前にこの温める裏技をしておくと，より早く尿管結石の痛みが改善されてくる．

27 「ハァーイ！ ここに医者がいます！」
―あなたは飛行機の中で手を挙げられますか？

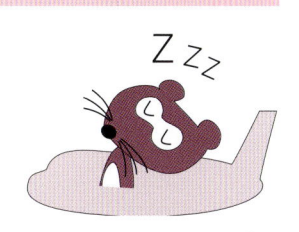

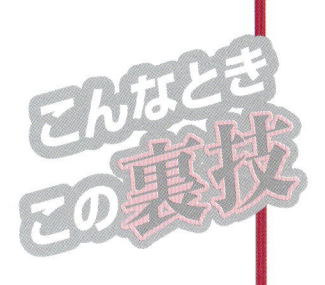

こんなときこの裏技

- 応召義務はないけれど，どうせなら名乗り出る医者になりたい
- あくまでもボランティアであり，サポーター！リーダーは機長
- Do No Harm の原則は守るべし

　テレビではドクターヘリの番組まであって，「あんな若造が現場で何もできるはずもないだろ」と，陰口を叩きながら，でも「やっぱり現実と違ってカッコイイ男と女（役者さん）は得だなぁ」とあこがれる医者も多いのではないだろうか…．航空医療というと，24時間スタンバイOKでっせぇと身を粉にして対応するというイメージが強いが，我々一般の医者だって救急の現場に遭遇することはある．飛行機，電車，公共施設で救急患者が発生すると，ドクターコールがアナウンスされるのを聞いたことはないだろうか？

休暇を利用して家族で海外旅行なんて久々だ

＊＊＊＊＊＊＊＊＊＊＊＊＊＊＊＊＊＊＊＊＊＊＊＊＊＊＊＊＊＊＊＊＊＊
そこへ
「お医者様はいらっしゃいませんか？」
　と機内アナウンス…
「お医者サマ」と言われるほど偉そうな人間でないのになぁ．家族の手前，一丁，見てこようか…でももし全然わからなかったら格好悪いし，処置が悪くて訴えられたら元も子もないし…．そういえば，ACLS（Advanced Cardiac Life Support）やICLS（Intermediate Cardiac Life Support）も受講したけど，もう1年以上経ったっちゃしなぁ…．別に自分が手を挙げなくても誰か他に医者ぐらいいるでしょ」
　と，文庫本に顔をうずめるように，ちょっと寝息を立ててみる…と，もう

一度
「お医者様はいらっしゃいませんか？」
　　と再度アナウンス…
　　隣に座る妻の怪訝な顔が目をつぶっていてもなんとなく想像できる．子供よ，父親に声をかけないでくれ…と必至に狸寝入りを決め込む自分に，
「お父さん，呼んでるよ．行ってあげなくていいの？」
　　と子供の声．（くそ〜，寝てるっていってるじゃないか！　ちょっとはこっちの立場考えろよ）
『もう破れかぶれだぁ！』
　　と，バッと飛び起きると…そこはいつもの寝室．冷や汗にどっと濡れた自分に気づくのであった．
「あぁ，夢でよかった…」
　　果たして，本当だったら，素直に「ここに医者がいまぁす！」と手を挙げられただろうか？
　　家族と一緒じゃなく，自分ひとりだけだったら，自分から手を挙げられただろうか？

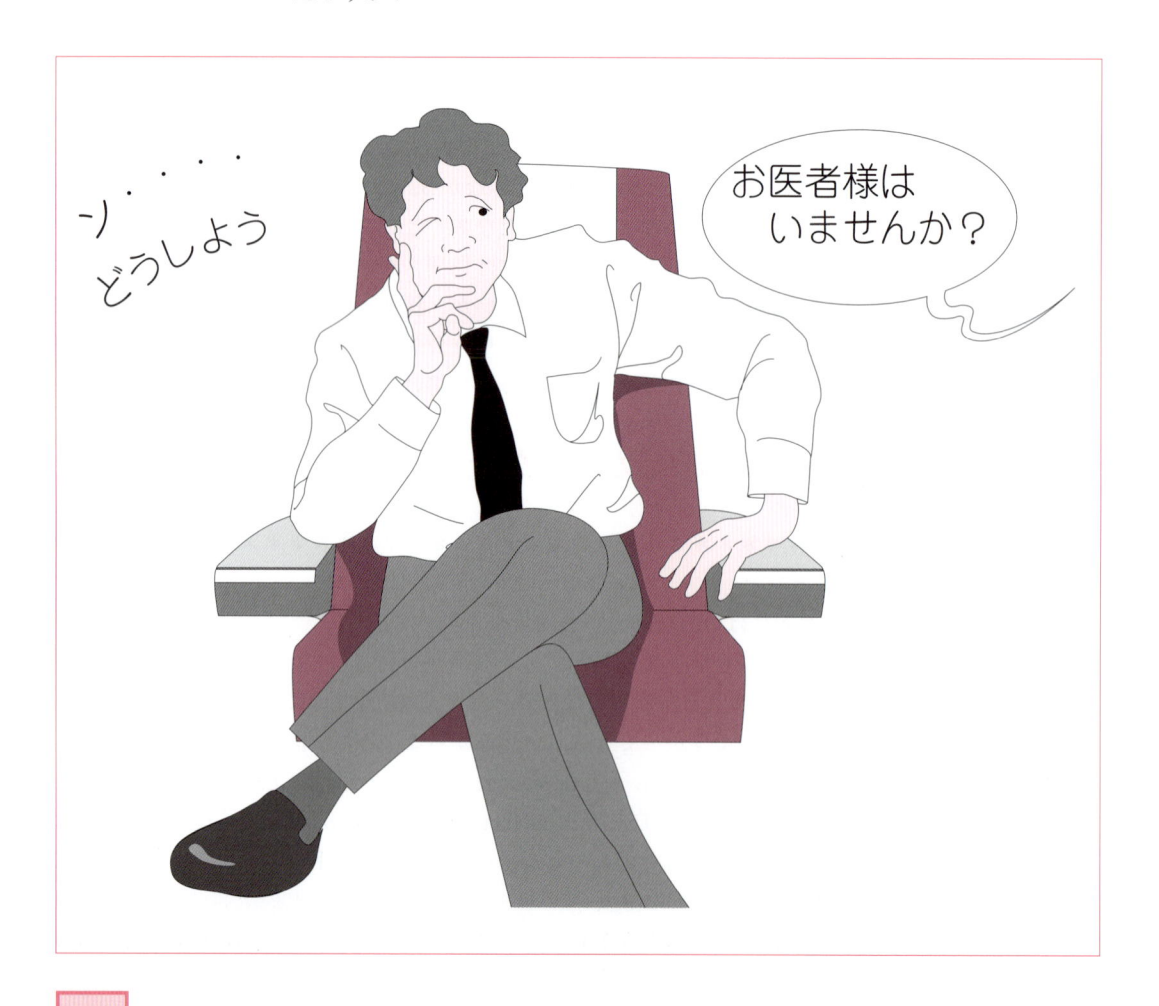

27 「ハァーイ！ ここに医者がいます！」

****

　医療現場でもないところで，医療行為をするのは非常に難しい．医者なんて道具がなければただの人…に近い…，なんという無力感だろう．テレビ番組のERでの蘇生率は60％もあるのに，現実社会の院外心肺停止の蘇生率はほんの2～7％しかない．医者なら助けられて当然と言う風潮のせいか，マスメディアのドクターバッシングのせいか，後出しじゃんけんの医療裁判のせいかはわからないが，こんな状況で脳天気に「医者でぇ～す」と手を挙げるのはなかなか勇気がいるといえよう．

いったいどれくらいの医者が名乗り挙げるだろうか？

　航空機の救急事例は2000万～1億人に一例発生し，死亡例は100万人に対して0.1～1人の頻度で起こっている．いくらドクターコールをしても医者がいなけりゃ話が始まらない．しかしながら飛行機で医者が居合わせる確率は思いのほか高く，7割とも9割とも言われる．様々な調査があるようだが，医療関係者なら90％以上，医者のみなら約75％がドクターコールに応じるという報告もあるが，これは予想外に高すぎる結果だ．また大塚らの報告では，ドクターコールに遭遇したら申し出ると回答した医師は41.8％（28名），その時にならないとわからないと回答した医師は49.2％（33名），申し出ないと回答した医師は7.5％（5名），その他1.5％（1名）とのこと．ただし176名中たったの67名（38.1％）の回答というアンケート調査なので，むしろ頑張って応じる人がアンケートに答えているBiasがかかっている可能性が非常に高い．日経メディカルの調査（2007年5月号）によると，ドクターコールに応じると答えた医者は34％，その時にならないとわからないと回答した医師は48％，応じないと答えた医師は17％，無回答1％であった．母集団が758例と多いので比較的信頼性が高い．**概ね3人に1人はドクターコールに答える心がけができている**と考えられる．その場になってみないとわからないというのも正直なところだろう．

　医療が細分化され，専門分化が進み，専門外の診療でドジをすれば裁判沙汰になるため，ネット上では専門外は断って当然と言う意見を当たり前のように主張する医者もいるのが嘆かわしいが，航空医療ではあるものでなんとかするしかない．高度医療なんて期待できない現場で，専門分化を主張していたら人は救えない．専門外でもある程度医療のベーシックを研鑽していなければ，恐くて手が出せないのも航空医療といえる．

ドクターコールに申し出ない理由

　専門外だとわからないので不安，法的責任問題を問われたくない，仕事中でもないので応召義務はない，搭載されている医療品がわからない，報酬の

有無が曖昧などがあげられる．多くは報酬そのものが問題になるとは考えていないようだ．日本にはよきサマリア人法がないので，良心に訴えて治療をしてみたものの，結果が悪かったら，また後出しじゃんけん裁判で，あの時の治療は不適切だったのではないかと法的責任が問われる可能性があるのだ．今のところ，この手のことで訴えられた例はない．飛行機の場合「旗国主義」でもし日本の航空機に乗っていたら，日本の法律が適応される．一方，米国のよきサマリア人法もあくまでも標準治療を行うことが前提となっており，ACLSを知らないで心肺蘇生患者に手を出すと痛い目に会うのは火を見るよりも明らかだ．

　仕事場ではないので応召義務は発生せず，あくまでもボランティアで医療支援をするのだが，**手を出すからには一定の水準を期待され，それを保証しないといけない**．専門外であっても標準治療を知らないと罪に問われる可能性がある．医者とは専門外であっても，全科をある程度のことまではこなす実力をつけていないといけないという因果な商売なのだ．「いつも設備の整ったところで専門の疾患しか診るもんか」と逃げてばかりはいるのは，専門医とはいえない．専門医（specialist）は広く浅く知識を備えた上で，加えて狭い範囲で深い専門性を持つ医者を指すのであって，狭い範囲しか知らないというのは，専門医ではなく，局所医（localist）というらしい．そうならないために新臨床研修制度が始まったのに，たったの4年で制度を見直し（制度そのものの効果を評価もしないで変更するなんて，厚労省やる気あるのかしら？），必修科を減らしてしまった（また小児や産婦人科が取り残された）．確実に研修医のレベルは向上していると思われるのに，これでは飛行機の中で手を挙げられない医者をまた増やすことになるだろう．良医を育てるという臨床研修の原点を忘れた制度では，飛行機内の緊急事態に名乗り出ることができない医者を作ることに他ならない．

　脳外科医がエコーをしなくて訴えられ，眼科医が胸部外傷を見逃して書類送検になる世の中だから，こんな逆境の飛行機でどこまで頑張れるかは自分への挑戦状だ．絶対自分には助けられない，むしろ悪くしてしまうと思うのなら，死んでも狸寝入りを続けた方がいいではないか…あ，死んだら狸寝入りはできないか….

- ドクターコールに名乗り出るのはたった1/3
- どうせなら名乗り出る医者になりたい
- でも標準的治療をする責任と義務をお忘れなく
- 応召義務は無いので，無理だと思ったら狸寝入りも必要！？

結構あるぞ，知っておこう医療機器！

　どんな医療機器や薬剤があるのかわからず不安な人も多いだろう．実は飛行機の中は AED のみならず結構いろんな医療器材が積載されている．特に国際線はしっかりいろいろ積んであるので，腕に覚えのあるドクターは結構いろいろできるだろう．**表 27-1** および参考文献にいろいろ記載があるので見ておくとよい．ANA も JAL もドクターズキットを用意している．

　ただ，日本の航空会社ならいいのだが，**海外の航空会社になると薬品名も海外の記載，特に商品名なのでとんとわからない**．「バリウム」なんて言うと，「えっ，胃透視ですかい」と答えたくなるが，アメリカでは「Valium」とは diazepam であり，日本のセルシン，ホリゾンに当たる．ジゴキシンなど digoxin と記載するものの，発音は「ディジョキソン」だからね．わっからないよねぇ．

　また薬品の濃度も異なる．プレフィルシリンジだとエピネフリンは 10 ml で 1 mg のもの，2 ml で 0.2 mg のもの，1 ml で 1 mg のものなど様々なので，**使用前に濃度を確認しなくてはならない**．必ず使用前にダブルチェックをすること．

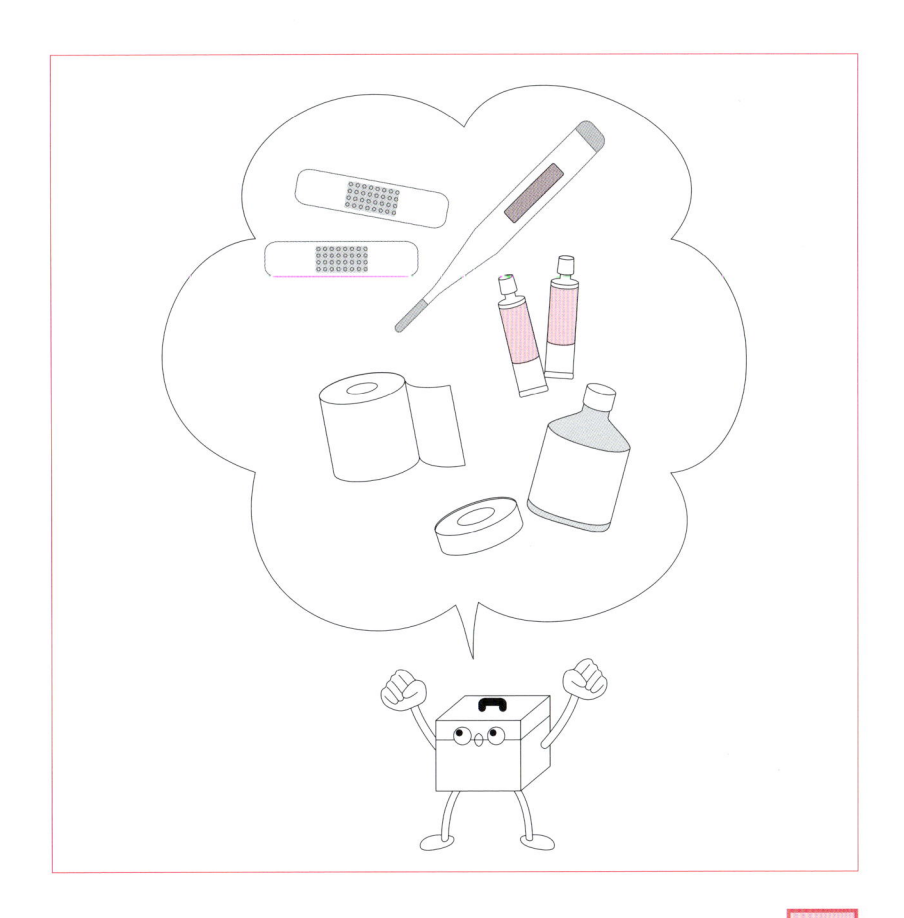

表 27-1 飛行機内の医療器材（例）

アンプル薬剤	プレフィルシリンジ：針付き注射器入り薬剤
アトロピン 1 mL 1 mg/mL	アトロピン 10 mL（1 mg） 0.1 mg/mL
ベナドリル（レスタミン注射液）1 mL 50 mg/mL	ブドウ糖 50％液 50 mL
エピネフリン 1 mL 1：1,000 1 mg/mL	ジアゼパム 2 mL（10 mg）5 mg/mL
フロセミド 2 mL 10 mg/mL	エピネフリン 10 mL（1 mg） 2 mL（0.2 mg）
ラノキシン（ジゴキシン）2 mL 0.25 mg/mL	リドカイン 2％ 5 mL（100 mg） 20 mg/mL 21 G 針
レブシン（ブスコパン注射液）1 mL 5 mg/mL	重炭酸水素ナトリウム 8.4％ 50 mL 50 mEq 18 G 針
ナルカン（ナロキソン）1 mL 0.4 mg/mL	バイアル薬剤
ヌベイン（フェノチアジン系抗ヒスタミン剤）1 mL 10 mg/mL	塩化カルシウム 10％ 10 mL 100 mg/mL
フェネルガン（フェノチアジン系ヒスタミン剤）1 mL 25 mg/mL	ソルコーテフ 250 mL 125 mg/mL
その他 ラナトシド（デスラノシド），アミノフィリン，フロセミド，ブスコパン，メチルギン，ベラパミル，エホチールなど航空会社によって異なる	錠剤 ブスコパン，ニトログリセリン，マレイン酸クロルフェニラミン，アスピリン，ニフェジピンなど
外科用器材	気道確保・蘇生キット
創傷縫合セット，局所麻酔	AED，喉頭鏡，気管チューブ，エアウェイ，アンビュバッグ
吸入	その他
ベントリン吸入	生食，点滴セット，血圧計，聴診器，体温計，注射器，導尿バルーン

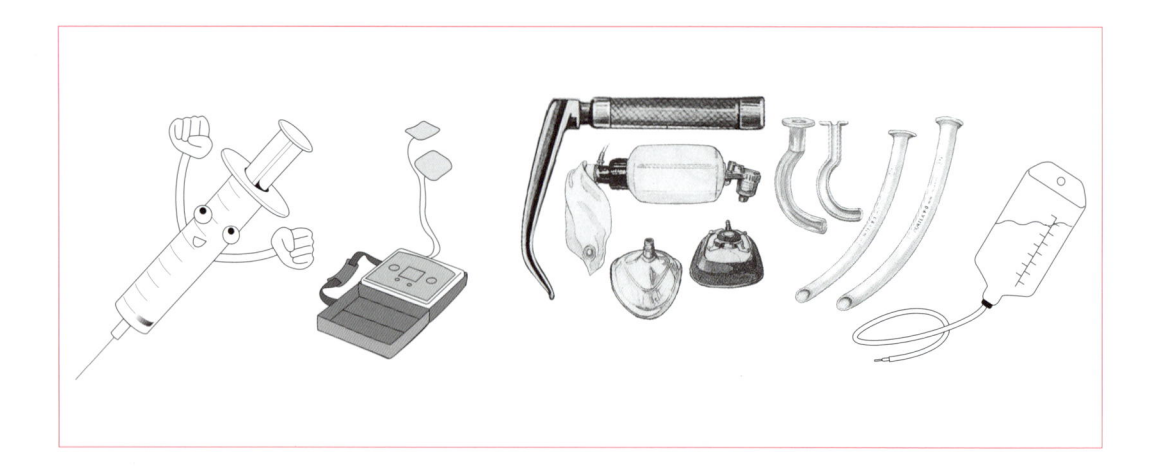

薬剤投与は自信がなければ，**必ず Do No Harm ！　の原則**を守るべし！
今までにも喘息患者の緊張性気胸に胸腔チューブ（代用品を利用）を挿入した例や，窒息患者に輪状甲状靱帯切開を行いボールペンの芯を抜いた外側をチューブ代わりに挿入し救命した例など，そうそうたる武勇伝がある．飛行機内救急では，ないものは自分で作ってなんとか患者を助けるファンタジスタが本当は必要なのだろう．

> - 飛行機内の医療器材は結構しっかりしている
> - AED は確実に使えるように！
> - 薬剤は濃度や商品名が違うので，使用前にダブルチェックを！
> - Do No Harm の原則は堅く守るべし！

あらかじめどんな疾患が多いか予想しておこう！

備えあれば憂いなし．「専門外だと恐いから」というのなら，どんな疾患が多いかあらかじめ予想しておくと心構えも違う（表 27-2）．反対にここに予想される疾患では手も足も出ないというのなら，ボランティアに手を挙げるのはよしたほうがいいかも…．

半数から 3/4 はファーストエイドで事足りるので，客室乗務員で対応可能である．胃腸炎や風邪のようなものも多いが，稀には心肺停止もありうる．今やすべての飛行機に AED が搭載されるので，**AED の使用法は知っておかないといけない**．ベトナム航空では機内急変時に医療応援をかって出た救助者が「AED を持ってきて」と呼んでも客室乗務員は誰も手伝わなかったということが報告されている．それどころか，他の乗客の面前で心肺蘇生を行い，写メに撮られるストレスはいかほどのものか想像だにできない．その影響で救助者が心的外傷を負ってしまったというが，素晴らしい行いをしたヒロインに対して，衆人環視が敵に回ることだって予想しないといけないといういい教訓である．

これは一種の突発的な災害に似ている．災害の救助者の 90％以上が一般のボランティアであることを考えると，こんな場合も多くの乗客に協力してもらい，心マッサージを交代してもらったり，他の人の目から目隠しをしたり，手伝ってもらうように指示をすればいいだろう．こんな修羅場，そうそう慣れるはずもないが…．

上空では酸素はどんどん薄くなり酸素解離曲線は左へ行ってしまう．低酸素でたばこ好きな COPD はアウトだ．気胸では空気が広がり，緊張性気胸になってしまう．副鼻腔炎や中耳炎だってパンパンに空気が広がり痛みは半端じゃない．乾燥した空気はお肌に悪いだけじゃなく，上気道感染にもってこ

いだ．2009年2月20日マニラ発成田行きノースウエストのジャンボ機が乱気流に入り，シートベルト着用が間に合わなかった（常時着用じゃなかったっけ？）乗客が天井を突き破る事故が発生し，頭部外傷，頸椎骨折などが起こっている．ネックカラーは飛行機にないかもね．

　ここで忘れてならないのが，旅行者血栓症，別名エコノミー症候群だ．4時間以上のロングフライトになると発生率は上昇する．100万人に対して0.4人の発症率だが，5000 kmを超えると100万人に対して1.5人の発症となる．5000 km以下の距離では100万人に対して0.01人と少ない．1万kmを超えると，4.8人/100万人となってしまう．海外旅行の飛行機はまじめに足を動かさないといけないのだ．

表27-2　どんな疾患を予想しておくといいか？
Common disease
胃腸炎　風邪　過換気症候群　気分不快
心肺疾患
心肺停止（稀）　失神　不安定狭心症　喘息，COPD
旅行者血栓症
神経疾患
回転性めまい，ふらつき　片頭痛　てんかん発作　脳血管障害　意識障害
その他
外傷　腹痛・背部痛　急性アルコール中毒　産婦人科疾患（出産，流産） 低血糖発作（糖尿病患者）　アナフィラキシー 精神科疾患（パニック障害，強迫神経症，うつ病，統合失調症など）

正しい対応の仕方

　文化もしきたりも宗教も違うお国柄なので，ここは国際交流も兼ねて医療援助を行う必要がある．正しい医療援助の仕方を表27-3に示す．

　まず名前と身分を名乗る．汚い格好をしていたらダメだ．日本の医師免許は大きい証書なので持ち歩けないから，なかなか自分を医者と証明するのは難しい．**名刺は英語記載のものを用意しておくとよい**．海外だと，クレジットカードサイズの医師証明のカードがもらえるから便利だ．

　ひとつひとつの行為を説明し，同意を得る作業も怠ってはいけない．医者だからと言って，安易に患者を裸にしてはいけないのだ．言葉も通じないのに，いきなり触診は御法度だ．

　医者ほど「お山の大将」に慣れた職種はない．でも興奮にかまけて何でもかんでも指図してはいけない．**飛行機の中では，あくまでも医者はリーダーではなく，乗務員のサポートに回るべし**．間違っても「近くの空港に着陸し

27 「ハァーイ！ ここに医者がいます！」

なさい！」なんて命令を出さないようにして欲しい．地上に医療支援スタッフがおり，Medlink によって直接機長をきちんとサポートすることになっている．この地上の医療支援スタッフにより，無駄な航路変更が7割減少したという．飛行機に素人の医者がベチャベチャと口出してはいけないのだ．**最終判断はすべて機長に委ねられること**をお忘れなく．

　1回の航路変更において，控えめに見積もっても5万ドルの損害となり，神経疾患による航路変更により年間9百万ドルの損失を生じ，そのうち痙攣は2.5百万ドルを占めているという（Neurology 58：1739-1744, 2002）．地上の医療支援スタッフの方がはるかに経験も豊富であり，判断はそちらに委ねるほうが得策だ．航路変更の原因疾患は，心疾患が28％，神経疾患が20％，食中毒が20％と多くを占めている．こんな場合は，航路変更を提案する…ぐらいにしてはどうだろう．

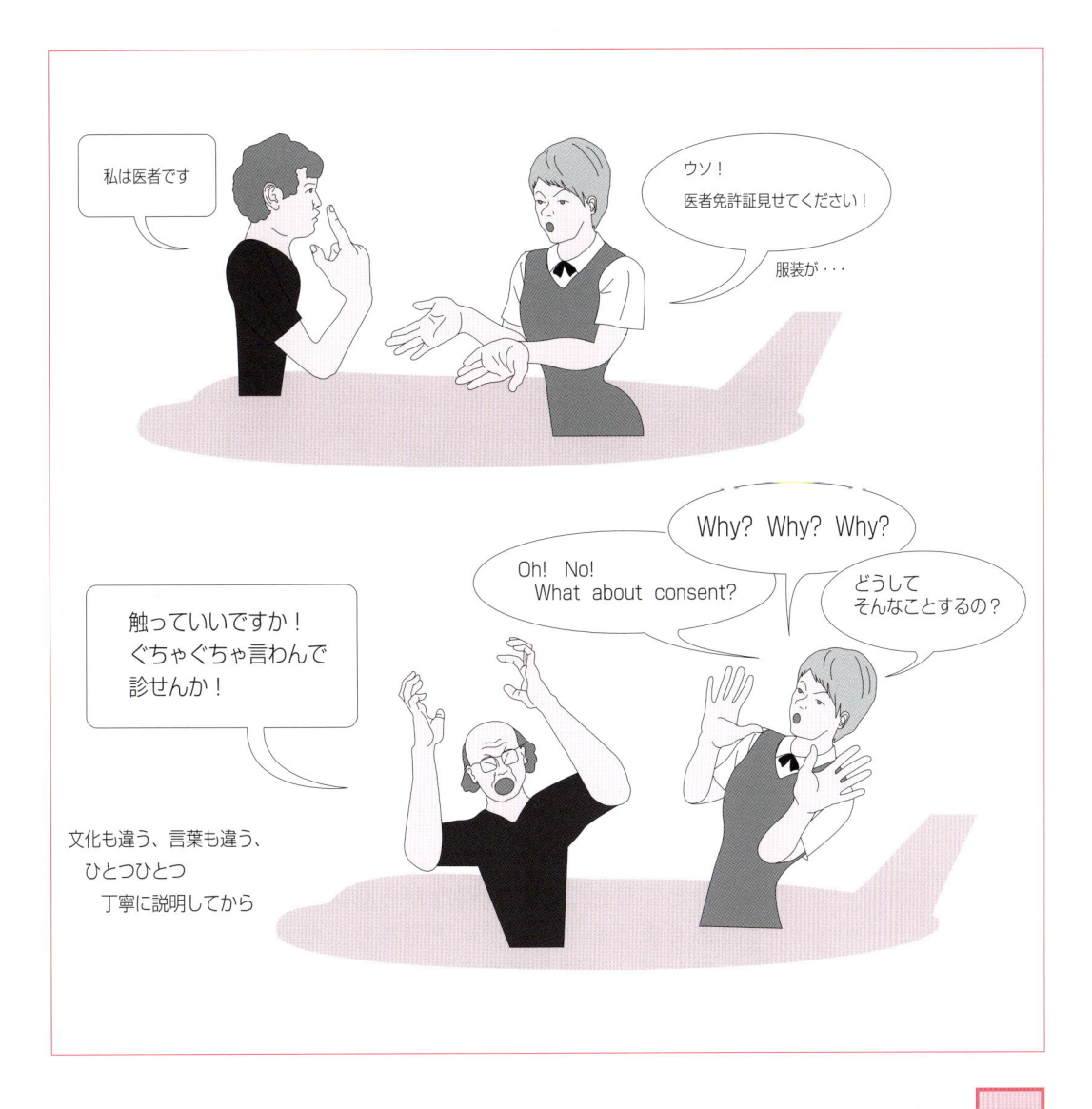

私は医者です

ウソ！
医者免許証見せてください！

服装が・・・

触っていいですか！
ぐちゃぐちゃ言わんで
診せんか！

Oh! No!
What about consent?

Why? Why? Why?

どうして
そんなことするの？

文化も違う、言葉も違う、
　ひとつひとつ
　　丁寧に説明してから

	表 27-3　爆弾を踏まないための飛行機内医療援助…あくまでもボランティア
1)	自己紹介…名前と身分（医者）を名乗る．航空会社によっては医師の証明が求められる
2)	同意の社会！　ひとつひとつの行動前に患者，家族から同意を取ること！ 同意を得てから，詳細な病歴，身体診察，治療ひとつひとつにおいて同意を得てから行うこと （意識障害の場合は不要）
3)	必要に応じて通訳を通す
5)	乗務員に医学的印象を伝える
6)	重篤な場合，最寄の空港への航路変更も考慮し提案する（最終判断は機長に委ねる）
7)	可能なら地上の医療支援スタッフと連絡を取る．決定権は地上の医療支援スタッフに委ねる
8)	記録！　所見，印象，治療内容を記録し，乗務員や地上医療支援スタッフに伝える
9)	自信がない場合は無理に治療しない．よきサマリア人は標準的治療をした場合にのみ適用される． 無理せず，地上医療支援スタッフに任せる．Do no harm の原則！

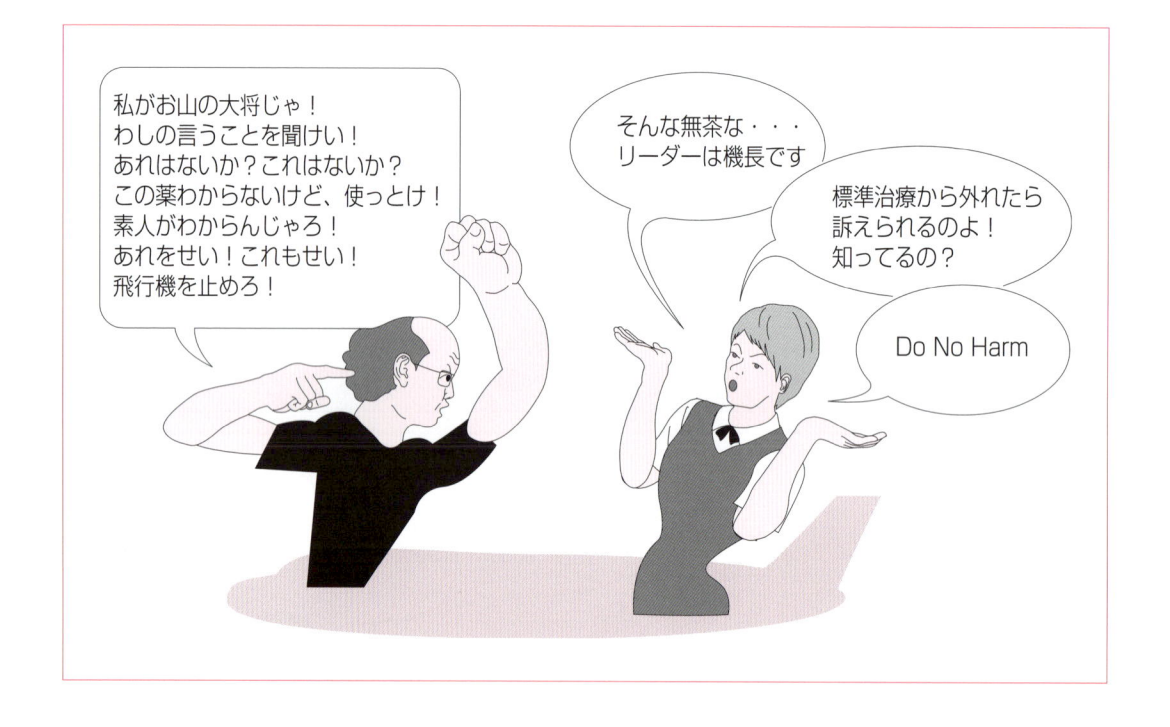

> 私がお山の大将じゃ！
> わしの言うことを聞けい！
> あれはないか？これはないか？
> この薬わからないけど，使っとけ！
> 素人がわからんじゃろ！
> あれをせい！これもせい！
> 飛行機を止めろ！

> そんな無茶な・・・
> リーダーは機長です

> 標準治療から外れたら
> 訴えられるのよ！
> 知ってるの？

> Do No Harm

- 医者らしい身だしなみは勿論，医者を証明する英語の名刺を用意
- ひとつひとつ同意を得ながら診療行為を行うこと
- あくまでもボランティアであり，サポーター．リーダーは機長であることをお忘れなく

一般外来で「飛行機に乗ってもいいか」と，尋ねられたら

　尋常じゃない緊急事態に対応できないとしても，一般の自分の外来で患者さんに「飛行機に乗ってもいいですか」と尋ねられて困ったことはないだろうか？　原則急性期疾患はまず2週間はじっと過ごすことをお勧めする（表27-4参照）．気圧の関係で，副鼻腔や肺に影響を及ぼすので，同部位の疾患は要注意だ．気胸は絶対禁忌だもんね．スキューバダイビングも数回潜ったのなら2日は搭乗しないほうがいい．高血圧を放置している人も何かあったら多くの人に迷惑をかけるからダメなんだ．薬の調整が必要なIDDMは，細かい指導が必要だ．ペースメーカーやICD（埋め込み型除細動器）は比較的リスクは低いが，手持ちの金属探知機は誤動作の可能性があるので，アラームがなっても手で触ってボディサーチをしてもらう必要がある．薬は必ず機内持ち込みにして，診断書を一緒に持っていく．この際，粉の薬は怪しい人と間違われるので，錠剤かカプセルにすると「あらぬ疑い」をかけられないのでいい．

表27-4　こんな時は飛行機に乗ってはいけない…外来アドバイス編

心血管系
- 心筋梗塞（合併症無し）≦2〜3週以内　・PCI≦2週以内　・合併症を伴う心筋梗塞≦6週以内
- CABG≦2週以内　・不安定狭心症　・重症非代償性心不全　・コントロールできていない高血圧
- コントロールされていない不整脈　・高度症候性弁膜症

神経系
- 脳卒中≦2週以内　・コントロールされていない頻回発作のてんかん

呼吸器・耳鼻科
- 気胸（絶対禁忌）　・重症不安定喘息　・重症不安定COPD　・活動性感染　・高度副鼻腔炎
- 大きい閉塞性鼻ポリープ　・細菌の鼻　・顔面手術　・高度再発性鼻出血

妊婦
- 36週以降の妊婦　・子宮外妊娠疑い（0〜12週で，性器出血＋／−腹痛　医師診察無し）
- 妊娠合併症が予測される場合

手術
- 手術術式にもよるが2週以内は一般に避ける
- 2日以内の単純な腹腔鏡，大腸ファイバーによるポリペクトミー

スキューバダイビング
- ダイビング（単発）をした当日　・2日以内の複数ダイビング，減圧を1回以上要したダイビング

精神科
- 予測不能な暴力的，危険な行為に及ぶ可能性がある場合　・アルコール離脱や薬物離脱のリスク

参考文献

1) 佐藤 健一：もっと「航空機内医療」について知ろう！ JIM **18**：416-420, 2005.
   必読です
2) Ruskin KJ, et al：Management of In-flight Medical Emergencies. Anesthesiology **108**：749-755, 2008. 必読
3) 大塚祐司：航空機内での救急医療援助に関する医師の意識調査～よきサマリア人の法は必要か？ 宇宙航空環境医学 **41**：57-78, 2004.
4) Dowdall N："Is there a doctor on the aircraft?" Top 10 in-flight medical emergencies. BMJ **321**：1336-1337, 2000.
5) Speizer C, et al：Prevalence of in-flight medical emergencies on commercial airlines. Ann Emerg Med **18**：26-29, 1989.
6) 3万フィートの先進医療 必読
   http://www.jstm.gr.jp/mebio200102_2.pdf
   http://www.jstm.gr.jp/mebio200102_3.pdf
7) Gendreau MZA, DeJohn C：Responding to medical events during commercial airline flights. N Engl J Med **346**：1067-1073, 2002. 必読
8) Page RL, et al：Use of automated external defibrillators by a U. S. airline. N Engl J Med **343**：1210-1216, 2000.
9) Lapostolle F, et al：Severe Pulmonary Embolism Associated with Air Travel. N Engl J Med **345**：779-783, 2001. 必読
10) Flight safety foundation. Enhanced Emergency Medical Kits Increase In-flight Care Options. Cabin crew safety **36**（6）：1-6, 2001.
    Flight Safety Foundationのサイトより，アメリカの飛行機の医療キットの内容がわかる
    http://www.flightsafety.org/ccs/ccs_nov-dec01.pdf
11) 日本宇宙航空環境医学会：エコノミークラス症候群に関する提言 H13年11月1日
    http://wwwsoc.nii.ac.jp/jsasem/news/ecs.html
12) JALのドクターズキット
    http://www.jal.co.jp/health/medicines/
    ただWEB公開では，犯罪防止の観点からあまり多くの薬品名を示さない方がよいと判断されあまり掲載されていません．医師からの問い合わせが確認できれば教えてくれる．
    勿論ANAも医師として問い合わせれば，丁寧に詳細に教えてくれた．
13) Silverman D and Gendreau M：Medical issue associated with commercial flights. Lancet **373**：2067-2077, 2009.
    必読です
14) Chandra D, et al：Meta-analysis：Travel and Risk for Venous Thromboembolism. Ann Intern Med. **151**：180-190, 2009.

索　引

【欧文】

3-3-2 の法則　119
3S 法　66
6H & 6T　181
$AaDO_2$　196
ACLS　205
AED　211
aVR　146
β 刺激薬頻回吸入　14
BURP　3
capillary refill time　177
comet sign　160
comet tail sign　163
crush protocol　71
Cul-de-sac　201, 203
CURB-65　187
Do Not Harm　211
Dr 林の「さるも聴診器」　183
Harris ring　106
Howship-Romberg sign　178
ICD　215
ICLS　205
Jolt accentuation test　96
LEMON　118
Mac procedure　128
Mallampati classification　120
Medlink　213
MONA　144
Naso gastric チューブ　130
NEXUS criteria　176
NG チューブ　130
OELM　3, 4
one hand method　18
pain gate theory　51
PEFR　15
postconcussive malignant edema　27

Primary ABCD　181
PSVT　189
pulse lung sign　162
Ramsay Hunt 症候群　173
reverse hamburger bun sign　107
RSI　12
seashore sign　163
Secondary ABCD　181
second impact syndrome　28
Sellick　3
Sellick's maneuver　4
SIADH　189
sliding lung sign　161, 163, 164
slipping rib syndrome　177
SpO_2　13
TIA（一過性脳虚血発作）　183
Tieze 病　177
Torsades de Pointes　60
Transthecal block　154
TRAUMA ABCDEs　26
Traumatic Spreading Depression　28
traumatic tap　96
WEB ブロック　152

【あ】

亜急性甲状腺炎　175
アナフィラキシー　184
アニオンギャップ　196
アルカリ眼熱傷　199, 200
アルカリ洗剤　200
アルゴリズム，気道緊急　13
アンビューバッグ　12
意識障害　174
痛くない注射　166
異物，創内　78

医療援助，飛行機内　214
右室梗塞　145
うに　81
埋め込み型除細動器　215
腋窩神経麻痺　64
エコー　140
エコノミー症候群　214
エピネフリン　13, 14
エピネフリン入りキシロカイン　156
円蓋部結膜　201
応召義務　207, 208
黄色ブドウ球菌　175

【か】

化学眼熱傷　199
柿蔕　38
角膜びらん　199, 202
角膜浮腫　202
肩関節脱臼　64
下壁梗塞　145
ガラス　79
眼窩上神経ブロック　51
眼熱傷，アルカリ　199
眼熱傷，化学　199
気管支鏡　13, 14
気管支喘息　12
気管支喘息，致死的　12
気管挿管　12
気管挿管の確認方法　158
気管挿管の適応　12
気胸　163
気胸，緊張性　13, 71, 211
旗国主義　210
キシロカインアレルギー　171
キシロカイン，エピネフリン入り　156
気道緊急のアルゴリズム　13

気道内圧　13
気道内圧上昇　13
逆ハンバーガーパンサイン　107
急性喉頭蓋炎　175
胸郭圧迫法　14
胸腔穿刺　13
胸腔チューブ　13, 128, 211
緊張性気胸　13, 14, 71, 211
クロルプロマジン　53
経腱鞘ブロック　154
頸椎X線　185
頸椎捻挫　176
経鼻胃管　35, 130
ケタミン　12, 14
血液ガス　111, 194
血液ガス，静脈　198
血栓症，旅行者　212
結膜炎　199
肩甲骨回旋法　66
抗コリン剤　187
抗コリン薬吸入　14
甲状腺炎，亜急性　175
喉頭蓋炎，急性　175
後壁誘導　146
告知の時　189

【さ】

逆まつげ　199
サマリア人法　208
酸素　14
耳介側頭神経ブロック　52
子癇　56
ジフェンヒドラミン　171
しゃっくり　32
消石灰　200
静脈血液ガス　198
除細動器，埋め込み型　215
人格障害　190
心筋梗塞　63
人力枕　6

新臨床研修制度　198
ステロイド　14
切開，輪状甲状靱帯　211
穿刺，胸腔　13
穿刺，腰椎　96
穿刺，輪状甲状靱帯　123
喘息重積　61
喘息，致死的　14
穿通性眼外傷　199
前房混濁　202
爪下血腫　151
創洗浄　115
創内異物　78

【た】

大後頭神経ブロック　52
帯状疱疹　179
大腿ヘルニア　178
大動脈解離　145
タンコブ　26
致死的喘息　14
窒息患者　212
注射　110
中心静脈　136
中心動脈閉塞症　199
中性洗剤　199
中毒　185
肘内障　88
釣り針　85
低カリウム血症　60
低血糖　174
低マグネシウム血症　60
デゾー固定　65
伝染性膿痂疹　173
ドクターコール　207, 208
ドクターズキット　209

【な】

難治性Vf　58
ニトログリセリン　18

ニトロペースト　17
尿道バルーン　132
捻挫，頸椎　176
脳震盪　24
膿性鼻汁　173
ノセボ効果　167

【は】

バソレーター軟膏　17
パラベン類　171
ハリスのリング　106
反響エコー　164
皮下血腫　26
飛行機内医療援助　214
飛行機内の医療器材　210
フェンタニル　12
プラセボ効果　167
フルオロ試験　202
閉鎖孔ヘルニア　178
ベノキシール　201
ヘルニア，大腿　198
ヘルニア，閉鎖孔　198
ベンジルアルコール　171
偏頭痛　48
法的責任問題　207

【ま】

マグネシウム　14, 56
マジックキス　40
マック法　128
魔法の羽　168
マランパティ分類　120
メトクロプラミド　53
モルガンレンズ　202, 203, 204
モルヒネ　12

【や】

腰椎穿刺　96

索 引

【ら】

ラボナール　12
リスクマネージメント　190
リドカイン　49
リドカインテープ　167
緑内障発作　199
旅行者血栓症　212
輪状甲状靱帯切開　124, 211
輪状甲状靱帯穿刺　123
肋軟骨炎　177
肋間神経　177

極上救急のレシピ集
ERの裏技

2009年10月1日　第1版第1刷
2016年12月20日　第1版第7刷Ⓒ

著　　者　林　寛之
発 行 人　三輪　敏
発 行 所　株式会社シービーアール
　　　　　東京都文京区本郷 3-32-6　〒113-0033
　　　　　☎(03)5840-7561（代）Fax(03)3816-5630
　　　　　E-mail　sales-info@cbr-pub.com
　　　　　URL　http://www.cbr-pub.com
　　　　　ISBN 978-4-902470-56-7　C3047
　　　　　定価は裏表紙に表示
イラスト　中野朋彦
印刷製本　三報社印刷株式会社
　　　　　Ⓒ Hiroyuki Hayashi 2009

本書の内容の無断複写・複製・転載は，著作権・出版権の侵害となることがありますのでご注意ください．

JCOPY ＜(社)出版者著作権管理機構　委託出版物＞

本書の無断複製は著作権法上での例外を除き禁じられています．複製される場合は，そのつど事前に，(社)出版者著作権管理機構（電話 03-3513-6969, FAX 03-3513-6979, e-mail: info@jcopy.or.jp）の許諾を得てください．